天然精粹植物油事典

美容×養生×提升免疫力……
60種養護身心的應用提案！

小林弘幸 監修
王盈潔 譯

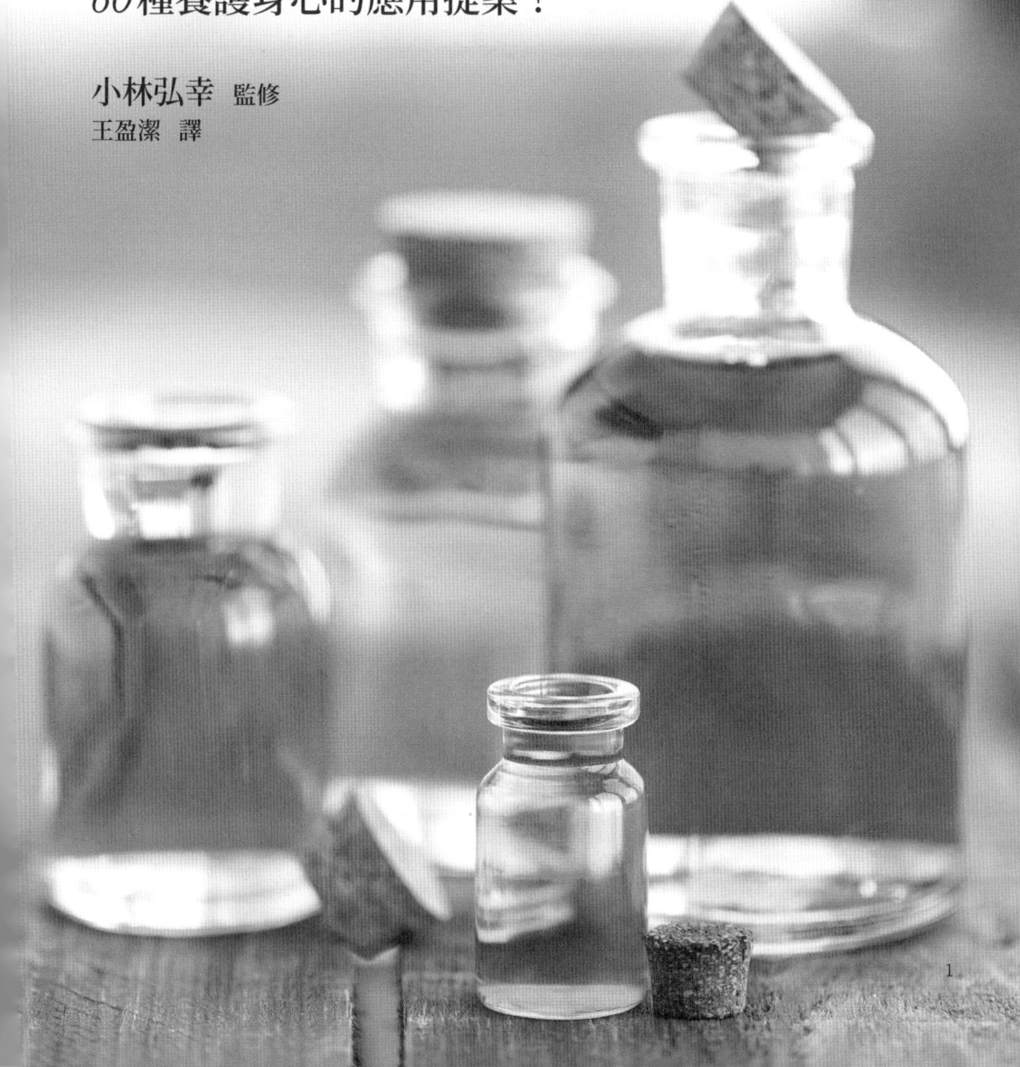

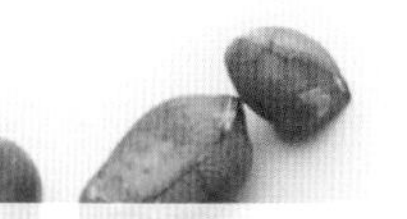

CONTENTS

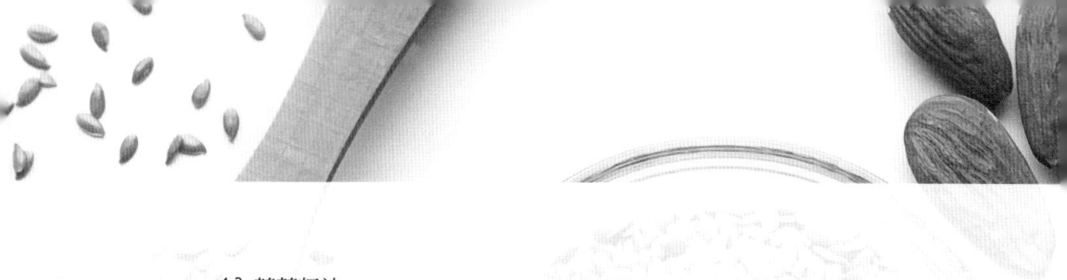

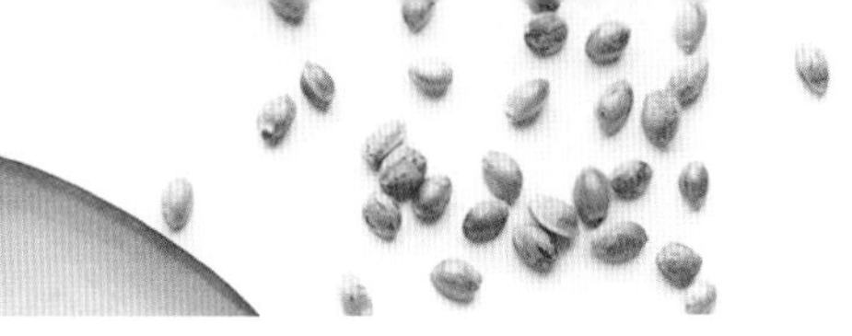
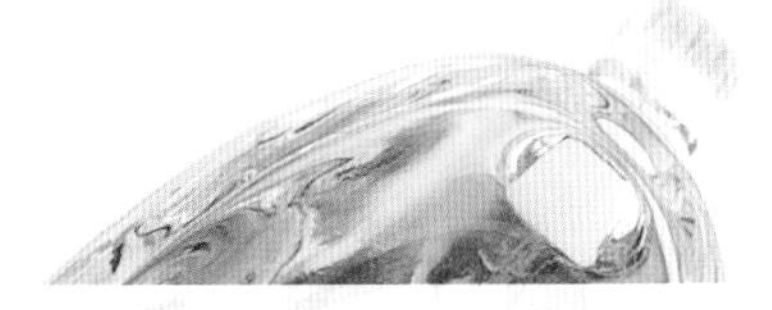

油與美容 140

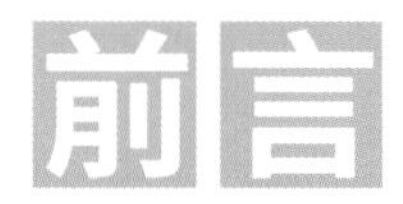

前言

-在開始使用食用油之前-

小林弘幸

植物性食用油的歷史

人類是從什麼時候開始利用油脂，已經不可考。不過，推測舊石器時代可能使用了動物性油脂作為照明之用。題外話，在常溫下呈液體狀態的稱為「油」，呈固體狀態則稱為「脂」。

動物性油脂只需加熱肉類就可以取得，然而，要提取植物性油脂，得經過壓榨等技術上的難題。也因此，動物性油脂的歷史比起植物油還要來得長遠。

話雖如此，在5000到6000年以前，地中海地區已經開始栽培橄欖，而橄欖油的使用更隨著羅馬帝國的擴大而普及。

此外，椰子油的歷史更可追溯到數千年以前。

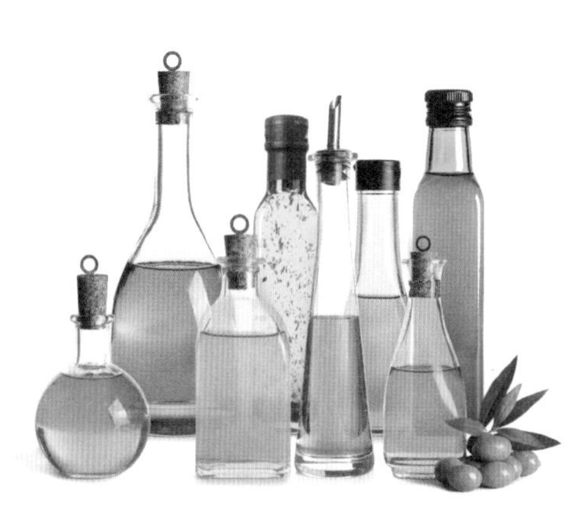

▲在油當中橄欖油尤其具有悠久的歷史。

在日本，據說在繩文時代也使用了取自於魚類及動物的動物性油脂。只不過，推測並不是拿來食用，而是作為照明之類的用途。

在繩文時代晚期（關東和東北地區為3200年至2400年前左右），芝麻傳入了日本。芝麻是芝麻科芝麻屬的一年生草本植物，起源於有多達30種野生種自然生長的非洲。關於栽培種的起源，可信度最高的說法是在約

5500年前的印度。而古埃及在約5000年前就已經開始栽種芝麻，並認為其具有藥用效果。

至於芝麻傳入日本時，是否從芝麻中提取油脂則尚未明朗。

要到奈良時代（710年～794年），才得以確認有由芝麻提取油脂。提取油的技術是和佛教一起傳入日本。當初是作為燈油使用，到了平安時代（794年～1185年）才開始用於食用。

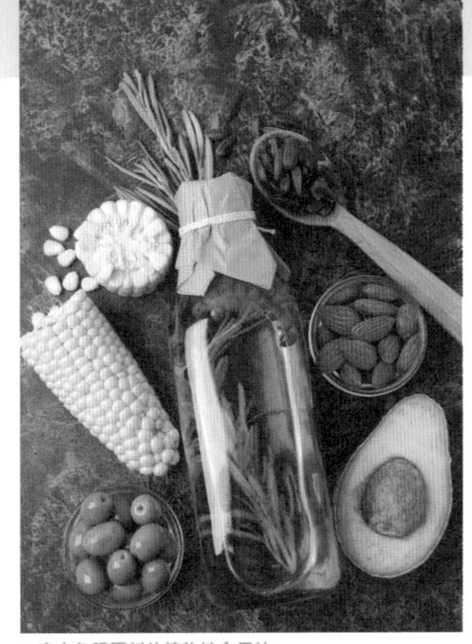

▲來自各種原料的植物性食用油。

食用油是健康必需

無論如何，植物性食用油的歷史可以追溯到西元前，並深深扎根於我們的飲食生活。從悠久的歷史來看，毫無疑問是有益於身體的食材。此外，蛋白質和碳水化合物1克約為4大卡，但脂質每克約有9大卡，對我們來說，也是重要的能量來源。

此外，抗氧化作用也很重要。β-胡蘿蔔素、維生素C、維生素E、類黃酮和多酚是具有抗氧化作用的代表性物質。植物性食用油中富含這些物質；例如，橄欖油中就含有β-胡蘿蔔素和維生素E等多種抗氧化物質。抗氧化作用能保護我們的身體免受氧化。

另外還有抗發炎作用。維生素C和維生素E具有抗發炎作用，有些種類的食用植物油就富含這些維生素。與抗氧化作用相輔相成，有助於強化免疫力。尤其是特級初榨橄欖油，就含有豐富的多酚和維生素E。

此外，維生素A、維生素D、維生素E、維生素K這些脂溶性維生素，是不容易溶於水而易溶於油脂和酒精的維生素。為促進這些維生素的吸收，脂質不可或缺。

就這樣，起源於西元前的植物性食用油，由於我們的健康所需，而寫

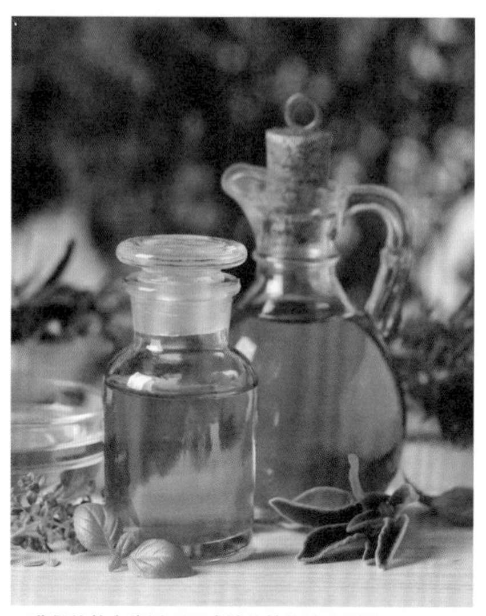

▲我們的飲食生活不可或缺的植物性食用油。

下了悠久的歷史。

除此之外，均衡攝取脂肪酸也很重要。在脂肪酸當中，Omega-3以鯖魚和沙丁魚等青魚類中含量豐富的EPA／DHA最為有名，但也可以從α-次亞麻油酸（一種必需脂肪酸）中獲得。α-次亞麻油酸在亞麻仁油和紫蘇籽油中含量十分豐富。Omega-6的亞麻油酸（一種必需脂肪酸）可於玉米油和芝麻油攝取、而Omega-9的油酸在橄欖油、玄米油、葵花油、紅花籽油和芥花油裡含量豐富。另外，油酸是一種可以在體內生成的脂肪酸。

小心攝取過量

由於食用油熱量高，攝取過量可能導致肥胖，因此需留意適量攝取。還有，每克芝麻油熱量約為9.209大卡。植物性食用油的話，雖然多多少少有差異，但基本上1公克9大卡是參考值。1小匙（約12克）的話就有108大卡。別忘了油脂的熱量比蛋白質或碳水化合物還高。

切勿大量食用！

雖說對身體有益，但大量食用也會對身體造成傷害。建議用來熱炒或油炸等，透過烹調間接攝取。千萬不要「因為對身體好！」就大量飲用而攝取過量。

如果感到異常要立即停止！

我們的身體是由微妙的平衡所構成。舉例來說，即使很喜歡咖啡，喝太多的話可能會感到噁心。此外，即使是一樣的食品，也可能只有特定的品牌或產地的商品不適合身體。

食用油也是一樣，如果出現噁心、發癢或起疹子等異常狀況時，可能是過敏反應，應馬上停止使用，前往醫療機構就醫。

有慢性病的人

有高血脂、糖尿病或其他慢性病的人，在開始使用之前，請與固定回診的醫師諮詢。不論哪一種食品，「對身體好」並不代表萬用，也可能對病況產生影響，因此使用食用油時務必慎重。

油脂是有益於維持健康的食品。遵守適量原則、正確使用將有助於促進身體健康。

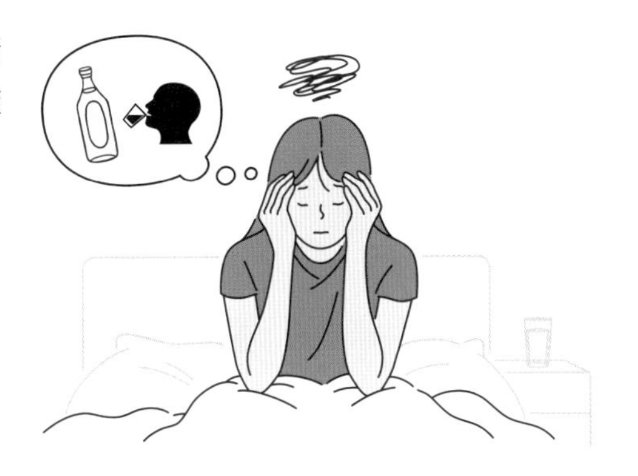

Basic knowledge of Oil

油的基礎知識

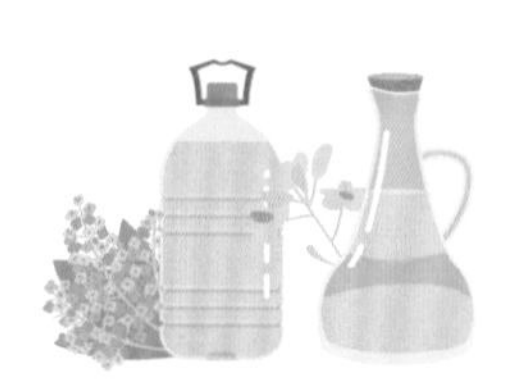

我們的生活中不可或缺的油。雖然以「油」一語概括，但其實具有各種不同的性質和用途，例如食用及工業用、燃料用等。不妨掌握油的基本和特徵，並試著善加運用於生活當中。

何謂油脂

所謂的油脂，是常溫下呈現固體狀態的「脂肪」，和常溫下呈現液體狀態的「油（脂肪油）」之總稱，是一種脂肪酸和甘油的化合物。具有不溶於水的特性，主要可分為植物油、動物油、礦物油等三大類別。植物油是將植物中所含有的油脂提取、精製而成的油脂，用來作為食用油和基底油，是很常見的油。動物油是取自動物的油，常見的有豬油和牛油等。礦物油則是來自石油（原油）、天然瓦斯、煤炭等的油，使用於機械的潤滑油或塑膠、橡膠等工業用途。本書主要介紹植物油。

分類		特徵	舉例
植物油	油	取自植物的油，常溫下為液體。用於食用或美容、燃料等各種用途。	橄欖油、蓖麻油、芝麻油等
	脂肪	常溫下呈現固體的植物油。含有大量飽和脂肪酸。	乳木果油、芒果脂等
動物油	海產動物油	硬化後用來作為人造奶油或起酥油的原料。此外，魚油中含量豐富的高度不飽和脂肪酸，也被當成健康食品和營養補充品使用。	魚油、鯨油等
	陸產動物油	由於飽和脂肪酸含量多，熔點較高，通常呈現固態。主要用於食用和化妝品。	豬油、牛油、馬油等
礦物油（礦油）		來自石油的油，由重烴所構成。雖然稱為礦物油（mineral oil），但並非指營養素的礦物質，而只是「礦物」的意思。低刺激，具有良好的潤滑性和保濕力，價格相對低廉，可以大量製造。	機油、凡士林、嬰兒油等

精油（essential oil）和植物油的差異

精油是以蒸氣蒸餾法或水蒸餾法，從植物的花、莖、枝幹、根、樹脂、果皮等取得的揮發性油，和油脂有所區別。具有特殊的香氣，主要用來作為化妝品的香料等。在芳療中，稀釋精油時所使用的植物油稱為「基底油」或「基礎油」。如同英文carry oil（carry＝攜帶）一詞所示，據說該名稱就是從「將精油的有效成分帶進身體」這個意思而來。和精油不同，可以直接塗抹於皮膚。

分類	特徵	舉例
精油	從芳香植物中萃取出香氣成分而來的揮發性油，從大量植物中僅能萃取到少量。由於原液刺激性強，基本上需以基底油加以稀釋。	柑橘、胡椒薄荷、茶樹、迷迭香、和種薄荷等
植物油	在芳療上用來稀釋精油。可以直接用來按摩或護膚。也稱為「基底油」、「基礎油」。	荷荷芭油、摩洛哥堅果油、葡萄籽油、椰子油等

油的歷史

人類最早開始使用的油是動物性油脂。在舊石器時代後期，人們使用野獸的油脂作為照明的燃料。另一方面，最古老的植物油據推測可能是橄欖油或是芝麻油。橄欖油早在西元前4000年左右就在中東地區一帶製成，而古埃及則使用其作為醫療用品、肥皂以及照明的燃料。後來傳入了希臘等地中海區域，開始作為食用油使用，最後普及至歐洲。雖然芝麻的原產地是非洲的大草原地區，但製作芝麻油的始祖是古埃及；除了食用，埃及豔后也將其當成香料和化妝品來使用。之後，芝麻經由絲路迅速普及到印度、中國，在印度的傳統醫學「阿育吠陀」中，芝麻油成了不可欠缺的油。

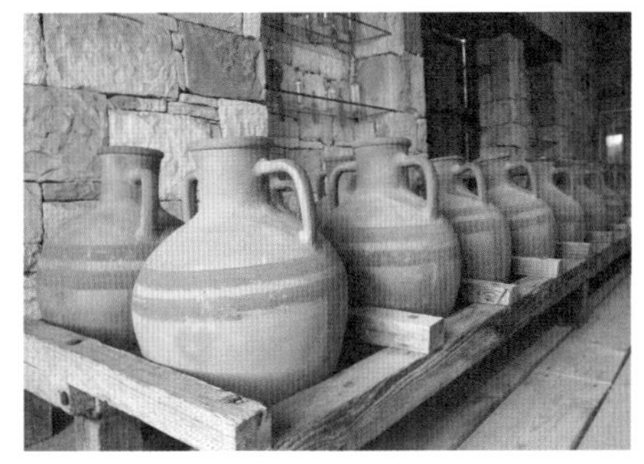

▲在土耳其西部城市烏拉（Urla）發現的橄欖油儲存用土器（Cagkan Sayin/Shutterstock.com）。

榨油方法

植物油通常是壓榨植物原料提取而來，但由於透過手工作業將種子或果實磨碎、壓榨效率太低，自古以來都是使用石臼這類壓榨器具。這個方法和低溫壓榨法是相同原理。現今提取植物油一般使用可低成本大量萃取油分的溶劑萃取法，但如果講究營養和香氣，則建議選擇低溫壓榨法製成的產品。

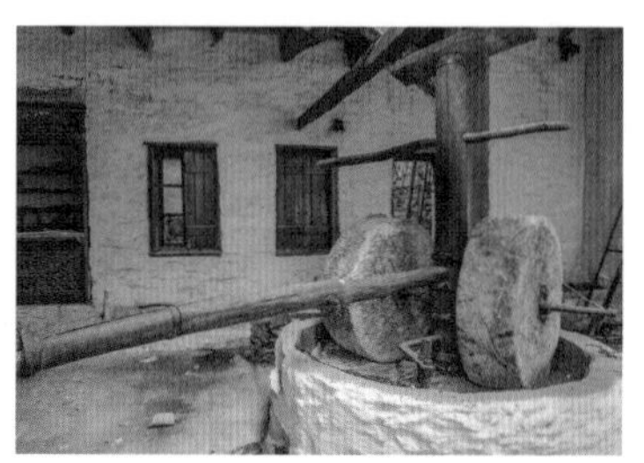

▲古希臘所使用的橄欖油壓榨器具。

榨油方法	特徵
壓榨法	不控制溫度進行壓榨、提取出油分。油分含量高的原料會使用這個方法。
低溫壓榨法（冷壓）	於低溫（30℃以下）中進行壓榨提取。雖然耗時，但能在不破壞營養素和維生素的狀況下提取油分。也稱為冷壓。
溶劑萃取法	將原料添加溶劑（己烷），萃取出油分。己烷可以在油的精製過程中透過蒸餾完全去除。油分含量少的原料主要使用這個方法榨油。可以大量萃取、低價販售。
預榨萃取法	壓榨後，原料的殘餘油脂有10～20%，為了萃取殘餘油脂，會一併使用萃取法。菜籽油這類油分含量高的原料就是使用這個方法榨油。
離心法	將果肉原料切碎後放入高速旋轉機，只抽離出油分的方法。

精製

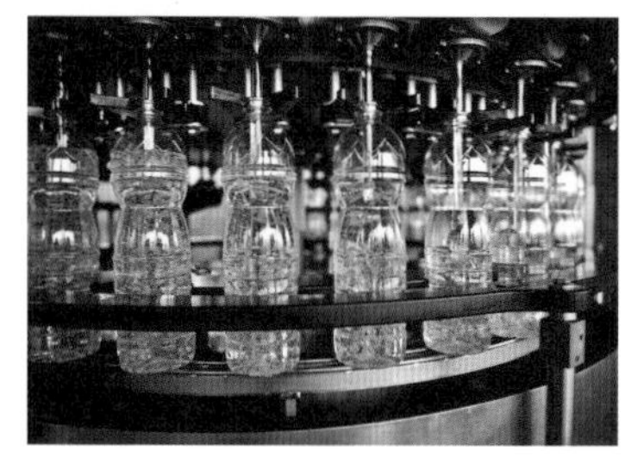

由於榨取出的油含有膠質、游離脂肪酸、色素及有味物質等雜質，因此需經過精製。精製決定了油的顏色、質感、氣味和風味等。未精製的油雖然營養素和有效成分等不會被破壞，但多半無法長期保存。

◀經過精製的油填充至容器後，成為商品。

何謂脂肪酸

組成身體細胞所需的脂肪酸，是構成脂質的主要成分。脂肪酸是由多個碳原子以鏈狀結合而成，根據碳鏈的長度以及碳原子之間的結合方式，分成各種不同種類。具有兩個碳原子相互連結成雙鍵的稱為不飽和脂肪酸，完全不含雙鍵的則稱為飽和脂肪酸。

飽和脂肪酸	不飽和脂肪酸
●常溫下為固體	●常溫下為液體
●多為動物性油脂	●多為植物性油脂
●不含碳原子雙鍵	●含碳原子雙鍵

飽和脂肪酸

牛油及豬油、奶油等油脂當中含量豐富，作為能量來源效率高。飽和脂肪酸不足的話，會增加腦出血的風險；但如果攝取過量，血膽固醇會增加，提高心肌梗塞的風險。主要的脂肪酸有棕櫚酸、硬脂酸等。

不飽和脂肪酸

富含於植物油和魚油之中，分為具有兩個以上雙鍵結合的多元不飽和脂肪酸，以及只有一個雙鍵結合的單元不飽和脂肪酸。單元不飽和脂肪酸可於人體內合成，但多元不飽和脂肪酸無法於體內合成、必須由食物中攝取，因此稱為必需脂肪酸。另外，一般認為理想的脂肪酸攝取比例為，飽和脂肪酸：單元不飽和脂肪酸：多元不飽和脂肪酸＝3：4：3。

分類		特徵
多元不飽和脂肪酸（必需脂肪酸）	Omega-3脂肪酸	具有降低血液中的三酸甘油酯、預防過敏的效果。不耐熱，容易氧化。α-次亞麻油酸、二十碳五烯酸（EPA）和二十二碳六烯酸（DHA）等都屬於此類。
	Omega-6脂肪酸	具有降低血膽固醇和降低血壓的效果，但攝取過量容易誘發過敏。亞麻油酸、γ-次亞麻油酸和花生四烯酸等都屬於此類。
單元不飽和脂肪酸	Omega-9脂肪酸	具有降低壞膽固醇的效果。以橄欖油中含量豐富的油酸最為有名。由於只有一個雙鍵，因此不容易氧化。

什麼是反式脂肪酸？

反式脂肪酸存在於人造奶油和起酥油等食品當中，這些食品為了使液態油硬化而添加了氫。不飽和脂肪酸分為順式和反式兩種，反式脂肪酸是指雙鍵上的氫原子位置為反式的不飽和脂肪酸。此外，在精製植物油的脫臭過程中，也會產生反式脂肪酸。反式脂肪酸被認為是增加壞膽固醇的原因，但目前在日本並沒有法規限制。為了預防生活習慣病，需留意不要攝取過量。

H C=C H
順式

H C=C H
反式

人造奶油

何謂氧化

所謂油的氧化是指空氣中的氧與油結合。光、熱和空氣都會促進氧化，氧化的油會產生難聞的氣味，或是顏色變深。若氧化繼續進行，可能產生具有毒性的過氧化脂質這類物質。大量攝取的話，恐怕引發心口灼熱、消化不良以及腹瀉、嘔吐等症狀，應盡可能避免食用。

氧化確認表

- □ 顏色變深
- □ 有難聞的氣味
- □ 有不自然的黏性
- □ 泡沫久久不散

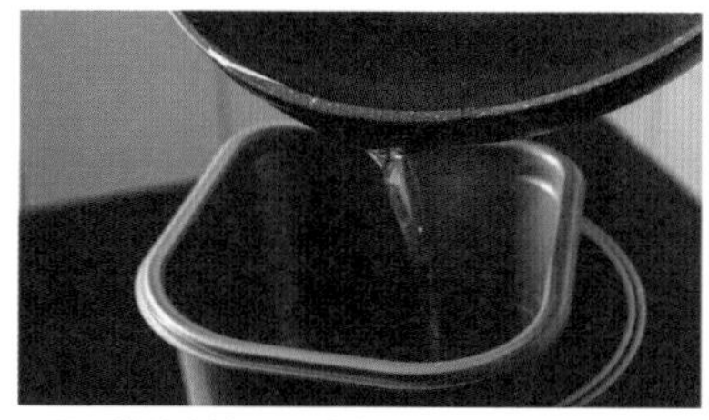

▲用回鍋油應以2、3次為限。

保存方法

根據油的保存方式，可大幅延緩氧化。由於光和熱都是造成氧化的原因，因此應存放於陰涼的場所、避免放置於瓦斯爐附近。此外，空氣也是促進氧化的原因之一，為防止混入灰塵或蟲子，也應蓋緊瓶蓋。除了正確保存以防止劣化，開封後最好盡快使用完畢。

本書的閱讀方法

本書將介紹60種基本的植物油。搭配各種油的照片，簡單解說其特徵、基礎知識及使用方法。

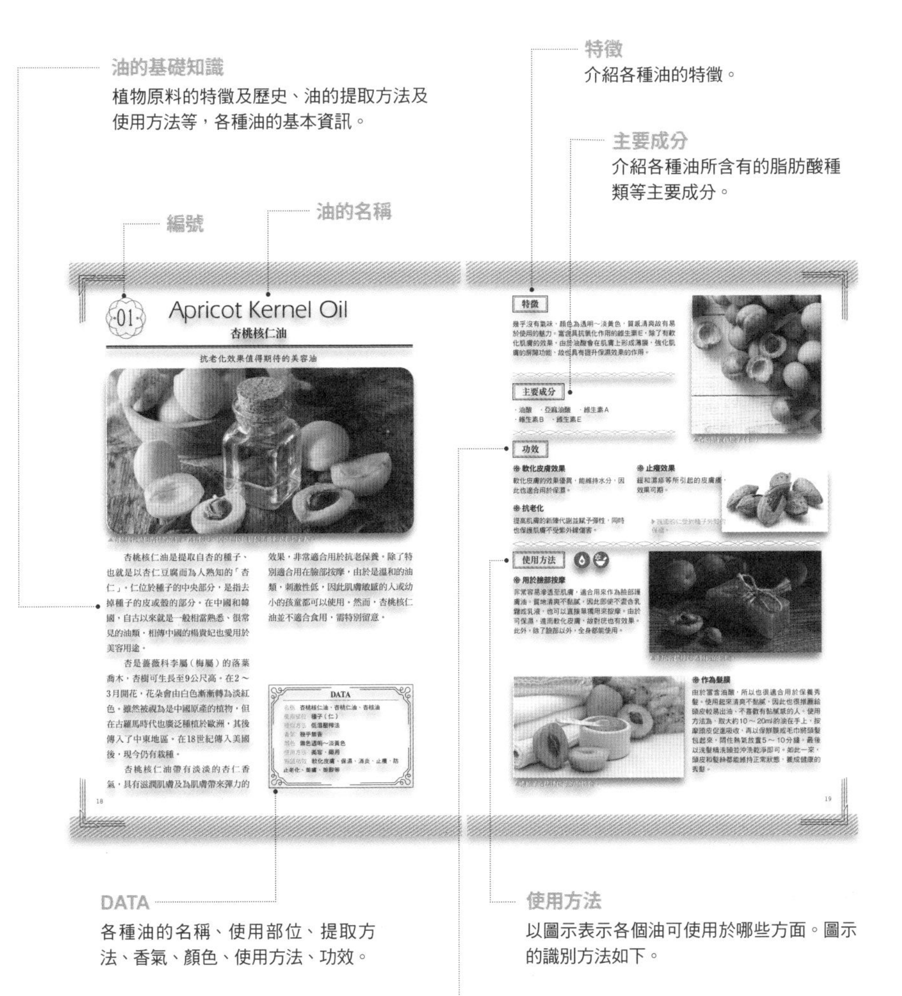

功效

介紹各個油的功效。

※油並非醫療用品，不保證具有健康效果。請避免用於治療目的。

藥用　美容　食用

※用於食用時，使用前請先確認油品的標籤亦有標示可食用。

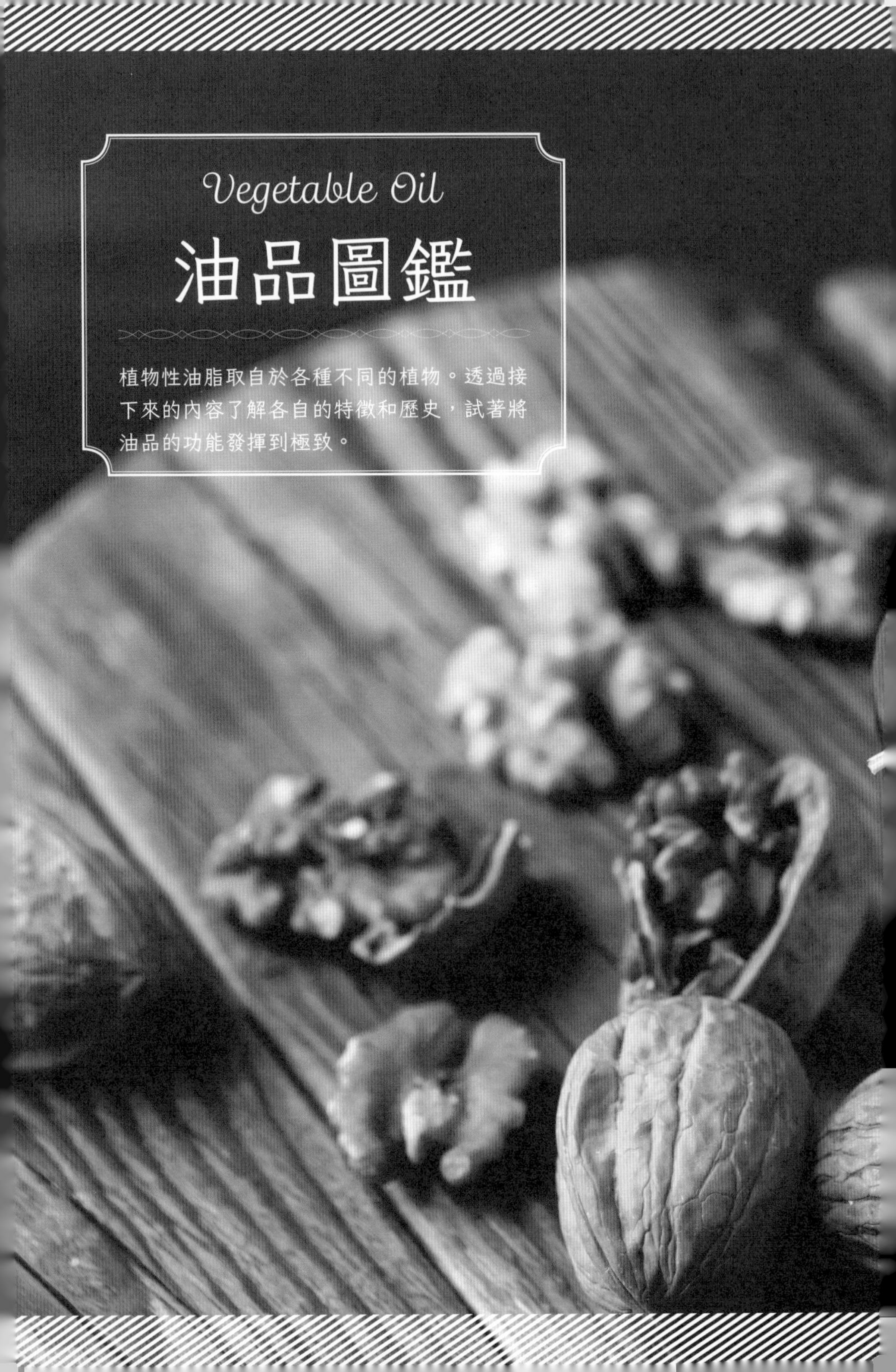

Vegetable Oil
油品圖鑑

植物性油脂取自於各種不同的植物。透過接下來的內容了解各自的特徵和歷史，試著將油品的功能發揮到極致。

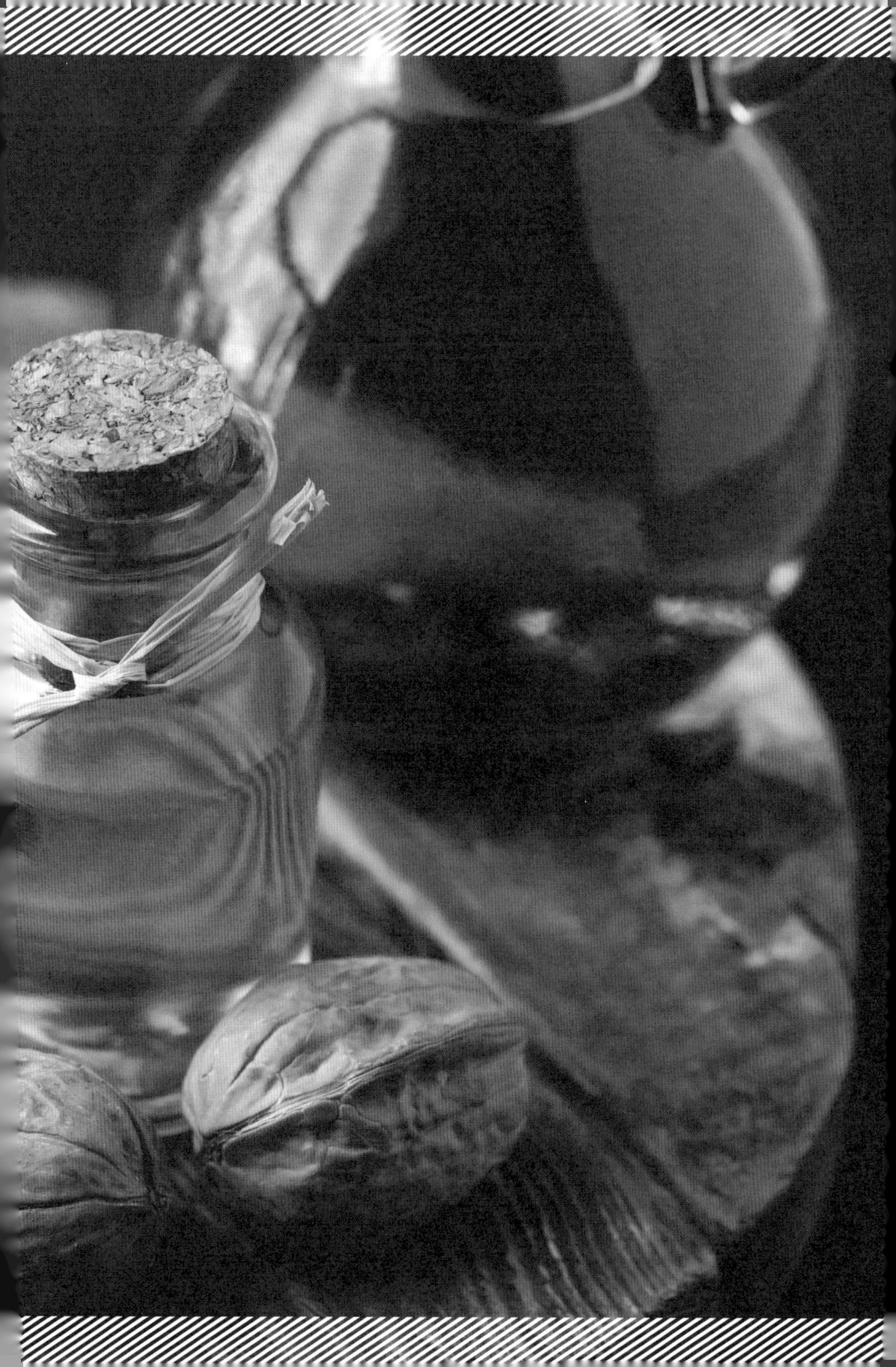

Apricot Kernel Oil
杏桃核仁油

抗老化效果值得期待的美容油

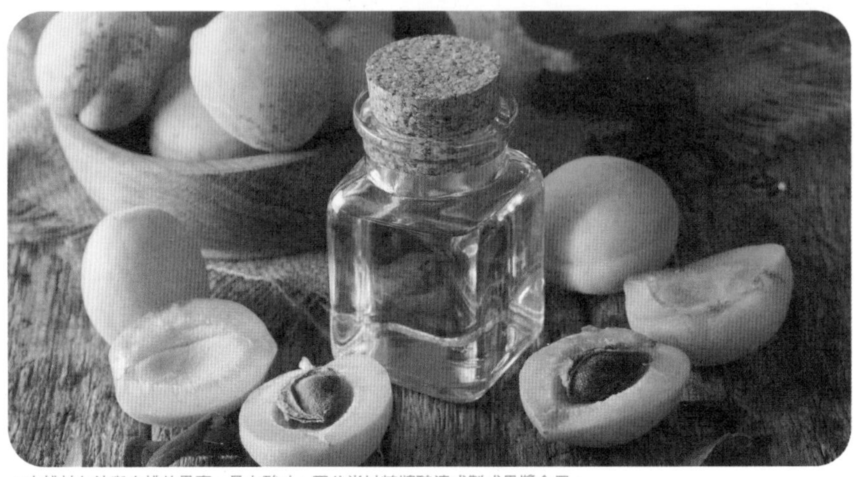

▲杏桃核仁油與杏桃的果實。具有酸味，因此常以糖漿醃漬或製成果醬食用。

杏桃核仁油是提取自杏的種子、也就是以杏仁豆腐而為人熟知的「杏仁」。仁位於種子的中央部分，是指去掉種子的皮或殼的部分。在中國和韓國，自古以來就是一般相當熟悉、很常見的油類，相傳中國的楊貴妃也愛用於美容用途。

杏是薔薇科李屬（梅屬）的落葉喬木，杏樹可生長至9公尺高。在2～3月開花，花朵會由白色漸漸轉為淡紅色。雖然被視為是中國原產的植物，但在古羅馬時代也廣泛種植於歐洲，其後傳入了中東地區。在18世紀傳入美國後，現今仍有栽種。

杏桃核仁油帶有淡淡的杏仁香氣，具有滋潤肌膚及為肌膚帶來彈力的效果，非常適合用於抗老保養。除了特別適合用在臉部按摩，由於是溫和的油類，刺激性低，因此肌膚敏感的人或幼小的孩童都可以使用。然而，杏桃核仁油並不適合食用，需特別留意。

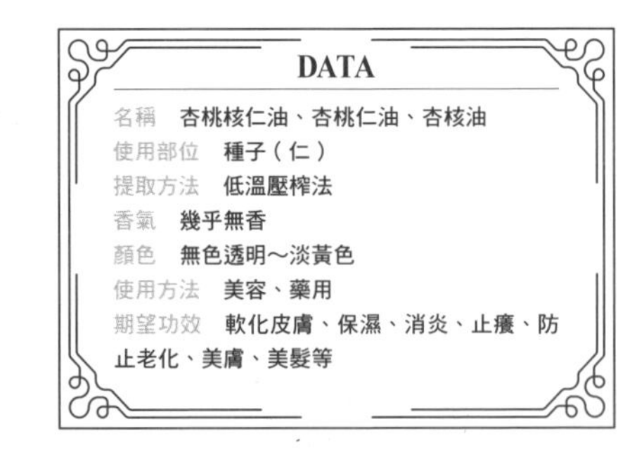

DATA

名稱　杏桃核仁油、杏桃仁油、杏核油
使用部位　種子（仁）
提取方法　低溫壓榨法
香氣　幾乎無香
顏色　無色透明～淡黃色
使用方法　美容、藥用
期望功效　軟化皮膚、保濕、消炎、止癢、防止老化、美膚、美髮等

特徵

幾乎沒有氣味，顏色為透明～淡黃色，質感清爽故有易於使用的魅力。富含具抗氧化作用的維生素E，除了有軟化肌膚的效果，由於油酸會在肌膚上形成薄膜，強化肌膚的屏障功能，故也具有提升保濕效果的作用。

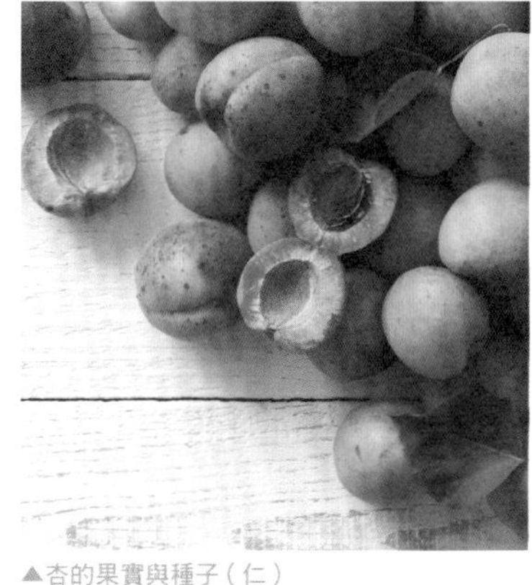

▲杏的果實與種子（仁）

主要成分

・油酸　・亞麻油酸　・維生素A
・維生素B　・維生素E

功效

軟化皮膚效果

軟化皮膚的效果優異，能維持水分，因此也適合用於保濕。

止癢效果

緩和濕疹等所引起的皮膚癢，效果可期。

抗老化

提高肌膚的新陳代謝並賦予彈性，同時也保護肌膚不受紫外線傷害。

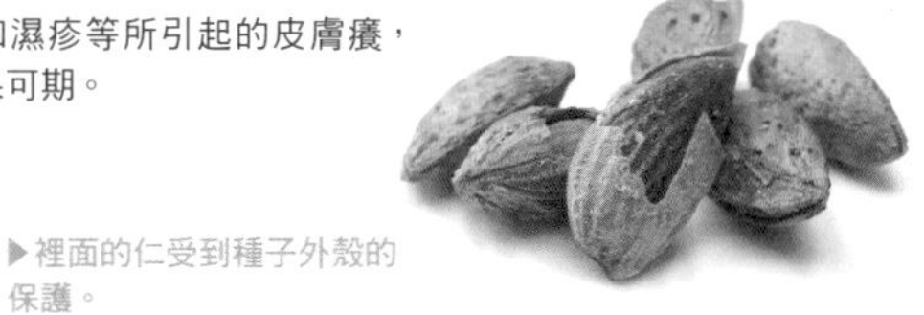

▶裡面的仁受到種子外殼的保護。

使用方法

用於臉部按摩

非常容易滲透至肌膚，適合用來作為臉部護膚油。質地清爽不黏膩，因此即使不混合乳霜或乳液，也可以直接單獨用來按摩。由於可保濕，進而軟化皮膚，故對疣也有效果。此外，除了臉部以外，全身都能使用。

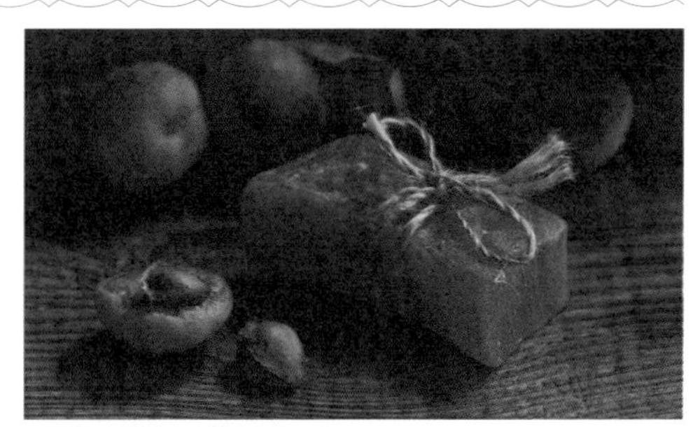

▲添加杏桃核仁油製成的肥皂。

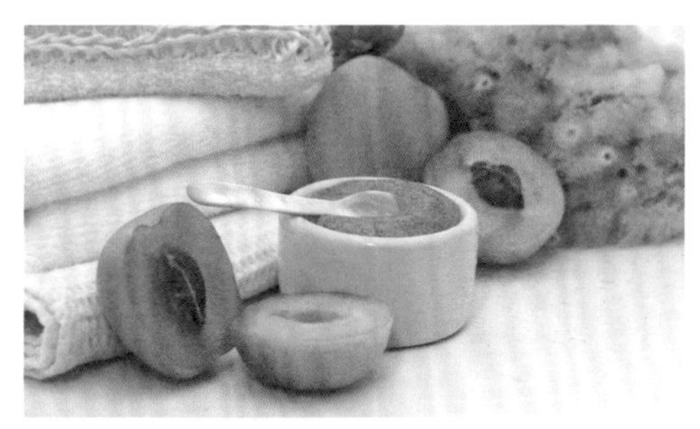

▲添加了杏桃核仁油的磨砂膏。

作為髮膜

由於富含油酸，所以也很適合用於保養秀髮。使用起來清爽不黏膩，因此也很推薦給頭皮較易出油、不喜歡有黏膩感的人。使用方法為，取大約10～20ml的油在手上，按摩頭皮促進吸收，再以保鮮膜或毛巾將頭髮包起來，悶住熱氣放置5～10分鐘。最後以洗髮精洗頭並沖洗乾淨即可。如此一來，頭皮和髮絲都能維持正常狀態，養成健康的秀髮。

Avocado Oil
酪梨油

不論食用或美容都可期待效果的優秀油品

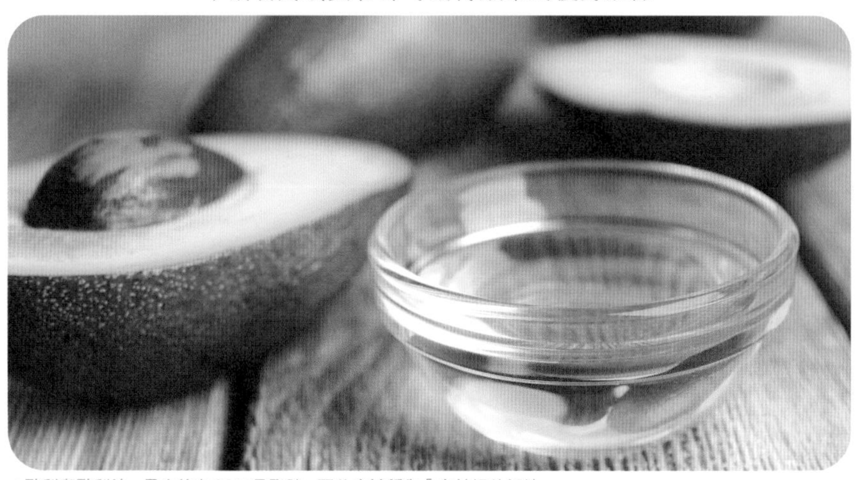

▲酪梨與酪梨油。果肉約有20%是脂肪，因此也被稱為「森林裡的奶油」。

酪梨原產於中美洲，為樟科酪梨屬的常綠喬木。其果實不僅用作食用，相傳在印地安人之間，還用於化妝品以及頭皮和身體保養。在15世紀左右傳入歐洲，如今在南美洲、西班牙、中東等各個地區都有種植。

酪梨油是將果皮和果核之間的果肉切片後脫水、乾燥，製成粉末，再使用低溫壓榨法（冷壓）提取而成。由於大多數酪梨油都是送到化妝品製造商，因此幾乎都已經過精製。不過如果要作為芳療或美容之用，建議使用未經精製的油。

除此之外，精製的酪梨油顏色為淡黃色，幾乎沒有香氣，而未精製的酪梨油則為綠色，氣味稍濃。有極少數經過漂白的酪梨油會呈現淡綠色，選購時需留意。

另外，酪梨油在低溫時有效成分會沉澱，容易變得混濁，但這也表示沒有經過太多精製，即使凝固了，在常溫下就會恢復原狀。

DATA

名稱　**酪梨油**
使用部位　**果實**
提取方法　**低溫壓榨法**
香氣　**酪梨獨特的香氣**
顏色　**淡黃色～深綠色**
使用方法　**食用、美容**
期望功效　**軟化皮膚、保濕、抗氧化、抗發炎、美膚、防止老化、預防生活習慣病、美髮、防禦紫外線等**

特徵

根據精製的程度，有淡黃色～深綠色等各種不同顏色，顏色越深，酪梨特有的香氣和黏性也越強。基本上質地濃厚，保濕、滲透力高。不只富含具抗氧化作用的維生素E，也含有豐富的維生素A、B以及卵磷脂、礦物質、果膠等營養素。

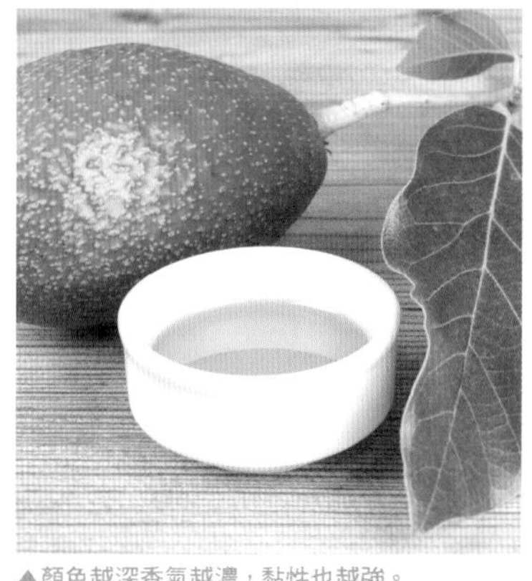

▲顏色越深香氣越濃，黏性也越強。

主要成分

・油酸　・亞麻油酸　・棕櫚酸
・維生素E

功效

保濕效果

保濕效果佳，容易滲透至肌膚，而且低刺激，全身都可使用。

抗老化

維生素E可防止身體和肌膚氧化，適合抗老保養。

預防生活習慣病

油酸可調整膽固醇、維生素E有助於抗氧化，預防生活習慣病的效果可期。

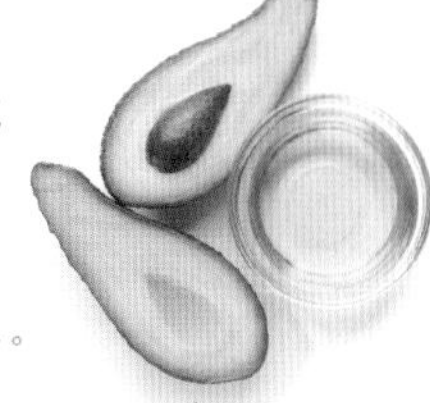

▶壓榨酪梨的果肉提取油分。

使用方法

作為食用油

相較於橄欖油，味道和香氣較為溫和，因此即使直接飲用也不太會令人抗拒，亦非常推薦作為沙拉醬的材料（請參照P.129）。此外，由於沒有特殊氣味且營養豐富，因此作為食用油，從日式料理到西餐，各種料理皆能廣泛運用，這也是其特徵之一。

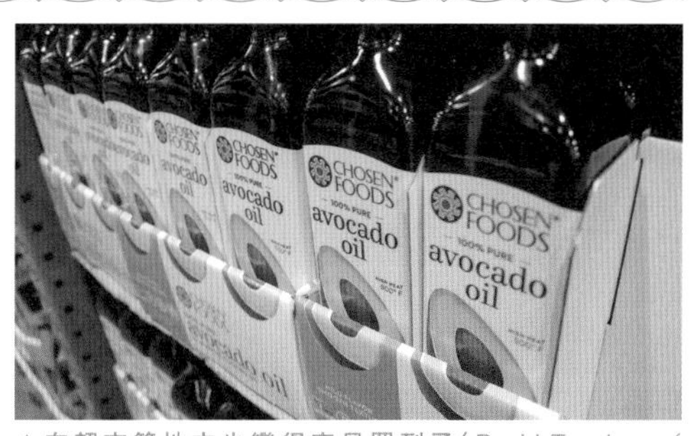

▲在超市等地方也變得容易買到了（David Tonelson／Shutterstock.com）。

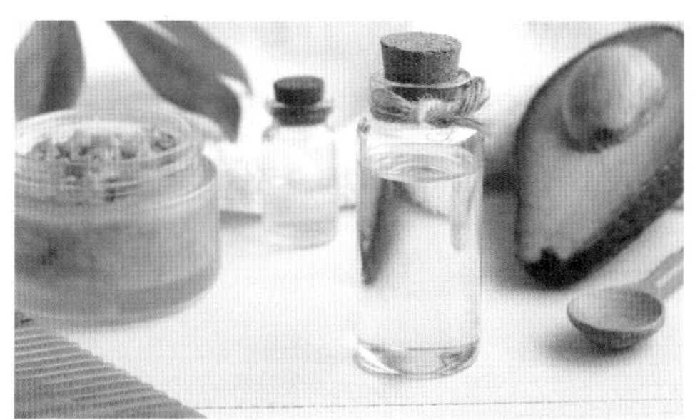

▲將酪梨的果肉磨成泥，再加油混合，就成了手工面膜。

當成髮膜

營養豐富的酪梨油，強健髮絲、促進毛髮生長的效果可期，所以很適合當成髮膜。取適量的酪梨油在手上，按摩頭皮使之吸收，同時充分塗抹於髮絲上，再以毛巾包起來靜置10～20分鐘。最後以洗髮精洗髮並沖洗乾淨即可。可保護頭皮和頭髮不受陽光的紫外線傷害。想讓秀髮有光澤時，可以塗抹少量在頭髮表面和髮尾。

Amla Oil
印度醋栗油

多酚含量豐富，逆齡抗老的油品

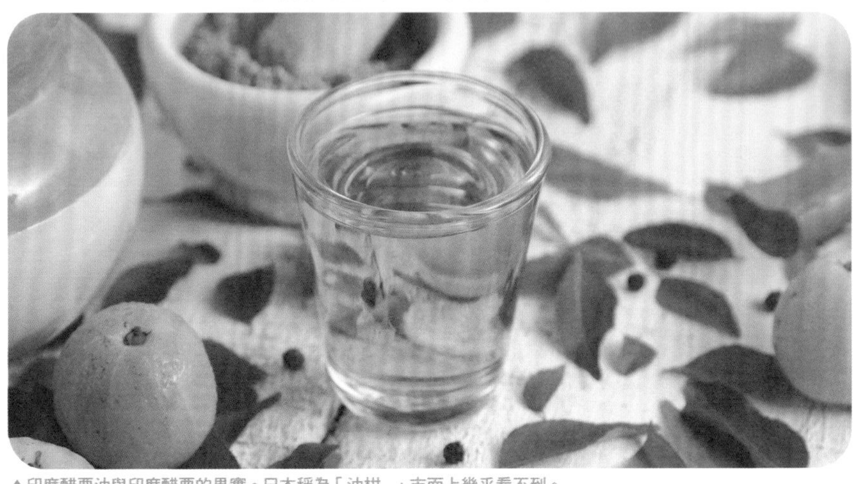

▲印度醋栗油與印度醋栗的果實。日本稱為「油柑」，市面上幾乎看不到。

原產自印度的印度醋栗（餘甘子），是生長在海拔1500公尺以上山坡的落葉樹，結出的果實像梅樹果實，大小如乒乓球。

富含維生素C和多酚，在印度的傳統醫學「阿育吠陀」裡，被認為具有預防各種疾病和老化的功效而備受重視。在梵文裡又別名「āmalaka」，意思是「護理師」。不只是果實，從種子到樹葉、樹幹和樹根，都被用來當成藥材。近年來雖然被視為超級食物而受到矚目，但果實直接食用的話，非常酸、澀，因此多半用來醋漬或以砂糖醃漬、製成果醬食用。此外，中藥上的藥名稱為「庵摩勒」，使用的是果實。

提取自乾燥的種子、非常稀少的印度醋栗油，和果實一樣營養豐富，用途相當廣泛。尤其是高抗氧化作用，可以改善頭皮的血液循環，並具有活化孕育健康秀髮的毛母細胞之功效。除此之外，抑制白髮或掉髮也效果可期。幾乎不具有刺激性，因此頭皮或頭髮敏感的人也很容易接受。

DATA

名稱　印度醋栗油、餘甘子油
使用部位　種子
提取方法　低溫壓榨法
香氣　清爽的香氣
顏色　淡黃色
使用方法　美容、藥用
期望功效　抗氧化、抗發炎、防止老化、預防生活習慣病、美膚、保濕、美髮、防止白髮、防止掉髮等

特徵

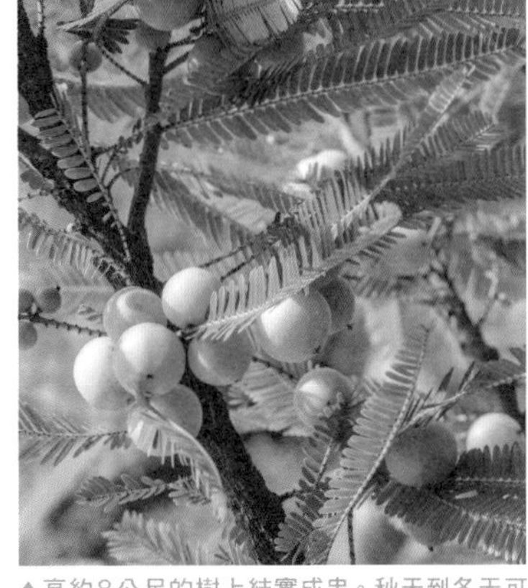
▲高約8公尺的樹上結實成串。秋天到冬天可以採收。

維生素C和多酚含量豐富的印度醋栗，甚至被稱為「重返年輕之果」。據說它的維生素C的含量是檸檬的10倍，多酚含量更高達紅酒的30倍。多酚中含有的鞣花單寧，在體內分解後會轉化為鞣花酸，抗氧化、抗病毒、美膚等各種效果值得期待，因此常被用於化妝品和營養補充品等。

主要成分

・油酸　・亞麻油酸　・次亞麻油酸
・維生素C　・多酚（單寧、槲皮素）

功效

抗老化

具有抗氧化和保護膠原蛋白的功效，防止老化和美膚的效果好。

預防手腳冰冷

多酚有改善血液循環的功效，有助於預防手腳冰冷。

消除便祕

富含具有整腸作用的果膠（食物纖維），因此也有助於改善腹瀉、便祕以及排毒。

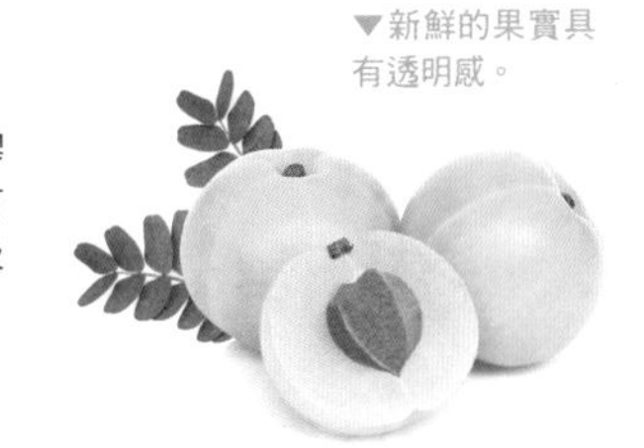
▼新鮮的果實具有透明感。

使用方法

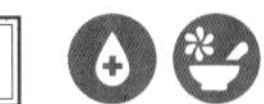

作為營養補充品

添加印度醋栗萃取物製成的營養補充品。維生素C和多酚中含有的高抗氧化作用，不僅有美容功效，預防動脈硬化、糖尿病及高血壓等生活習慣病的效果也值得期待。此外，對於改善腸道健康、消除便祕以及瘦身也有效果。

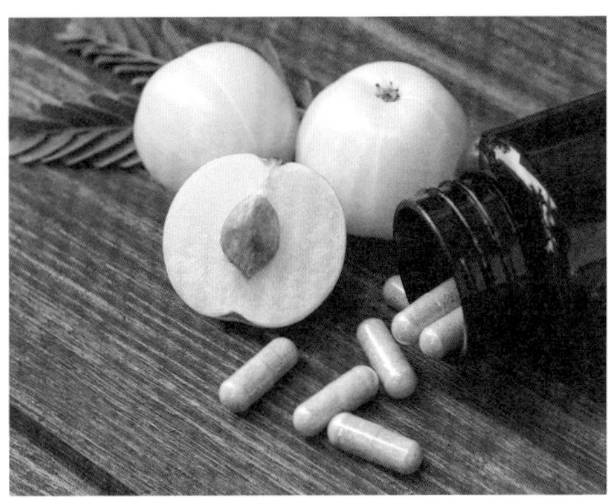
▲在日本，對印度醋栗的營養補充品還很陌生。

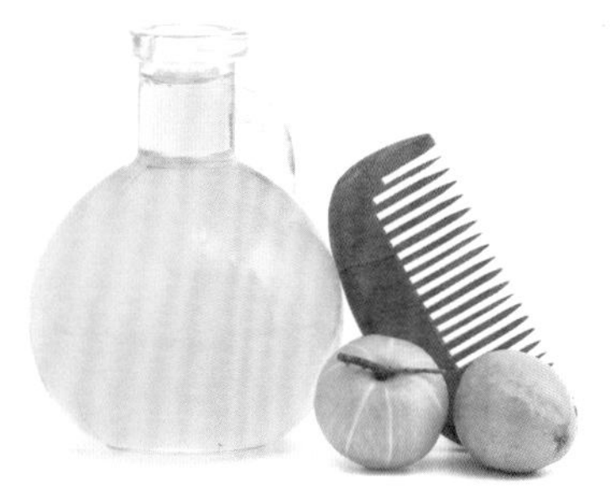
▲對於因頭皮乾燥引起的搔癢或頭皮屑也有效。

當成髮油

可以依照喜好的方式使用，例如頭皮按摩油或潤髮、免沖洗式護髮等。每天保養頭髮時使用，可預防粗糙和乾燥，賦予秀髮彈性和強韌度。

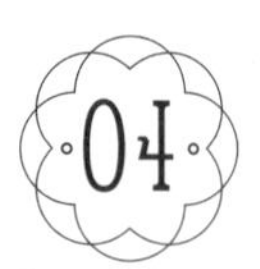

Almond Oil

杏仁油

抗氧化效果可期的代表性基底油

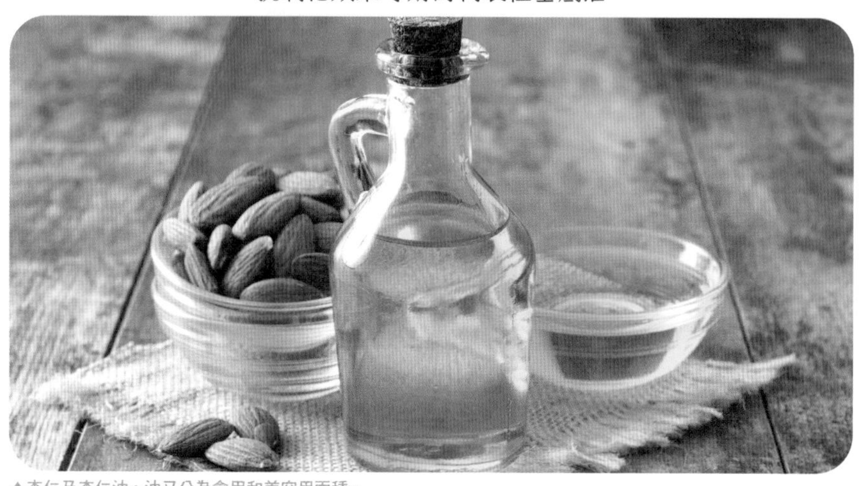

▲杏仁及杏仁油。油又分為食用和美容用兩種。

杏仁是原產於亞洲西南部的薔薇科李屬落葉喬木。去除種子外殼後的杏仁，於世界各地被當成堅果食用。杏仁分為「甜杏仁」和「苦杏仁」兩種，通常食用的是甜杏仁，從中提取的油特別稱為「甜杏仁油」。另一種苦杏仁因為刺激性強，若大量攝取有害健康，目前在日本國內不流通。

在杏仁的仁當中含有約50%的油分，從中提取出來的即為杏仁油。只不過，杏仁油分為食用和美容用兩種，需留意選擇適合該用途的種類。

尤其用於美容上，連敏感性肌膚和嬰兒的皮膚都可以使用，刺激性極低，可用於全身，由於這個優點，是現今最常用的基底油之一。

用來食用時，因帶有來自杏仁本身的甜美香氣，故常被使用於製作點心或沙拉醬。

DATA

名稱　杏仁油、甜杏仁油
使用部位　種子（仁）
提取方法　低溫壓榨法、溶劑萃取法
香氣　淡淡的甘甜杏仁香
顏色　淡黃色
使用方法　食用、美容、藥用
期望功效　抗氧化、防止老化、美膚、保濕、消炎、預防貧血、預防便祕、排毒、調整荷爾蒙平衡、止癢、降低膽固醇等

特徵

散發淡淡的杏仁甘甜香氣。富含維生素E和油酸，故具有抗氧化作用，有助於抗老保養。除了鎂、鉀、鋅、鐵等礦物質含量豐富，也富含對嬰兒發育很重要的葉酸，因此也很適合孕婦食用。

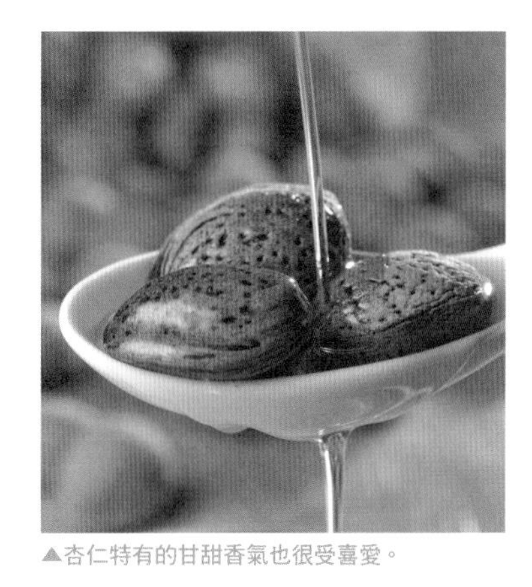

▲杏仁特有的甘甜香氣也很受喜愛。

主要成分

・油酸　・亞麻油酸　・棕櫚酸
・維生素E　・維生素K

功效

美膚效果

可抑制黑色素形成，並抑制使黑色素變黑的酵素產生作用。

消除便祕、排毒效果

非水溶性食物纖維含量豐富，排除宿便及毒素的效果可期。

消除女性特有的疑難雜症

維生素E能改善血液循環，除了調理手腳冰冷、女性荷爾蒙的平衡，鐵質也有助於改善貧血等症狀。

▼杏仁的果實和果仁乾燥後的杏仁。

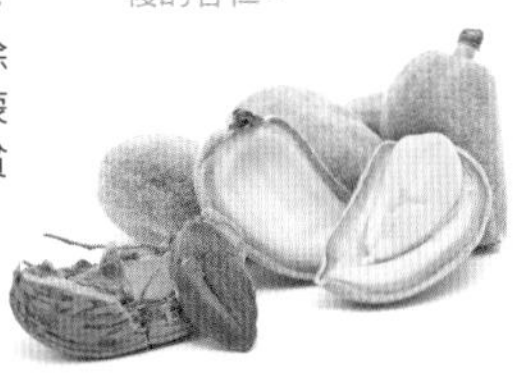

使用方法

當成潔顏油

杏仁油的刺激性低且保濕力優異，尤其易於和彩妝汙漬結合，因此也推薦當成潔顏油使用（不過眼睛和嘴巴周圍的彩妝，應先使用專用的眼唇卸妝產品卸妝）。每天持續使用，去除毛孔堵塞和美膚的效果值得期待，一舉兩得。

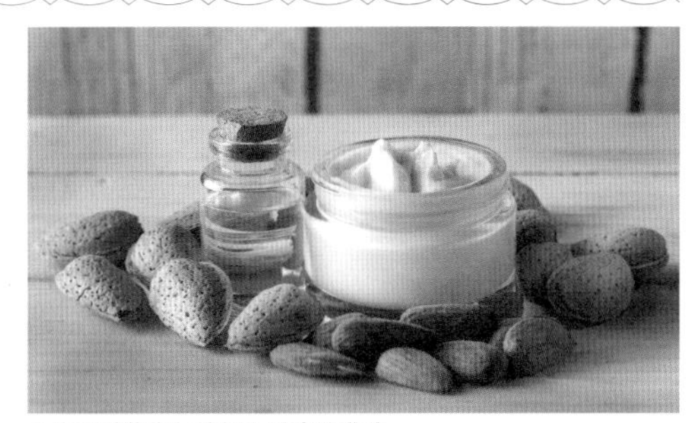

▲也可以將杏仁油加入手邊的乳液。

▲在杏仁油內混合了綠茶和香料的手工製潤髮油。

身體護膚油

取適量的油，直接或混合乳液按摩身體。具有軟化肌膚，將水分和養分鎖在皮膚內的潤膚效果，有助於養成水嫩有彈性的肌膚。

潤髮

洗髮後，滴幾滴油在整頭濕髮上，強健髮絲、預防頭髮斷裂的效果可期。

Argan Oil
摩洛哥堅果油

被稱為「摩洛哥的黃金」的萬用美容油

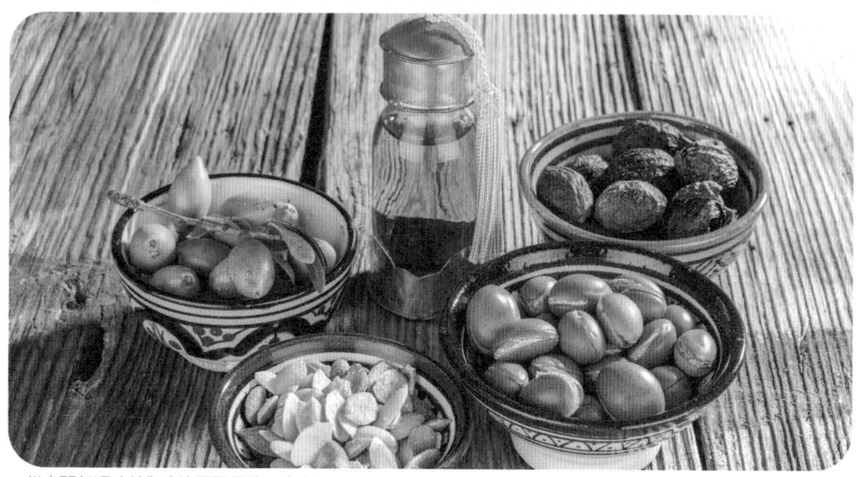

▲從中間起順時針為摩洛哥堅果油、摩洛哥堅果的乾燥果實、種子、果仁、未成熟的果實。

摩洛哥堅果樹（argan tree）是早在8000萬年前就僅野生於摩洛哥西南部的山欖科被子植物。從它的種子（仁）中提取出來的摩洛哥堅果油，是由當地女性手工榨油，而且每顆種子僅能提取約3%少量的油，因此被視為是珍稀的高級油而聞名。

摩洛哥堅果樹野生在高溫且幾乎不降雨的惡劣環境中，因此它的根部會深入地下達約30公尺，以吸取水分並儲存養分，故摩洛哥堅果油亦含有非常豐富的營養成分。

雖然以往在當地也用來當成治療皮膚病的藥，但現在世界各地主要是作為美容目的之用，尤其在保養頭髮方面非常受到歡迎。

除此之外，還有將種子烘烤後再榨油的烘焙型油品，可以作為食用。作為食用的摩洛哥堅果油帶有堅果般的風味，且沒有特殊氣味，具有芝麻油般的芳香風味，在摩洛哥被使用於沙拉或庫斯庫斯（非洲小米）等食物。

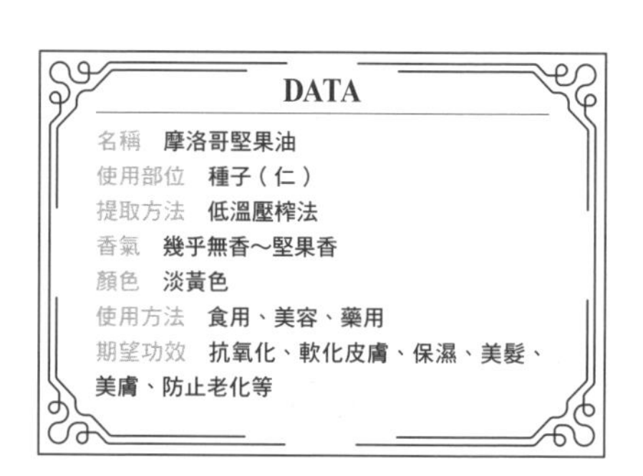

DATA

名稱　摩洛哥堅果油
使用部位　種子（仁）
提取方法　低溫壓榨法
香氣　幾乎無香～堅果香
顏色　淡黃色
使用方法　食用、美容、藥用
期望功效　抗氧化、軟化皮膚、保濕、美髮、美膚、防止老化等

特徵

美容用的油幾乎沒有氣味，烘焙後製成的油則帶有香氣。最大的特徵是含有橄欖油數倍之多的豐富維生素E。又被稱為「天然防腐劑」，不只抗氧化作用及促進血液循環、加速肌膚再生的效果值得期待，油本身也不易氧化、不容易劣化。

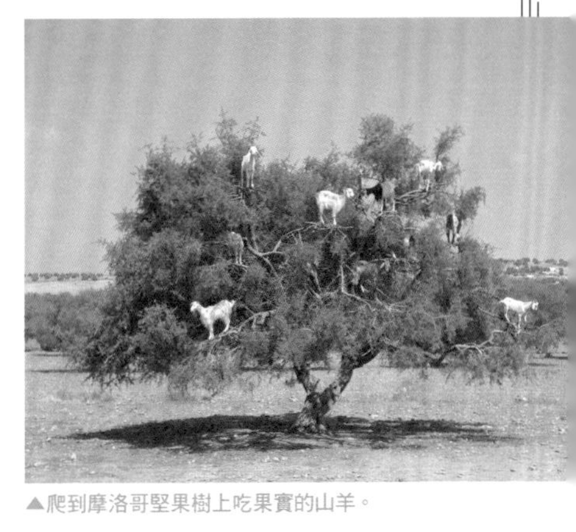

▲爬到摩洛哥堅果樹上吃果實的山羊。

主要成分

· 油酸　· 亞麻油酸　· 棕櫚酸
· 維生素E

功效

保濕效果

具有優異的滲透力，可保持肌膚的油水平衡。

軟化皮膚效果

軟化肌膚並保水，有助於養分吸收。

抗老化

維生素E以及多酚等抗氧化物質可去除活性氧，防止細胞老化的效果可期。

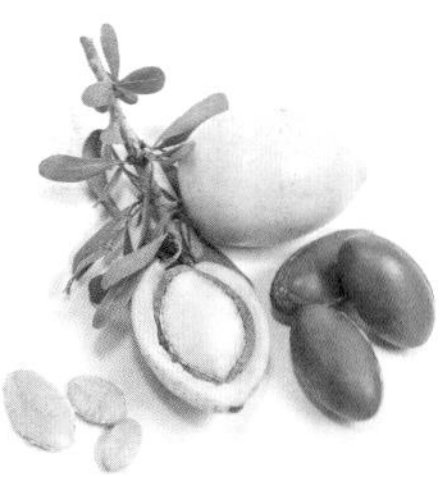

▶成熟的摩洛哥堅果果實。從種子裡的仁提取油。

使用方法

護髮

提到摩洛哥油，最有名的就是對頭皮和秀髮的效果。洗髮後，將少量的油搓揉在髮絲上使之吸收後再吹乾，可以賦予頭髮適度的油分和營養，讓頭髮維持柔順。此外，洗髮前滴幾滴油在頭皮，按摩後再洗的話，會更容易去除毛孔的髒汙。

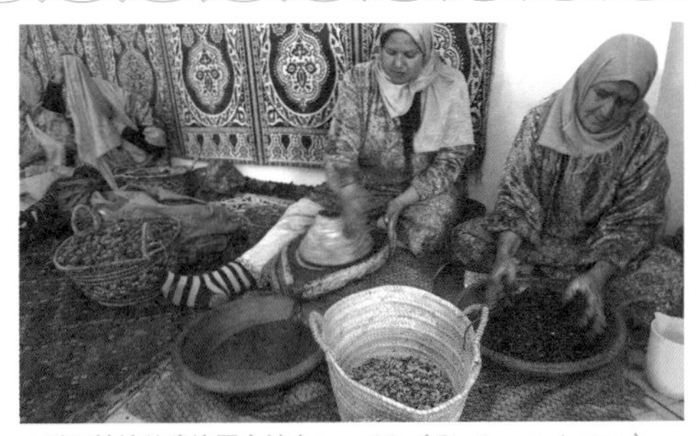

▲手工榨油的摩洛哥女性（danm12 ／ Shutterstock.com）。

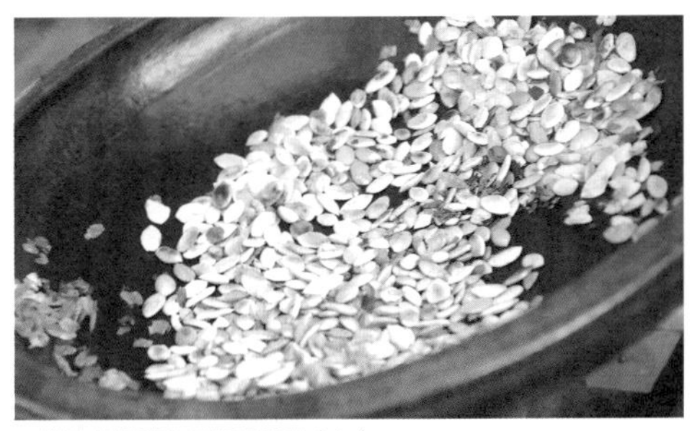

▲烘焙過的摩洛哥堅果種子（仁）。

食用

將種子（仁）烘焙後榨油的烘焙型摩洛哥堅果油，加熱後會增添一股如榛果般的香氣，能促進食慾。由於不具有特殊氣味，不分食材都可以使用，但尤其適合搭配番茄、蛋和豆腐等食物，由體內進行抗老保養亦值得期待。也推薦將油和蜂蜜、杏仁糊混合，再沾麵包吃的摩洛哥式吃法。

Aloe vera Oil

蘆薈油

亦能作為常備藥使用，功效豐富的油品

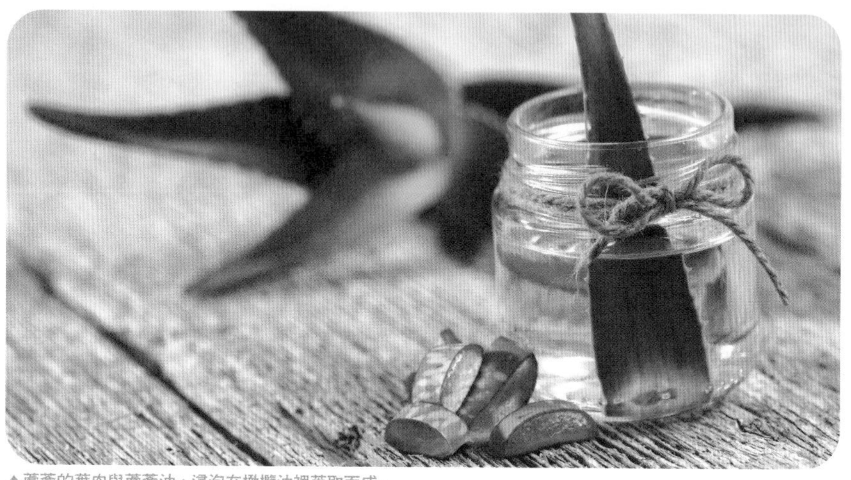

▲蘆薈的葉肉與蘆薈油。浸泡在橄欖油裡萃取而成。

蘆薈野生於高溫而乾燥的環境，是一種蘆薈屬的多肉植物。分布於北非、加納利群島、地中海沿岸、澳洲及美國部分地區。

具有優異的藥效，自古以來就作為藥草使用，像是古埃及就稱它為「不死植物」，用它來處理感染、皮疹及燒傷。此外，相傳西班牙的基督傳教士們常隨身攜帶蘆薈，以便處理病患。

蘆薈油是將蘆薈浸泡在橄欖油這類富含脂肪酸的油中，以浸泡法製成。將蘆薈的葉子浸泡在高溫加熱後的油裡，細胞膜會被破壞而釋出營養和萃取物、被油吸收。將這個混合液過濾後便稱為蘆薈油，相較於以蘆薈單獨製成的蘆薈膠，更能夠長期保存。

用途相當廣泛，使用於芳療、按摩油、護髮產品、曬傷和蚊蟲叮咬等皮膚病，以及牙齒護理等。

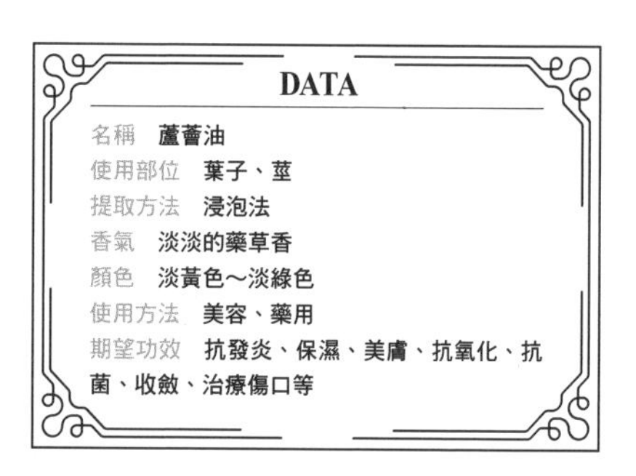

DATA

名稱　蘆薈油
使用部位　葉子、莖
提取方法　浸泡法
香氣　淡淡的藥草香
顏色　淡黃色～淡綠色
使用方法　美容、藥用
期望功效　抗發炎、保濕、美膚、抗氧化、抗菌、收斂、治療傷口等

特徵

帶有來自蘆薈的淡淡藥草香。富含維生素、礦物質、胺基酸、酵素等營養素，尤其優異的保濕力和低刺激性更是一大特徵。可促進肌膚再生，也運用於曬傷後的乳液或身體按摩油、臉部乳霜等。

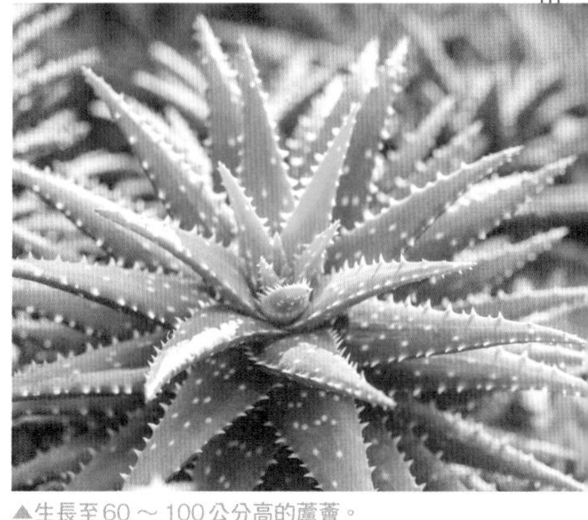
▲生長至60～100公分高的蘆薈。

主要成分

※脂肪酸是來自基底油。

・β-胡蘿蔔素　・維生素C、A、E、B1、B2、B6
・礦物質　・胺基酸

功效

❖ 消炎、抗菌效果

有助於改善皮膚發炎、發癢、蚊蟲叮咬等症狀。

❖ 肌膚再生效果

可促進輕微割傷或創傷、曬傷的皮膚復原。

❖ 美膚、保濕效果

含有β-胡蘿蔔素、維生素C、E等，對於改善乾燥肌等各種肌膚問題的效果可期。

▶厚厚的葉片內部有透明膠狀的葉肉。

使用方法

❖ 當成手工常備藥

將橄欖油等植物性油（非食用油）裝進乾淨的保存容器裡，再放入乾燥的蘆薈葉，靜置1個月左右後，以乾淨的布過濾，手工蘆薈油就完成了。雖然也可以常溫保存，但由於會氧化，最好在2個月左右內使用完畢。

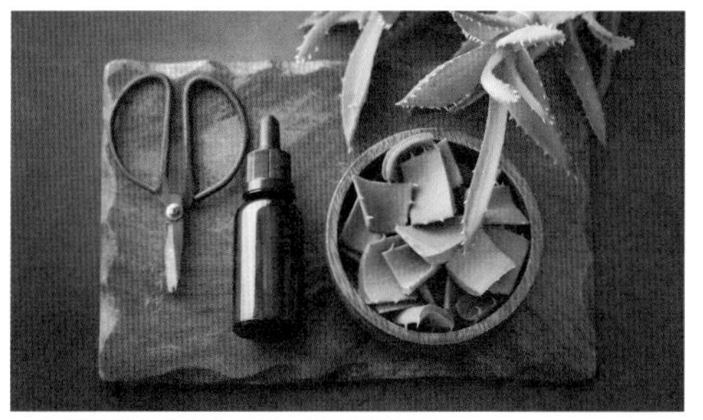
▲使用不透光的保存容器，可以預防氧化。

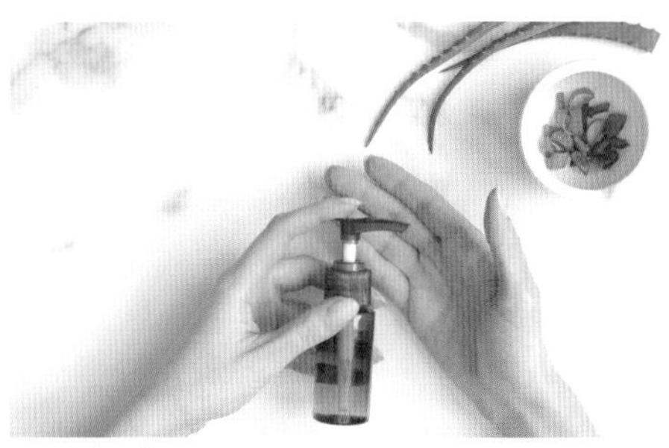
▲平常準備著，各種症狀都能使用。

❖ 保養牙齒

具有抑制細菌繁殖的效果，當成按摩油來按摩牙根和牙齒，有助於預防蛀牙、齒垢及牙齦炎等口腔問題。

❖ 針對頭皮問題

洗髮後，取適量的蘆薈油在手上，按摩頭皮使之吸收，除了可減少頭皮屑及頭皮乾燥，促進頭髮生長的效果也值得期待。

07 Evening Primrose Oil
月見草油

必需脂肪酸含量豐富，藥效廣泛的油

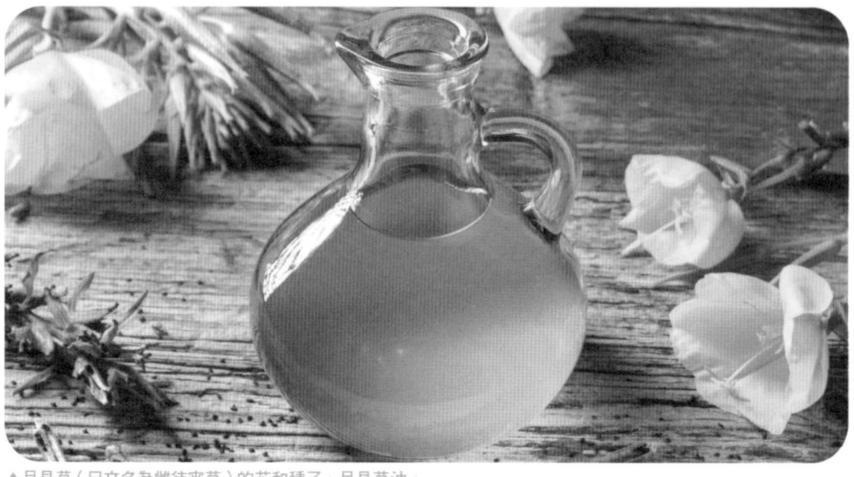

▲月見草（日文名為雌待宵草）的花和種子、月見草油。

月見草油是提取自原產於北美的柳葉菜科植物，月見草的種子。「月見草」這個名字的由來，是它從黃昏到夜間會綻放黃色花朵，到隔天早晨便枯萎。具有強韌的生命力，甚至在河底、海邊或沙漠等嚴峻的環境下都可以繁殖。自17世紀傳入歐洲以來，主要廣泛繁殖於地中海沿岸。

月見草含有豐富的維生素、礦物質以及必需脂肪酸等營養素，相傳在美國原住民之間，自古以來就用它來治療傷口或作為食用。

成分之中又以月見草油裡含有的Omega-6脂肪酸：γ-次亞麻油酸，為飲食當中必須攝取的必需脂肪酸之一，被視為是維持健康的皮膚所必需的營養素而特別聞名。也因此，不只治療乾燥肌膚和輕微異位性皮膚炎的相關研究持續進行，改善女性荷爾蒙平衡及瘦身等的效果亦值得期待。

DATA

名稱　月見草油、晚櫻草油
使用部位　種子
提取方法　低溫壓榨法
香氣　獨特的強烈氣味
顏色　接近透明的淡黃色
使用方法　美容、藥用
期望功效　治療傷口、保濕、抗發炎、美膚、調整荷爾蒙平衡、預防生活習慣病、降低膽固醇、軟化皮膚、防止老化等

特徵

最大的特徵是富含母乳中也含有的必需脂肪酸：γ-次亞麻油酸。只不過，由於氣味稍重以及價格偏高，用來按摩時會混合其他基底油使用。此外，也具有易氧化的特徵，因此調合富含抗氧化劑的維生素E的小麥胚芽油（P.32），就能保存較久。

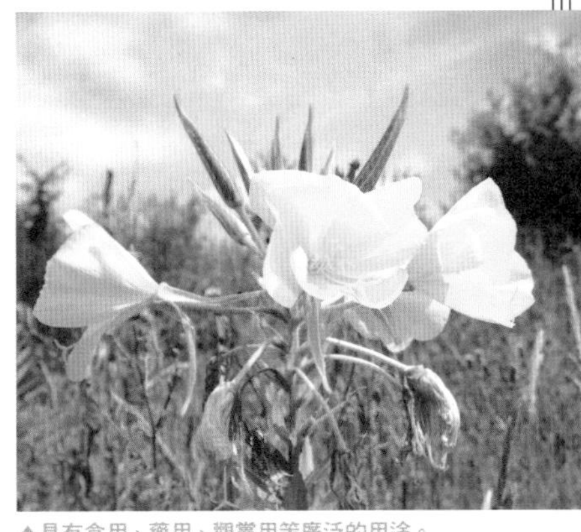

▲具有食用、藥用、觀賞用等廣泛的用途。

主要成分

・亞麻油酸　・γ-次亞麻油酸　・棕櫚酸

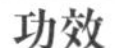

功效

❁ 改善皮膚疾病

γ-次亞麻油酸可修復皮膚，有助於改善異位性或過敏性皮膚炎。

❁ 調整荷爾蒙平衡

可調整女性荷爾蒙平衡，有助於緩和生理痛及經前症候群、更年期症候群的症狀。

❁ 預防生活習慣病

除了降低血脂、增加好膽固醇，降血壓和抑制飯後血糖上升等，預防生活習慣病的效果可期。

❁ 保濕、美膚效果

能為肌膚保水、具有將養分鎖在肌膚內的潤膚效果，有助於美膚及防止老化。

使用方法

❁ 作為前導油

潤膚效果可期的月見草油，除了塗抹在感覺乾燥的部位，還可以作為前導油使用。洗臉後取適量塗抹在臉上，再使用化妝水，能讓化妝水的成分更容易滲透至肌膚。

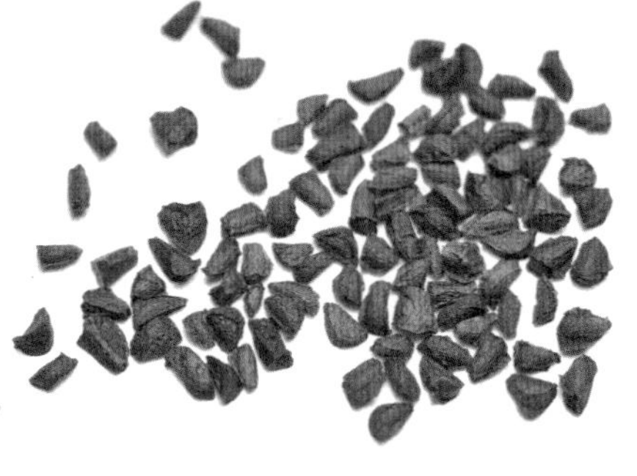

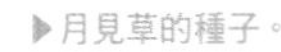

▶月見草的種子。

❁ 作為營養補充品

γ-次亞麻油酸具有調整女性荷爾蒙平衡的功能。γ-次亞麻油酸含量豐富的月見草油，對於改善生理不順或經前症候群、生理痛、更年期障礙等女性特有的疑難雜症效果可期。除此之外，改善濕疹及異位性皮膚炎的效果也值得期待。也有各種添加月見草油製成的營養補充品，不妨試試適合自身症狀的產品。

▲月見草油的營養補充品。

Wheat Germ Oil
小麥胚芽油

抗氧化作用優異的「維生素E寶庫」

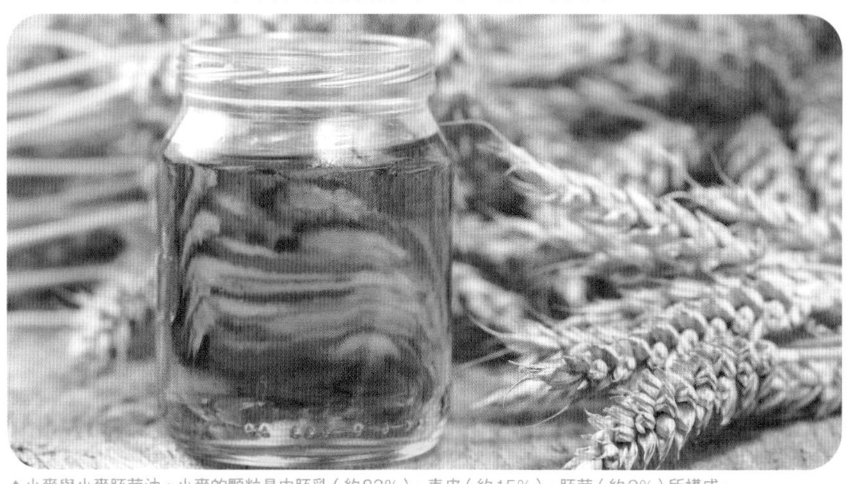

▲小麥與小麥胚芽油。小麥的顆粒是由胚乳（約83%）、表皮（約15%）、胚芽（約2%）所構成。

小麥是原產於西亞～中亞的禾本科植物，現在作為主要穀物，廣泛栽培於世界各地。占小麥顆粒整體約2%的胚芽（小麥胚芽）當中，含有豐富的脂質、蛋白質、礦物質、維生素等各種營養素，被認為是小麥當中含有最多營養素的部分。

所謂的小麥胚芽油，就是從小麥胚芽提取而來的油。提取方法除了低溫壓榨法，還有將小麥胚芽先添加橄欖油或杏仁油、葵花油這類低溫壓榨的油，使胚芽吸收油分後，再加以低溫壓榨的方法。由於油的含量僅有少量的13%，榨油需要大量原料，再加上幾乎沒有食用油的需求，而並未大量生產，因此是價格相對昂貴的油。

可以用於食用，即使經過加熱仍能保留一定程度的營養，因此用於熱炒、短時間加熱烹調或非加熱的沙拉醬，便能有效率地攝取營養。

DATA

名稱　小麥胚芽油
使用部位　胚芽
提取方法　低溫壓榨法、溶劑萃取法、浸泡法、高溫壓榨法
香氣　小麥的香氣
顏色　淡黃色
使用方法　美容、藥用、食用、工業用
期望功效　抗氧化、軟化皮膚、美膚、消炎、保濕、消除疲勞、防止老化、改善血液循環等

特徵

散發來自小麥香氣的油。維生素E含量為其他油品的10～14倍，是它最大的特徵。再加上4種（α、β、γ、δ）維生素E全部都有，具有不容易氧化、容易被人體吸收的特性，以及不飽和脂肪酸含量豐富等特徵。

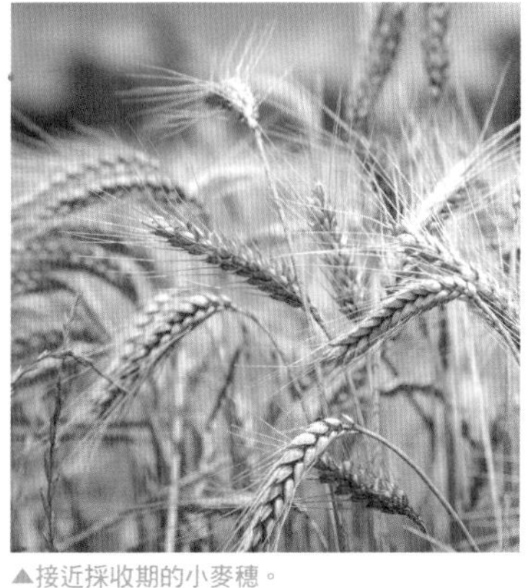

▲接近採收期的小麥穗。

主要成分

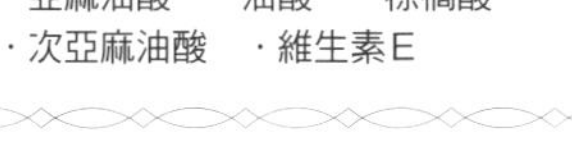

・亞麻油酸　・油酸　・棕櫚酸
・次亞麻油酸　・維生素E

功效

抗老化

維生素E的抗氧化作用，可促進皮膚細胞新陳代謝。

改善血液循環

有助於提升肝功能和免疫力，降血脂、改善血液循環。

保濕、美膚效果

維生素E除了能緩和因乾燥引起的肌膚問題及發炎之外，也能保護肌膚不受紫外線傷害，預防黑斑、雀斑。

▼小麥胚芽。含油量約8%，也可以直接食用。

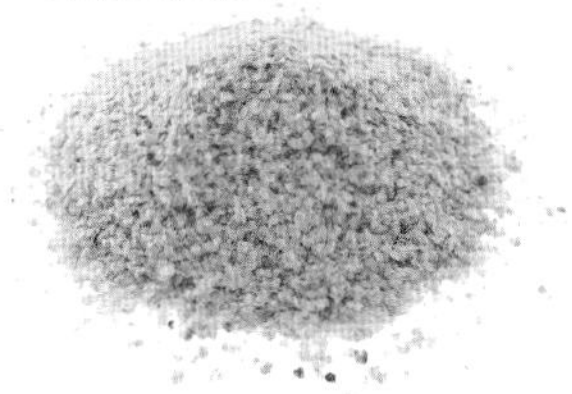

使用方法

當成按摩油

洗完澡後，取少量小麥胚芽油，輕輕按摩並塗抹於感覺乾燥的部位，維生素E的抗氧化作用，可保護並保濕受傷的皮膚。亦有助於消除身體疲勞，因此也適合用於運動之後的按摩。

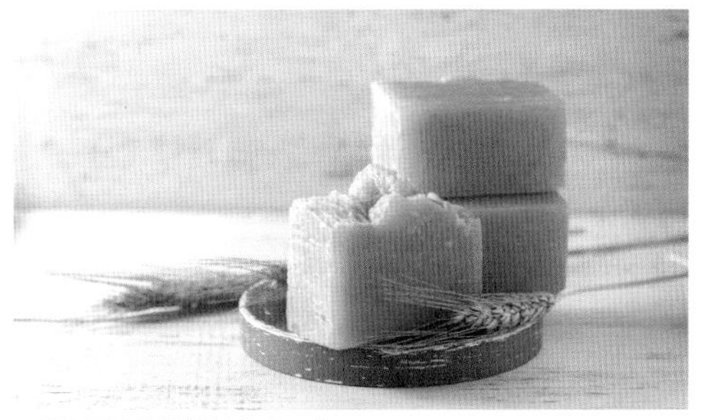

▲添加了小麥胚芽油的手工皂。

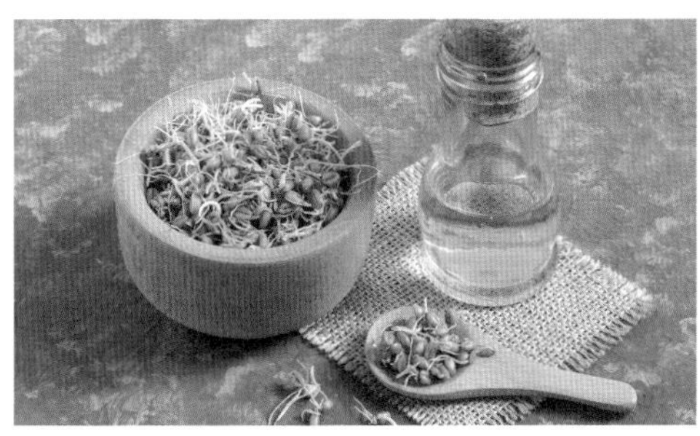

▲淋在小麥芽（發芽小麥）上，就成了健康的沙拉。

作為油的抗氧化劑

小麥胚芽油富含抗氧化的維生素E。利用這個特性，將它當成抗氧化劑，與玫瑰果油（P.118）和月見草油（P.30）這類容易氧化的基底油調合，便能延長該油品的保存期。添加量的參考值為其他基底油的5～20%左右。也可作為自製化妝品的抗氧化劑。

※小麥過敏的人使用時需注意。

Walnut Oil

核桃油（胡桃油）

不論烹調或美容都能使用的萬用油

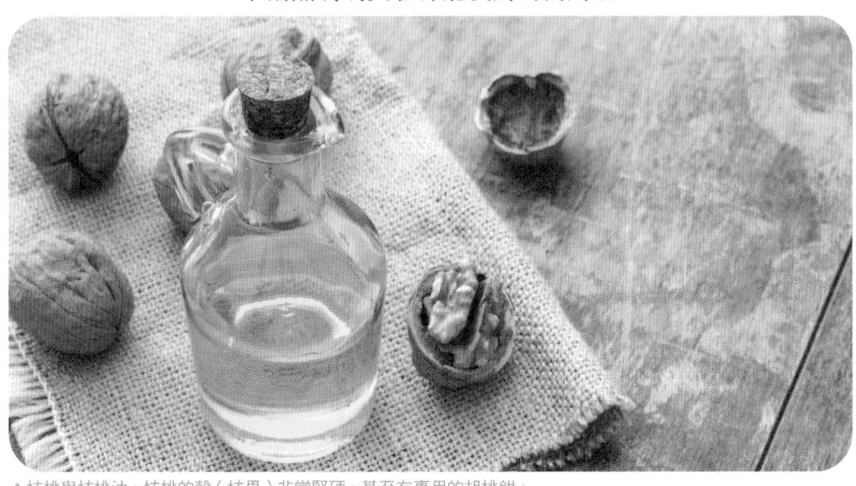

▲核桃與核桃油。核桃的殼（核果）非常堅硬，甚至有專用的胡桃鉗。

核桃（胡桃）原產於歐洲西南部至亞洲西部，為胡桃科落葉喬木。這種樹木自冰河時期前就存在於地球上，除了作為木材，自古以來種子（仁）就被當成堅果食用。

核桃油（胡桃油）是提取自核桃種子（仁）的油，經過乾燥、脫臭、脫氧（去除氧氣）等處理後精製而成。

此外，核桃的含油量高達65～70％，100公斤的核桃可以提取出約25～30公斤之多的油。因此也被稱為「油的儲藏庫」。

核桃油具有核桃獨特的香氣，且沒有太多特殊味道，因此主要用於食用。尤其主要成分為亞麻油酸、α-次亞麻油酸等必需脂肪酸，並含有豐富均衡的維生素和礦物質，近年來被視為健康油而受到矚目。

除此之外，不僅使用於木工製品最後的塗裝保養，以及油畫顏料的成分，也用於美容方面，美膚和保濕效果可期，是一種萬用的油品。

DATA

名稱　核桃油、胡桃油
使用部位　種子（仁）
提取方法　低溫壓榨法
香氣　核桃的獨特香氣
顏色　淡黃色
使用方法　美容、食用、藥用、工業用
期望功效　抗發炎、降血壓、保濕、改善血液循環、改善浮腫、補充能量、預防健忘等

特徵

特徵是帶有淡淡的核桃特有香氣，以及清爽的口感，用於烹調能襯托食材的風味，具有促進食慾的效果。不過它不耐高溫，一旦超過160℃，必需脂肪酸幾乎就失去功效，因此加熱使用時，需留意不要使用大火。此外，由於也具有容易氧化的特徵，開封後應盡快使用完畢。

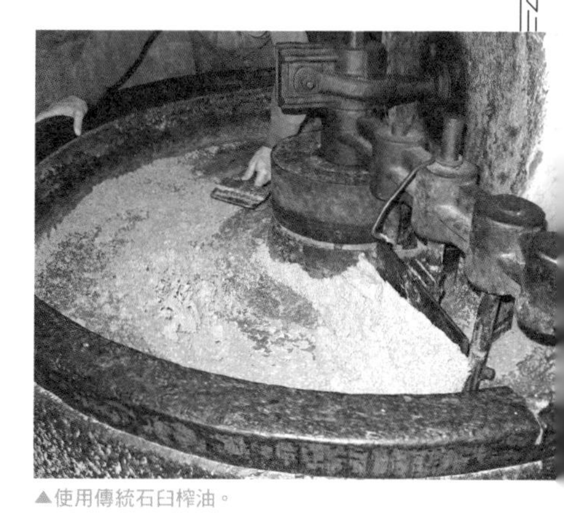

▲使用傳統石臼榨油。

主要成分

・亞麻油酸　・油酸　・α-次亞麻油酸
・棕櫚酸　・維生素K　・維生素E

功效

補充能量

熱量是精製白米的3～4倍，少量就能有效補充能量。

預防健忘

α-次亞麻油酸等營養素能保護神經及腦細胞，預防健忘的效果值得期待。

改善浮腫

維生素E和α-次亞麻油酸有助於改善血液循環，礦物質可排出體內的老廢物質，維持水分平衡，因此改善浮腫效果可期。

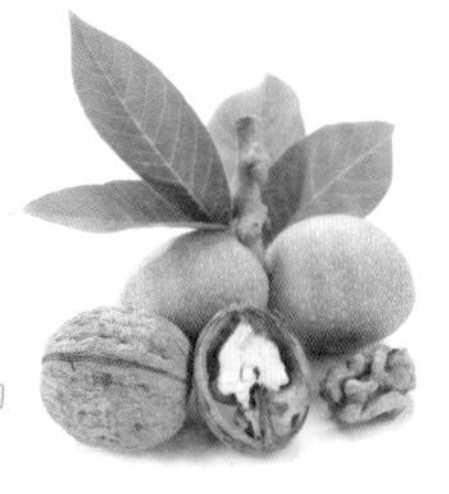

▶核桃的果實（假果）、當中的殼（核果）、種子（仁）。

使用方法

作為沙拉醬

核桃油不適合加熱，因此建議當成生菜或燙青菜的沙拉醬使用。直接使用的話，可以享受到沙拉油所沒有的核桃香氣。此外，當成生鮮肉類或魚類的調味，混合其他調味料醃漬後再加熱，更能襯托出食材的香味。

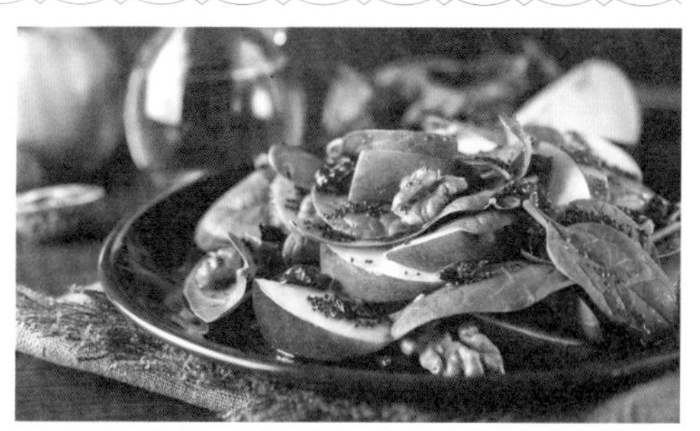

▲將蘋果、蔓越莓、核桃、菠菜、罌粟籽的沙拉淋上核桃油。

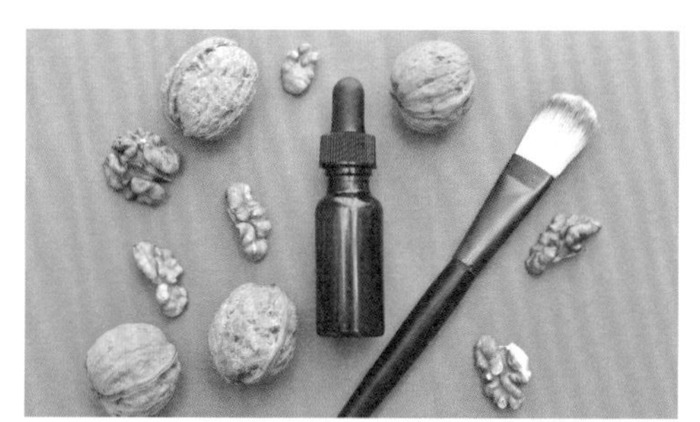

▲容易氧化，因此最好裝進不透光的容器保存。

用於身體按摩

光滑不黏膩的核桃油非常適合作為按摩油。洗澡後，取2～3滴油在手上，一邊按摩一邊塗抹在大腿或小腿等覺得浮腫的部位，可以消除浮腫。此外，肌膚吸收了油分，也可望收到保濕的效果。不過，使用於按摩時，需使用按摩專用的類型或是冷壓製成的油。

10

Perilla Oil

荏胡麻油

α-次亞麻油酸含量豐富的健康油

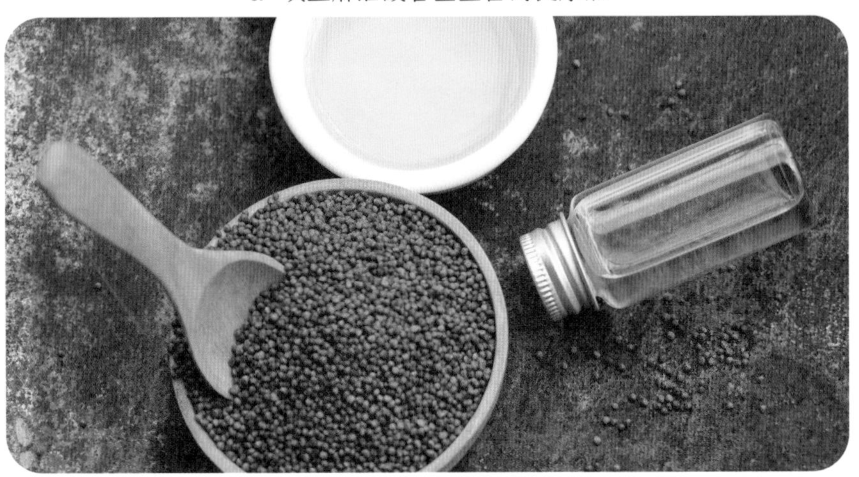

▲荏胡麻油與荏胡麻的種子。在日本，會將種子炒過後磨碎當成香辛料食用。

荏胡麻是原產於東亞的唇形科植物。除了在韓國被當成香草廣泛食用，在日本東北地方，相傳「食用可延年益壽十年」，故也被稱為「十年」。取自種子的油稱為荏胡麻油，由於長得像紫蘇，故也被稱為「紫蘇油」。

據研究，日本從繩文時代起就已食用荏胡麻，平安時代則開始用來榨油。荏胡麻的種子含油量豐富，約有35～40%，當時除了食用，也作為燈油使用。此外，由於屬於乾性油，在空氣中會漸漸氧化變硬，因此據傳也曾被當成紙和雨具的防水塗料使用。雖然現今這方面的需求已經變少，不過在朝鮮半島將之稱為「deul-gi-reum」，至今仍廣泛利用。此外，在工業用方面，也作為樹脂塗料的原料、油氈、印刷油墨、髮蠟、肥皂等的原料使用。

尤其近年來，現代人容易缺乏的Omega-3脂肪酸‧ α-次亞麻油酸含量相較於其他油類壓倒性的高，因此在健康面上再次受到矚目。

DATA

名稱　荏胡麻油、紫蘇油
使用部位　種子
提取方法　低溫壓榨法、壓榨法
香氣　無味
顏色　黃色
使用方法　食用、美容、藥用、工業用等
期望功效　改善血液循環、抗發炎、抗氧化、抗過敏、燃燒脂肪、鎮靜、提高學習力、預防生活習慣病等

特徵

▼和紫蘇非常相似的荏胡麻葉與種子。

新鮮的荏胡麻油無臭無味，但是一旦氧化，就會產生一股類似魚腥味的臭味。最大的特徵是屬於Omega-3脂肪酸的α-次亞麻油酸含量豐富這一點，預防生活習慣病以及預防過敏的效果值得期待。然而，也具有非常容易氧化這個特徵，若人體吸收了氧化的油，可能引起動脈硬化或健忘，需特別留意。

主要成分

· α-次亞麻油酸　· 油酸　· 亞麻油酸
· 棕櫚酸

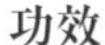

功效

❖ 瘦身效果

除了活化代謝，有助於燃燒脂肪，也能讓三酸甘油酯不易堆積。

❖ 改善過敏症狀

α-次亞麻油酸在體內轉換成EPA及DHA，有助於改善過敏症狀。

❖ 增強血管效果

α-次亞麻油酸在體內轉換成DHA（二十二碳六烯酸）及EPA（二十碳五烯酸），促進血液循環，預防動脈硬化的效果可期。

❖ 提高記憶、學習能力

可改善腦部功能、DHA可保護腦內神經組織，有助於提高記憶、學習能力。

使用方法

❖ 當成護膚油

荏胡麻油富含有益肌膚的成分，因此也能當成護膚油使用。只不過，由於帶有些許氣味，建議可以調合其他的油使用。除了柔化肌膚、保濕，也能補充不足的營養素，養成光澤彈潤的肌膚。

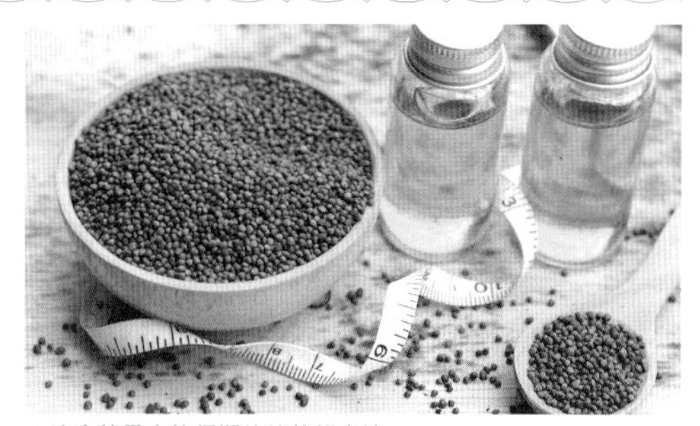

▲瘦身效果也值得期待的荏胡麻油。

❖ 當成「淋」、「沾」的調味油

荏胡麻油加熱後會氧化，產生魚腥味，變得很難入口，因此建議當成調味油，直接淋或沾著食用。除了適合搭配醬油、味噌、柴魚片及豆腐等食物，也可以淋在麵包或義大利麵上。也推薦荏胡麻油蕎麥麵（P.136）。此外，如果是加在味噌湯等熱食中，不要烹調時就添加，食用前再滴到碗內，就可以防止氧化。

▲直接將荏胡麻油淋在雞肉沙拉上。

※荏胡麻油一天的攝取量參考值約為1小匙。食用過量可能引起腹瀉，需留意。此外，若加進保麗龍製容器裝的泡麵裡，容器有可能熔解，要小心。

Olive Oil
橄欖油

地中海文化不可缺的歷史悠久的油品

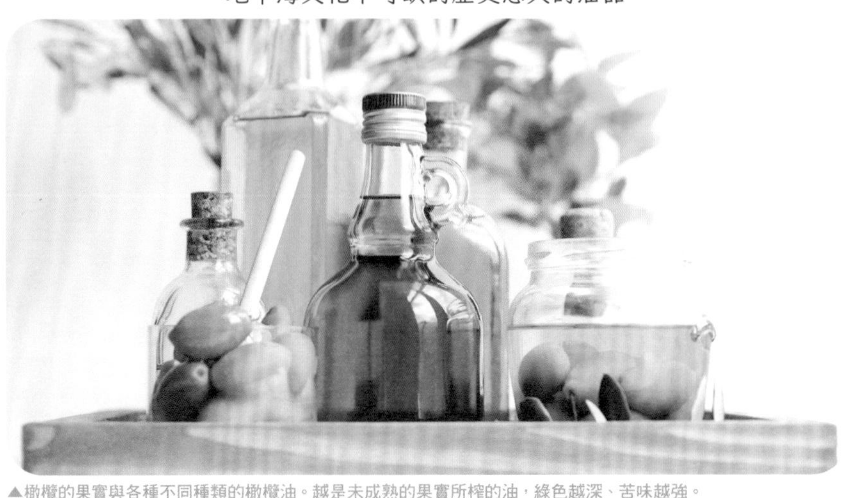

▲橄欖的果實與各種不同種類的橄欖油。越是未成熟的果實所榨的油，綠色越深、苦味越強。

原產自地中海沿岸的橄欖，起源可追溯到約6000年以前。除了以原產地的西班牙、義大利、希臘等地為主，現今於美國及澳洲等世界各地，也栽培了約500種以上的品種。

在歷史上，提取自果實的橄欖油，早在西元前4000年左右就已經被使用。因此，橄欖油在地中海沿岸的國家也具有文化上的重要地位，不僅用於宗教用途，更是烹調時不可或缺的食材。在這些地區，提到油往往指的就是橄欖油。

相對於提取自種子或果實的植物油，多半經過加熱或溶劑萃取的工程，橄欖油則是從未經加熱的生鮮果肉榨取出果汁、靜置，再將果汁表面自然浮出的油分離出來而成。國際橄欖協會（IOC）規定，須依品質由高至低標示為特級初榨橄欖油、初榨橄欖油、精製橄欖油、橄欖油。

DATA

名稱　**橄欖油**
使用部位　**果實**
提取方法　**低溫壓榨法**
香氣　**清新果香**
顏色　**淡綠色～淡黃色**
使用方法　**食用、美容、藥用、工業用等**
期望功效　**保濕、降低膽固醇、抗氧化、預防動脈硬化、抗發炎、改善血液循環、改善腸道健康、降血壓、美膚、防止老化等**

特徵

最大的特徵為主要成分的77.3%是不飽和脂肪酸的油酸。尤其是高品質的油品，更富含多酚等營養素。此外，由於是直接壓榨果實榨油，帶有清新的果香風味也是特徵之一，能享受因品種而異的個性。雖然不容易氧化，但是不耐紫外線，儲存在陰涼處避免光照，便能延長保存期限。

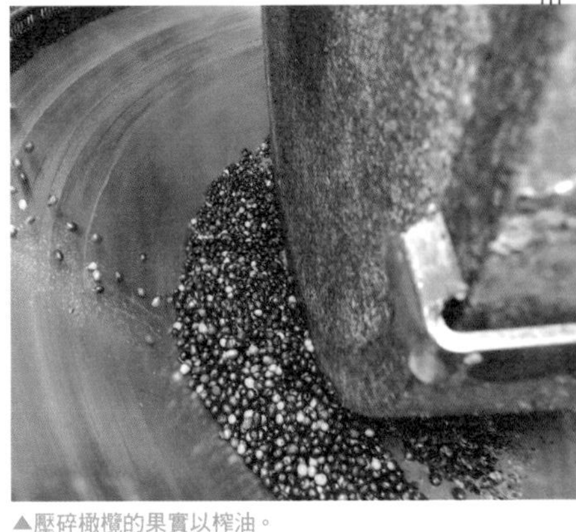

▲壓碎橄欖的果實以榨油。

主要成分

· 油酸 · 棕櫚酸 · 亞麻油酸 · 維生素E
· 多酚 · 維生素K · 鈉

功效

降低膽固醇

減少血液中的壞膽固醇、抑制三酸甘油酯堆積的效果值得期待。

美膚、抗老化

改善角質和皺紋，美膚和防止老化的效果可期。

消除便祕

油酸不容易被人體消化吸收，有助於消除便祕。只不過，也有可能因個人體質而引起腹瀉，需留意。

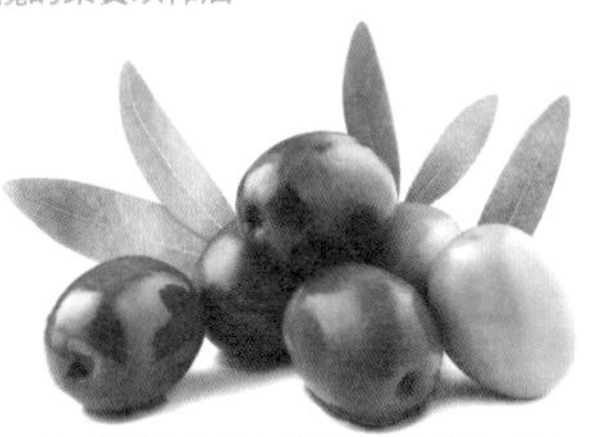

▲橄欖的果實。隨著漸漸成熟，顏色會轉變為綠～紫～黑。

使用方法

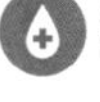

製作手工皂

以橄欖油製成的肥皂保濕力優異。將橄欖油、椰子油、棕櫚油、氫氧化鈉、純水、調合適合症狀或喜好的精油（essential oil），就能做出專屬於自己的手工皂。作法請參照P.148。

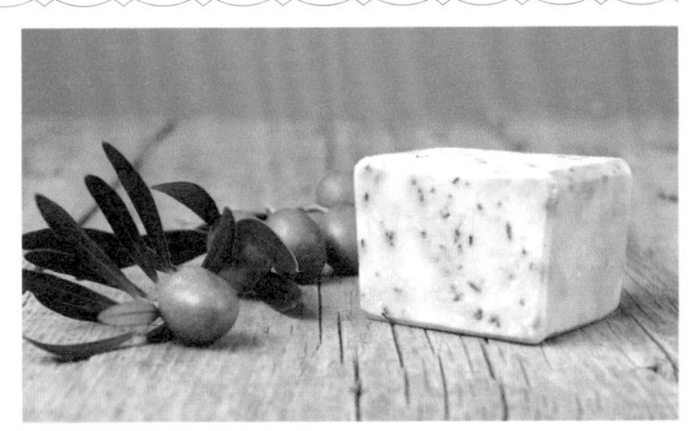

▲使用橄欖油製成的手工皂。

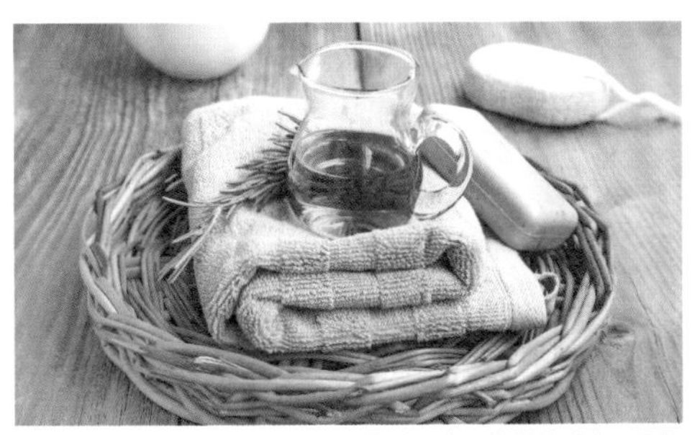

▲食用和美容用的油製程不同，若使用食用油於肌膚上，可能引發肌膚不適，因此需留意。

當成潔顏油

取約3ml橄欖油在手上，如畫圓圈般按摩整個臉部使之吸收。油被吸收後，在手掌上滴幾滴水讓油乳化，再次塗抹整個臉，讓彩妝浮出。仔細沖乾淨後，最後以洗面乳洗淨即可。可讓肌膚保留需要的滋潤溫和卸妝。應使用美容專用油而非食用油，眼唇部的彩妝需先用專用的卸妝產品卸妝。

Cashew Oil
腰果油

保濕效果和抗氧化作用值得期待的奢侈油

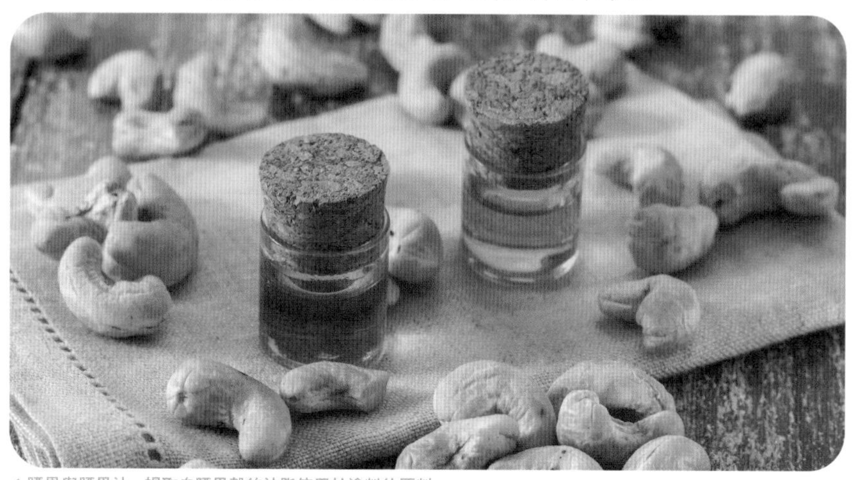

▲腰果與腰果油。提取自腰果殼的油脂使用於塗料的原料。

芳香風味和咀嚼的口感相當受歡迎的腰果，原產自巴西，16世紀普及至印度及東南亞、非洲等熱帶地區。

提取腰果油幾乎為手工作業，將稱為「腰果蘋果（cashew apple）」的果實前端結出的腰果去殼、乾燥後，去皮、輾壓製成。除了油酸，還含有豐富的維生素D、E、鐵和鋅，因此有助於改善皮膚發炎、痤瘡及抗老化。雖然是稀少而昂貴的油，但不黏膩、容易被皮膚吸收，以少量塗抹薄薄一層即可。

用於食用時，適合為料理增添風味以及製作甜點、點心等。

DATA

名稱　腰果油
使用部位　種子（仁）
提取方法　低溫壓榨法
香氣　獨特的淡淡香氣
顏色　黃色
使用方法　食用、美容
期望功效　保濕、降低膽固醇、抗發炎、抗氧化、防止老化、美膚、美髮等

特徵　含有70％以上不飽和脂肪酸的油酸、7％亞麻油酸，類似橄欖油的脂肪酸構成。可賦予肌膚及頭髮滋潤。

使用方法 

質感清爽，因此也推薦作為髮膜。塗抹於乾燥的髮絲後，靜置30分鐘以上，再以洗髮精沖洗乾淨。

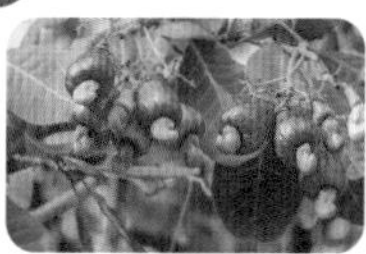

▲腰果樹。

Camelina Oil

薺藍籽油

可加熱的Omega-3油

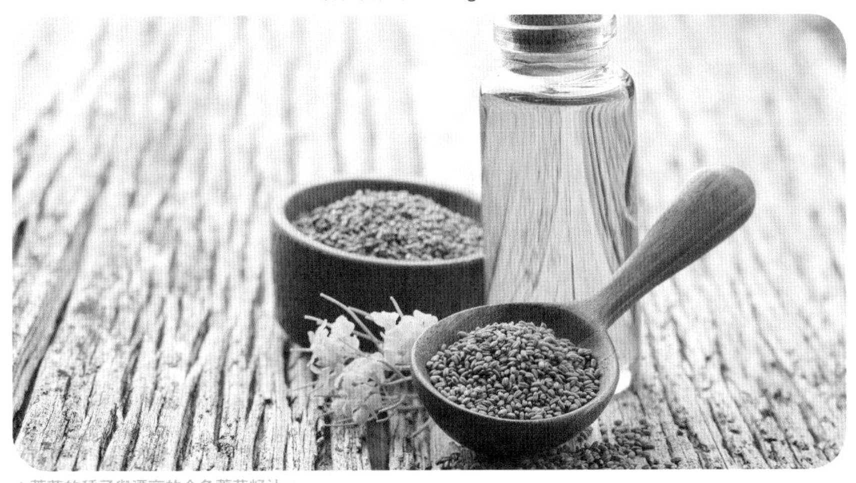

▲薺藍的種子與漂亮的金色薺藍籽油。

屬於十字花科植物的薺藍，在歐洲已經作為油脂原料栽培了3000年以上。現今則栽種於世界各地的寒冷地區。由於含有豐富的營養成分，故又被稱為「快樂的黃金」。

特徵是Omega脂肪酸含量豐富且均衡。由於含有大量維生素E及β-胡蘿蔔素、多酚等抗氧化物成分，因此加熱也不會氧化，能攝取到Omega-3脂肪酸。含有具抑制膽固醇吸收效果的植物固醇，預防生活習慣病效果可期。

當成保濕油，刺激性低，強化肌膚屏障功能的效果可期，因此從嬰兒開始就可以使用。

特徵

必需脂肪酸的Omega-3、6、9含量為理想均衡的「2：1：2」。耐熱，開封後可常溫保存。

使用方法

亦當成美容液的保濕成分使用。直接使用時，以化妝水調理肌膚之後，再滴幾滴塗抹於全臉。

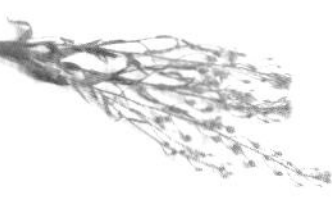

▲日本名為「長實亞麻薺」。

DATA

名稱　薺藍籽油、亞麻薺籽油
使用部位　種子
提取方法　低溫壓榨法
香氣　淡淡草香及堅果香
顏色　金色
使用方法　食用、美容
期望功效　保濕、降低膽固醇、抗發炎、抗氧化、預防生活習慣病、消除便祕、美膚、美髮等

Calendula Oil

金盞花油

歐洲家庭裡不可少的萬用常備藥

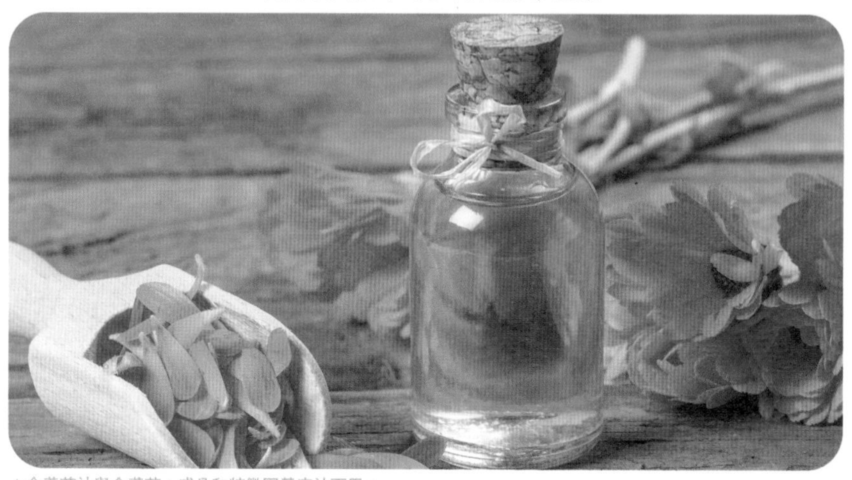

▲金盞花油與金盞花。成分和特徵因基底油而異。

金盞花是原產於地中海沿岸的菊科植物。別名又稱為「pot marigold」（意指鍋狀萬壽菊），日本稱之為「金盞花」。在日本主要栽培作為觀賞之用，但在歐洲自古以來就作為藥用和食用花使用。

尤其它的藥效對各種症狀有效，在中世紀，不僅認為只要觀賞金盞花就能強化視力，更將它當成各種皮膚問題的治療藥使用。

除此之外，在食用上多當成昂貴的向日葵的替代品使用，也因此，亦有「窮人的向日葵」之稱。

將金盞花花瓣乾燥後，浸泡橄欖油或葵花油等植物油，萃取出的脂溶性成分就是金盞花油。

簡單就能手工製作且容易保存的金盞花油，據說在歐洲自古以來就被當成民間用藥，至今也仍有許多家庭將它當成常備藥使用。

DATA

名稱	金盞花油
使用部位	花瓣
提取方法	浸泡法
香氣	強烈的獨特香氣
顏色	橙色
使用方法	美容、藥用
期望功效	收斂、消炎、軟化皮膚、抗氧化、保濕、改善肌膚問題、治療傷口、防止老化、美膚、緩和產前產後問題等

特徵

帶有來自花色的鮮豔橙色以及獨特的甘甜花香。維生素A及β-胡蘿蔔素、皂素、類黃酮等有效成分，修復、保護肌膚的效果值得期待。尤其特徵是對皮膚的刺激性低，不只敏感肌或乾燥肌，連嬰兒都可以使用。

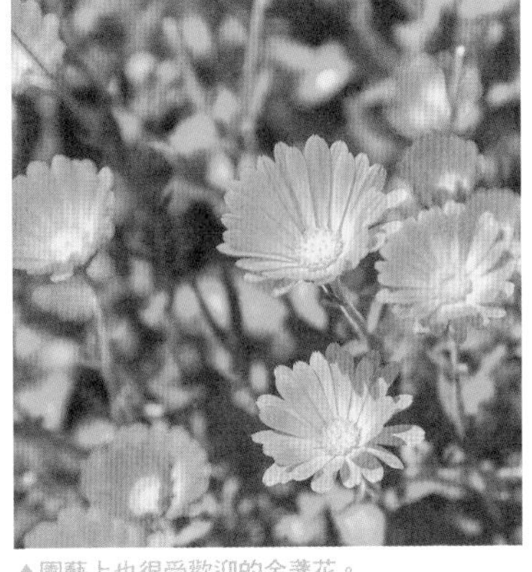

▲園藝上也很受歡迎的金盞花。

主要成分

※脂肪酸是來自基底油。

・維生素A　・β-胡蘿蔔素　・皂素
・類黃酮　・樹脂

功效

抗老化

β胡蘿蔔素（維生素A）的抗氧化作用，能預防肌膚及頭髮老化。

緩和產前產後問題

低刺激，懷孕期間也可以使用，對於預防妊娠紋或產後憂鬱症也很有效。

治療傷口及發炎

抗發炎和治療傷口的效果值得期待。對於濕疹、瘀青、跌打損傷、割傷、靜脈損傷、燒燙傷、曬傷等各種發炎症狀都有效。

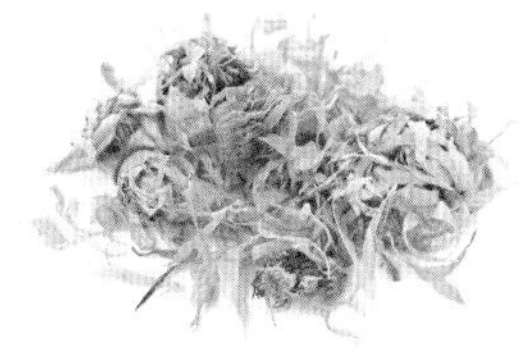

▲乾燥的金盞花。也被當成乾燥香草販售。

使用方法

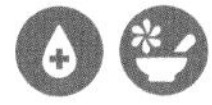

當成手工常備藥

將橄欖油或葵花油等植物油裝進消毒過的瓶子裡，再放入乾燥的金盞花瓣，靜置約1個月。油染上花瓣的顏色、成分完全滲透後，過濾掉花瓣就完成了。除了作為每天的肌膚保養，還能當成各種肌膚問題的常備藥。

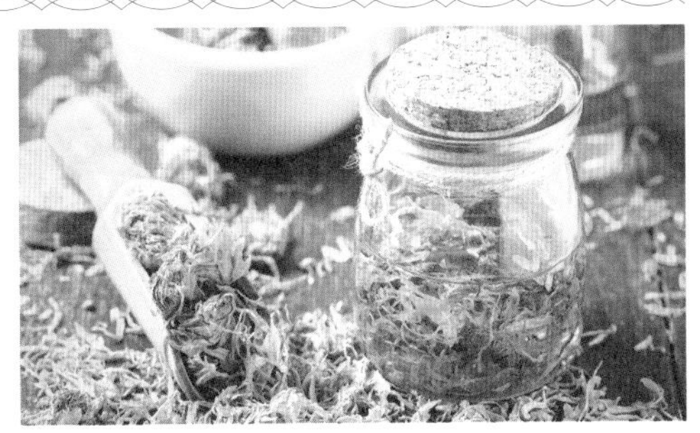

▲浸泡在基底油中的花瓣。

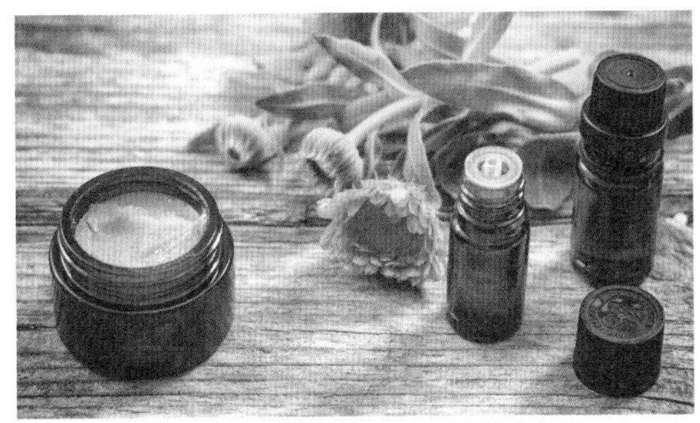

▲將金盞花油與蜜蠟混合，也能作為手工製軟膏使用。

用於預防妊娠紋按摩

懷孕期間每天將金盞花油塗抹在肚子上輕輕按摩，可使皮膚變柔軟，預防妊娠紋。

改善嬰兒肌膚問題

由於刺激性低，因此也可以用於嬰兒按摩或尿布疹。長痱子或濕疹時，於洗澡後塗擦薄薄一層在患部即可。

Castor Oil

蓖麻油

質感如蜂蜜般的排毒油

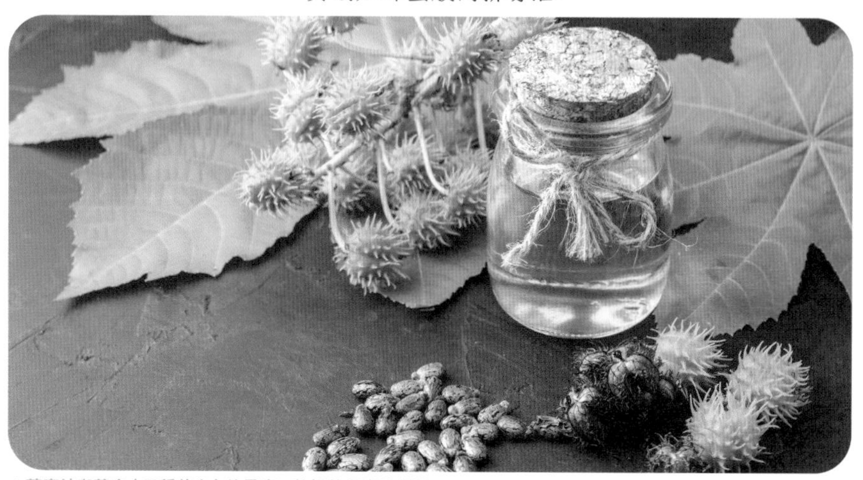

▲蓖麻油與蓖麻（又稱萆麻）的果實、乾燥的果實及種子。

蓖麻產自於東非，為大戟科植物。如今遍布世界各地，也常被當成觀葉植物使用。蓖麻油是壓榨種子而來，特徵是具有如蜂蜜般黏稠的質感。

蓖麻油的歷史悠久，不僅在古埃及和古希臘均有使用的紀錄，印度在西元前2000年左右，已使用於傳統醫療「阿育吠陀」中。

蓖麻油具有各種藥效，尤其是作為瀉藥，於歐洲和美國的傳統醫療中廣泛運用，現今也收錄於日本藥典裡。然而，蓖麻含有蓖麻毒素這種劇毒，因此使用時需特別小心。

除了藥用之外，由於具有優異的特性以及潤滑性，它也被廣泛利用為工業用原料。除了曾當成早期飛機用引擎的潤滑油使用，現代仍用於賽車引擎油和無線遙控機的燃料等。另外，也作為肥皂、精製調合油的凝固劑、塗料、蠟、尼龍、藥品、香水、髮蠟等的原料，用途非常廣泛。

DATA

名稱　蓖麻油
使用部位　種子
提取方法　低溫壓榨法、壓榨法、溶劑萃取法
香氣　強烈的獨特氣味
顏色　淡黃色
使用方法　美容、藥用、工業用
期望功效　止痛、抗發炎、保濕、抗菌、美髮、軟便、抗氧化、消除便祕、排毒等

特徵

最大特徵是含有90％的蓖麻油酸，具有易溶於酒精的特性。雖然具有優異的保濕性，但帶有接近蜂蜜的高黏性和獨特的氣味，因此用於按摩時，建議添加10％左右在其他基底油中調合。

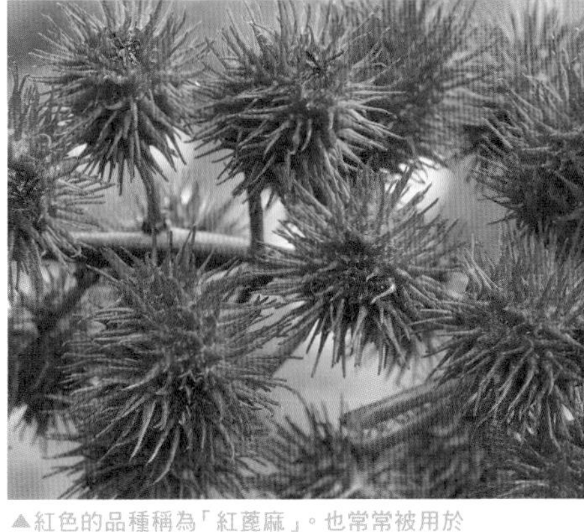

▲紅色的品種稱為「紅蓖麻」。也常常被用於插花。

主要成分

・蓖麻油酸　・油酸　・亞麻油酸
・棕櫚酸　・硬脂酸

功效

❁ 皮膚修復作用

可滲透至皮膚組織，修復損傷部位，淡化傷疤或斑點。

❁ 排毒效果

可活化腸道功能，而有助於毒素排出體外。

❁ 提高新陳代謝、免疫力

可排出體內的毒素、提高內臟功能，進而促進新陳代謝，並促進淋巴和血液循環，有助於提升免疫力。

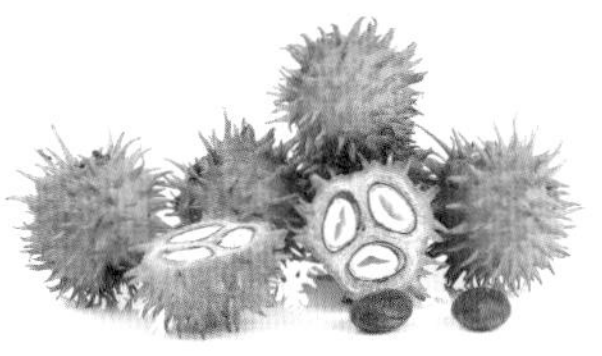

▲由於它的外觀，學名有「蟎」的意思。

使用方法

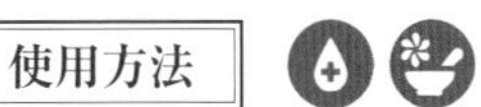

❁ 製作手工皂

使用蓖麻油製作手工皂，做出來的肥皂容易起泡且保濕力高、質地光滑。不過，只使用蓖麻油製作的話，肥皂會過於柔軟，建議在基底油內添加10％左右。蓖麻油也有加速其他油類的皂化反應、縮短入模時間的效果。

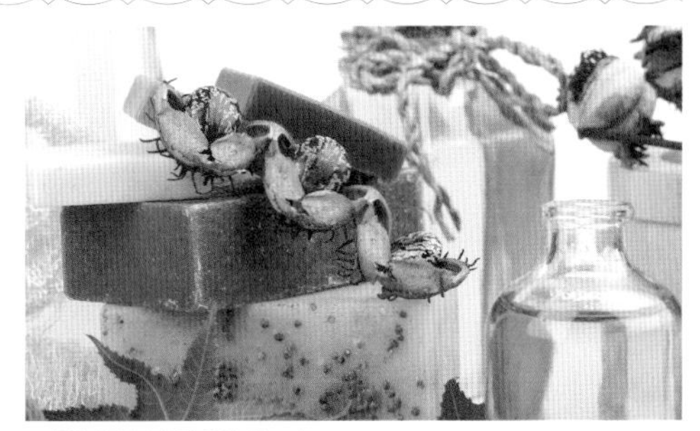

▲添加蓖麻油製成的手工皂。

▲也推薦在蓖麻油裡混合生雞蛋等喜歡的材料，做成髮膜。

❁ 熱敷（蓖麻油貼布）

提到蓖麻油，「蓖麻油貼布」很有名。將浸泡過蓖麻油的絨布覆蓋在腹部，使用熱敷墊等保溫約1個小時，就是排毒效果值得期待的熱敷袋。

❁ 當成髮膜

在乾燥的頭髮上塗抹蓖麻油，以保鮮膜包裹起來靜置一段時間後，再以洗髮精清洗，可使秀髮滋潤而有光澤。

Carrot Oil

胡蘿蔔油

推薦用於抗老保養的紅蘿蔔油

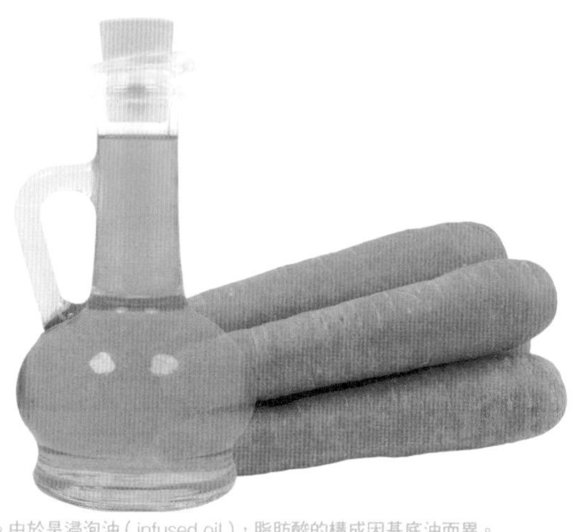

▲胡蘿蔔油與紅蘿蔔。由於是浸泡油（infused oil），脂肪酸的構成因基底油而異。

胡蘿蔔油正如其名，是由紅蘿蔔的根部萃取而來。將切成小塊的紅蘿蔔根，浸泡在紅花籽油、橄欖油、大豆油等基底油裡約3星期後，過濾而來的浸泡油。

紅蘿蔔含有豐富的β-胡蘿蔔素及維生素E，特徵是具有高抗氧化作用。非常適合肌膚的抗老保養，主要用於美容方面，但由於具有獨特的草腥味且黏性高，一般都是混合其他油類使用。

另外，將與紅蘿蔔不同品種的野胡蘿蔔種子，以水蒸氣蒸餾法提取出的精油，稱為「胡蘿蔔籽精油」。

DATA

名稱　胡蘿蔔油、紅蘿蔔油
使用部位　根
提取方法　浸泡法
香氣　淡淡的紅蘿蔔香
顏色　橙色
使用方法　美容、藥用
期望功效　抗氧化、防止老化、美膚、抗發炎、止癢等

特徵

帶有來自紅蘿蔔的橙色和草腥味。主要成分β-胡蘿蔔素含量豐富，具有極高的抗氧化功能。只不過，在常溫下會迅速氧化，因此最好放置於冰箱保存。

使用方法

洗澡後，當成身體護膚油取適量塗抹於需要的部位。由於皮膚會沾染顏色，需擦拭乾淨。

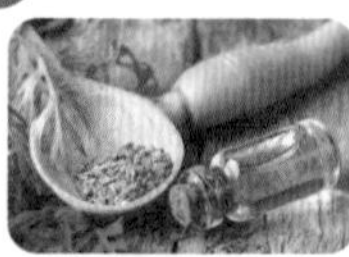

▲胡蘿蔔油。

Grapeseed Oil

葡萄籽油

效能豐富多樣，任何料理都可使用的優秀油品

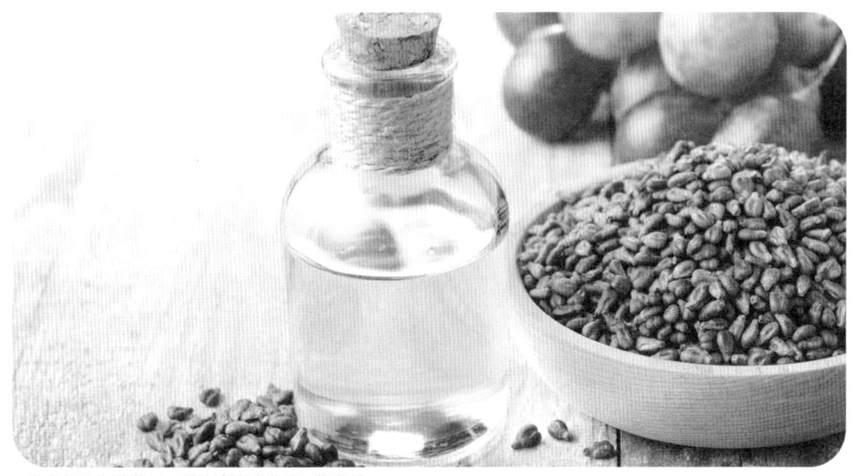

▲葡萄籽油與葡萄籽。質地清淡到幾乎不像是油。

所謂的葡萄籽油，是來自歐洲葡萄（vinifera種）種子的油，由於也是釀造葡萄酒的副產品，故生產於義大利、法國、西班牙、智利。

製作方式是將葡萄酒蒸餾後殘留的種子洗淨、乾燥、磨碎後，進行壓榨。榨油除了以低溫壓榨法，由於種子的含油量僅有少量的13%，故多使用高溫壓榨法。

主要作為食用，由於無色透明且幾乎無臭無味，再加上健康面亦效果可期，因此各式各樣的料理都能使用。此外，保濕效果也很優異，除了作為按摩的基底油，也廣泛使用於美容上。

特徵

特徵是質地輕盈且無臭無味。維生素E及多酚等營養成分豐富，增加好膽固醇、降低壞膽固醇的效果可期。

使用方法

由於質地清爽，沙拉醬、醃漬、炒菜、油炸等都能使用，非常萬用。有助於襯托食材的風味。

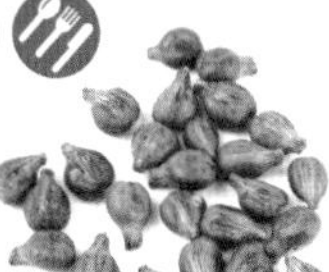

▲葡萄籽。

DATA

名稱　葡萄籽油
使用部位　種子
提取方法　高溫壓榨法、低溫壓榨法
香氣　幾乎無香
顏色　無色～淡黃綠色
使用方法　食用、美容、藥用
期望功效　保濕、收斂、抗氧化、防止老化、抗菌、改善血液循環、降血壓等

Cocoa Butter
可可脂

巧克力的香氣很療癒的「香甜」油

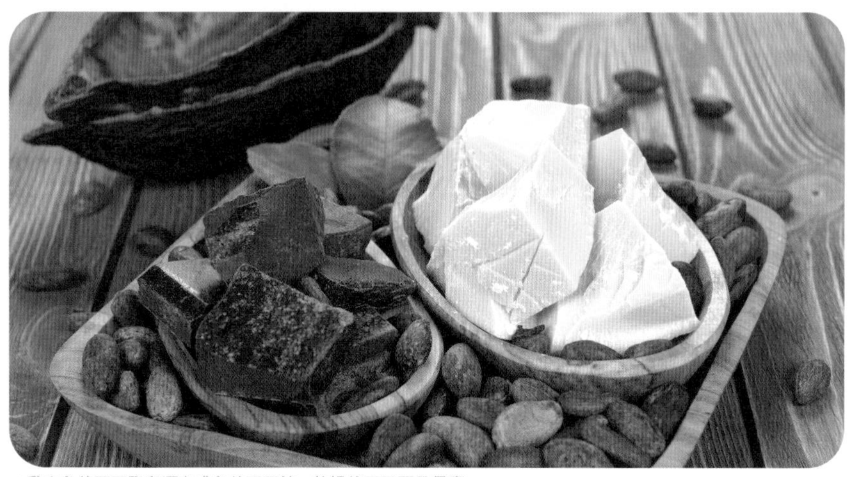

▲乳白色的可可脂與深咖啡色的可可塊、乾燥的可可豆及果實。

所謂的可可脂，是從原產自中南美洲熱帶地區的常綠樹可可的種子，也就是可可豆中提取出來的脂肪。每一顆可可豆的脂肪含量約為40～50%。生產方式是將可可豆的胚芽進行發酵、乾燥、烘焙之後，再將磨碎成的液體「可可膏」（冷卻凝固後則稱為「可可塊」）加以壓榨，把可可脂從可可粉當中分離出來。剛壓榨出來的可可脂帶有獨特的氣味以及淡黃的色澤，但之後會再經過脫臭處理，製作出沒有特殊氣味的可可脂。

雖然因產地及可可豆的種類而有所差異，但可可脂具有在室溫下能固態保存、於接近體溫的32～35℃熔解的特性，因此也被使用於栓劑等。此外，含有天然的抗氧化劑故不容易腐敗、可長期保存也是它的一大特徵。

由於具有滑順的質感、甘甜的香氣，以及可軟化肌膚的特性，因此除了作為肥皂、護膚產品、藥品、軟膏的原料使用，更和可可豆一樣是巧克力等甜點的原料。

DATA

名稱　可可脂
使用部位　種子
提取方法　低溫壓榨法、高溫壓榨法、溶劑萃取法
香氣　淡淡的甘甜巧克力香
顏色　乳白色
使用方法　食用、美容、藥用
期望功效　利尿、刺激、軟化皮膚、保濕、抗氧化、改善呼吸系統不順、鎮靜等

特徵

乳白色的可可脂帶有淡淡的巧克力甘甜香氣。由於是固態油脂，除了常溫下會凝固、32～35℃就會熔解這個特徵，再加上不容易氧化，能長期保存，因此也具有使用方便這個優點。此外，高保濕效果的油酸含量豐富。

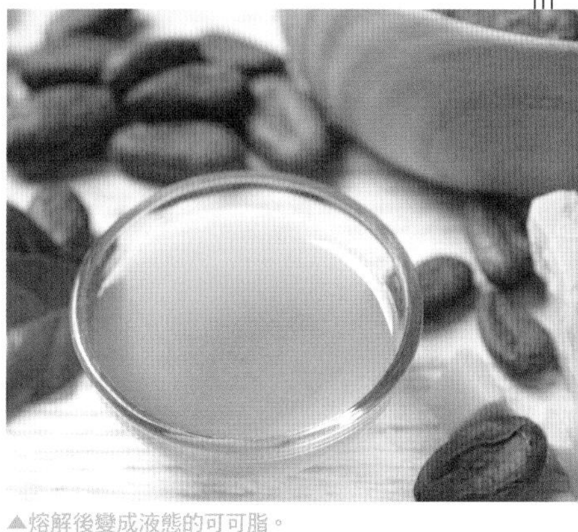
▲熔解後變成液態的可可脂。

主要成分

・油酸　・硬脂酸　・棕櫚酸
・維生素E　・維生素K　・膽鹼

功效

保濕效果

油酸可防止皮脂蒸發，為肌膚保濕。

美膚、抗老化

具有抗氧化作用的可可多酚能去除活性氧，保護肌膚不受紫外線傷害。

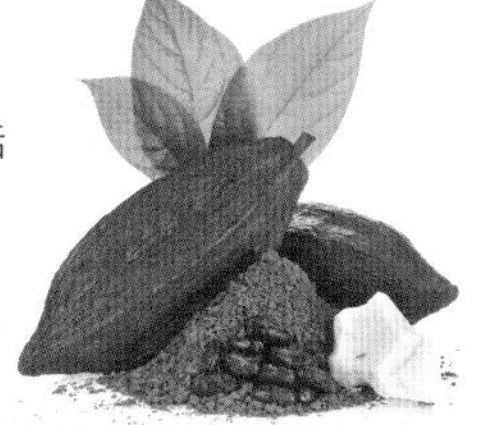
▶從可可的果實、可可豆、可可塊分離出來的可可脂及可可粉。

放鬆效果

巧克力般的甘甜香氣被認為具有放鬆效果。

使用方法

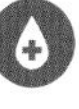

製作甜點

用於食用時，推薦用來製作手工甜點。不只巧克力，添加在布朗尼這類烘焙點心裡也非常美味。添加果乾及堅果製成的巧克力片作法請參考P.138。此外，溶解於咖啡內，就能當成簡單的防彈咖啡享用。

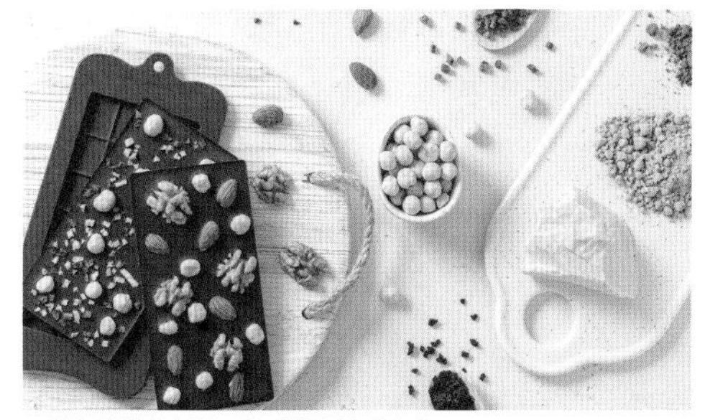
▲添加喜歡的材料，做成獨創的巧克力。

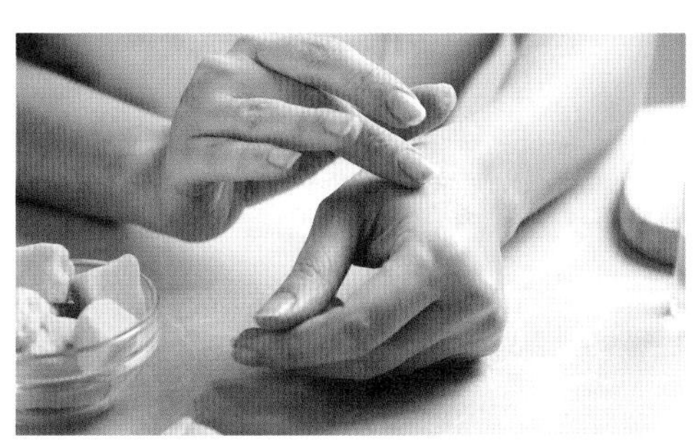
▲只需直接塗抹在肌膚上即可。

作為保濕乳液

塗抹於感覺乾燥的部位，豐富的油酸便能為肌膚保濕。此外，用於嘴唇的話，便是微甜的護唇霜。

護髮

洗髮後，取少量可可脂塗抹於濕髮上，以手搓揉使之吸收，能讓因染、燙或紫外線等而受損的頭髮，變得潤澤而滑順。

Coconut Oil
椰子油

非常適合瘦身，香氣甘甜的油

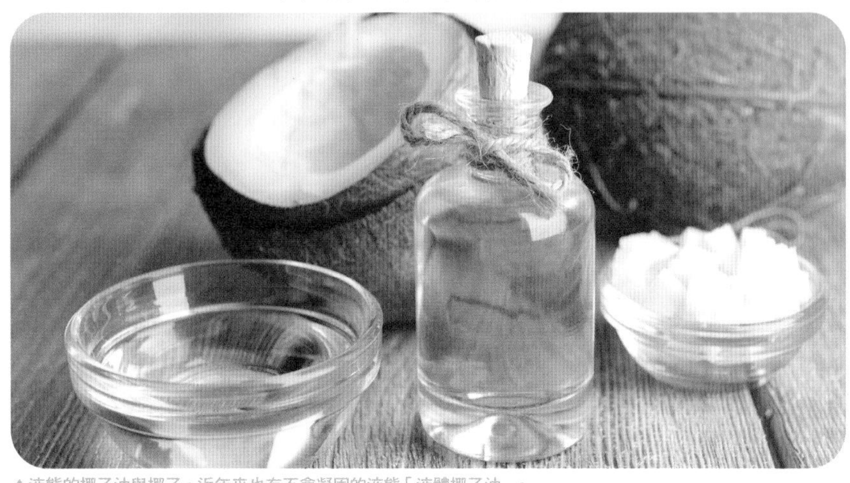

▲液態的椰子油與椰子。近年來也有不會凝固的液態「液體椰子油」。

椰樹原產於玻里尼西亞到熱帶亞洲地區，為棕櫚科喬木。除了樹幹被當成建材、樹葉用於屋頂及地毯、籃子，果實椰子作為食品、飲料及油脂，果殼作為容器使用等，是以高利用價值而聞名的植物，現今於世界各地的熱帶地區都有種植。

所謂的椰子油，是提取自椰樹果實的油。將果實的種子，也就是椰仁中的果肉（胚乳）以低溫壓榨而成的稱為「初榨椰子油」，將果肉乾燥後以高溫壓榨，再經過脫臭、漂白處理的油則稱為「精製椰子油（RBD）」。具有在20℃以下凝固、20～25℃時呈現乳霜狀、在25℃以上完全變成液態的特性。由於這種特性，也被用來作為素食用奶油或肥皂的原料。

除此之外，其飽和脂肪酸含量豐富，在植物油裡較為少見。其中又以中鏈脂肪酸的含量高，因此具有消化、吸收及分解快速的特徵。尤其月桂酸是母乳中也含有的成分，據說也會提供椰子油給手術後的病患、早產兒，當成能量補給。

DATA

名稱　椰子油、椰油
使用部位　果肉／種子
提取方法　低溫壓榨法、溶劑萃取法
香氣　淡淡的椰香
顏色　白（固體）、幾乎無色（液體）
使用方法　美容、食用、藥用、工業用
期望功效　抗菌、提高基礎代謝、提高免疫力、抗氧化、保濕、軟化皮膚、燃燒脂肪、美膚、美髮、抗發炎等

特徵

帶有甘甜的椰香，固態時為白色，變為液態時則會變為透明。最大的特徵是約有一半成分是月桂酸這種飽和脂肪酸。還具有增加好膽固醇的功能、耐熱不易氧化等優點。體溫即可熔解，用於按摩也很方便。

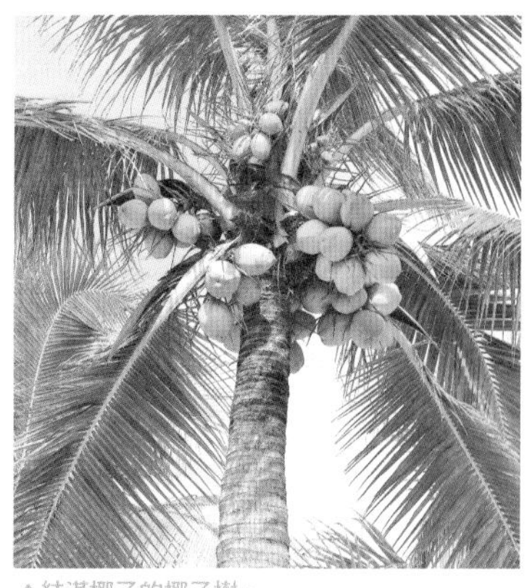

▲結滿椰子的椰子樹。

主要成分

・月桂酸　・肉豆蔻酸　・棕櫚酸
・油酸　・維生素E

功效

瘦身效果

中鏈脂肪酸可分解體脂肪，有助於燃燒脂肪和瘦身。

抗菌效果

月桂酸的作用對細菌及病毒等的抗菌效果可期。

改善腸道健康

除了中鏈脂肪酸有助於促進腸子蠕動，使老廢物質容易排出，月桂酸亦可改善腸道健康。

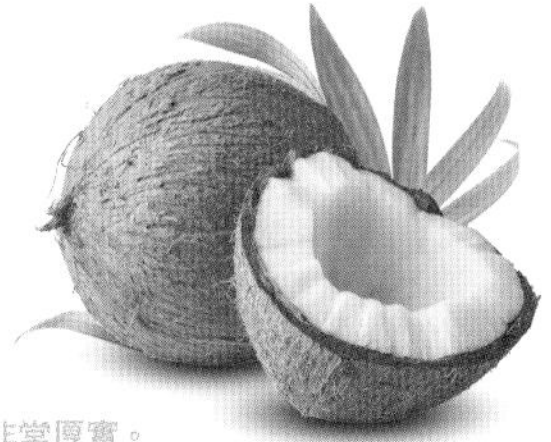

▶成熟的椰子果肉非常厚實。

使用方法

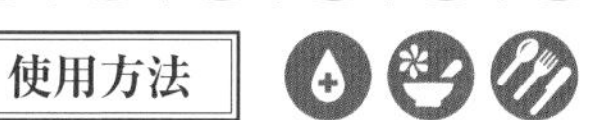
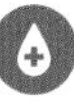
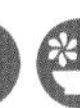

當成奶油的替代品

將椰子油代替奶油塗抹在土司上食用，不只健康，還增添了椰子的風味，非常美味。這時若添加少量的鹽，更能享受到接近奶油的風味。由於非常耐熱，也推薦以椰子油代替奶油來製作餅乾。

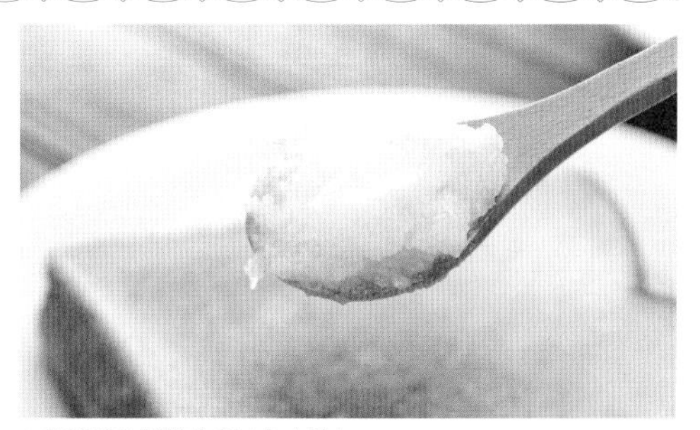

▲將固態的椰子油塗抹在土司上。

當成萬用美容油

椰子油具有改善皮膚的含水量、減輕濕疹症狀的作用，以及針對引起痤瘡的痤瘡桿菌等的殺菌效果，而維生素E有阻擋紫外線、使頭髮更美麗強韌的效果等，各種美容效果值得期待。此外，由於質地輕盈、容易被皮膚吸收，可以作為萬用美容油使用。雖然是一種刺激性非常低的油，但仍建議使用非食用的專用初榨椰子油。

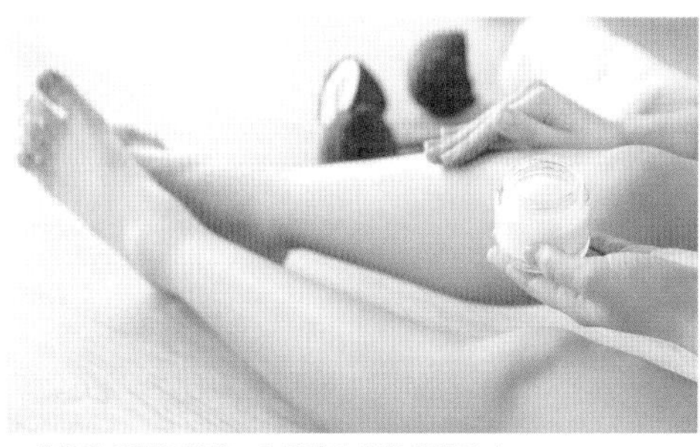

▲會散發甘甜的椰香，非常適合喜歡椰子的人。

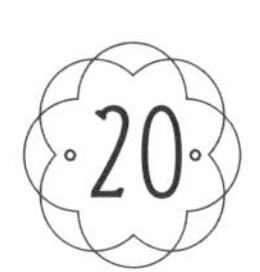

Sesame Oil
芝麻油

抗氧化作用可期的「抗老逆齡油」

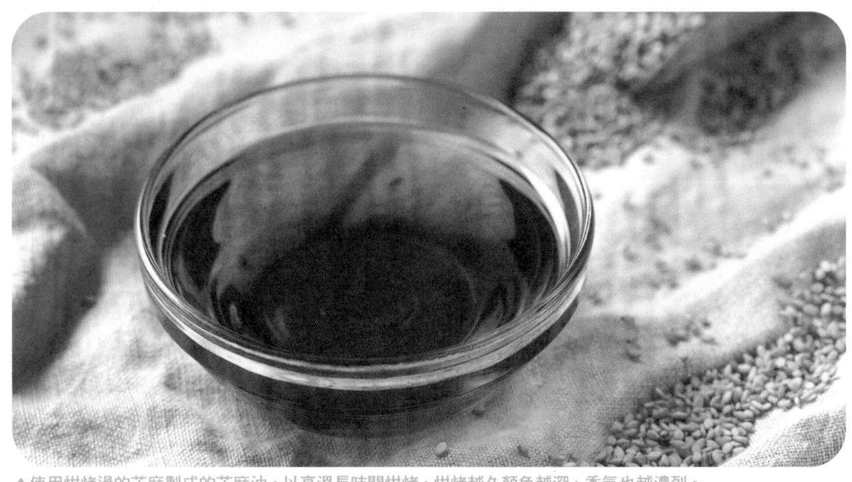

▲使用烘烤過的芝麻製成的芝麻油。以高溫長時間烘烤，烘烤越久顏色越深，香氣也越濃烈。

原產自非洲的芝麻（胡麻），早在西元3500年前左右，印度河文明中就已栽培作為油用植物，歷史相當悠久。是人類最早用來提取油脂的植物之一。除了食用，還用於燃料、防水、保存、藥用、洗淨等各種用途。

芝麻油一般是將白芝麻的種子烘烤、壓榨而成，不過依照烘烤的程度又分成兩種。

一種是經過高溫烘烤後壓榨、加工製成，為茶褐色，帶有獨特的香氣。這種主要作為食用油使用，尤其中華料理所使用的芝麻油，是使用經200℃以上高溫烘烤的芝麻所製成。

另一種則是將未經烘焙的芝麻壓榨、加工製成，透明無香，但具有芝麻油特有的鮮味。稱為「太白芝麻油」或「生芝麻油」，雖然也可食用，但主要用來作為護髮或護膚用品等的溶劑。

除此之外，還有一種芝麻油，是提取自比白芝麻香氣更濃郁的黑芝麻，稱為「黑麻油」或「麻油」。

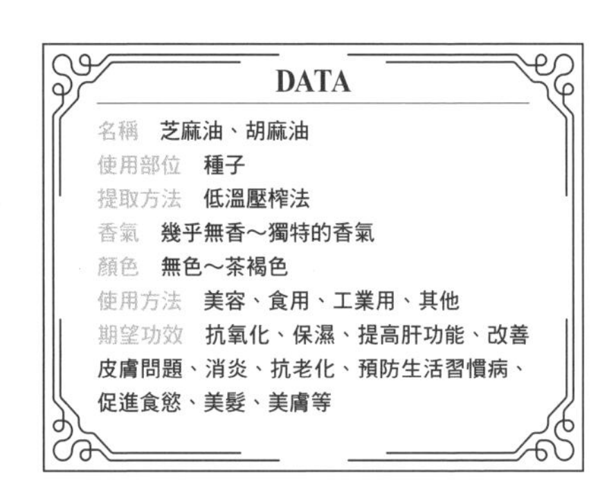

DATA

名稱　芝麻油、胡麻油
使用部位　種子
提取方法　低溫壓榨法
香氣　幾乎無香～獨特的香氣
顏色　無色～茶褐色
使用方法　美容、食用、工業用、其他
期望功效　抗氧化、保濕、提高肝功能、改善皮膚問題、消炎、抗老化、預防生活習慣病、促進食慾、美髮、美膚等

特徵

烘烤型的芝麻油為茶褐色，帶有芳香的風味，未經烘烤的類型則是透明無味，帶有獨特的鮮味。共同特徵是木酚素、芝麻素、芝麻林素、芝麻酚、芝麻林酚、維生素E等抗氧化成分含量豐富，延緩細胞老化的效果值得期待。此外，由於它的高抗氧化作用，也可添加於其他基底油中作為抗氧化劑使用。

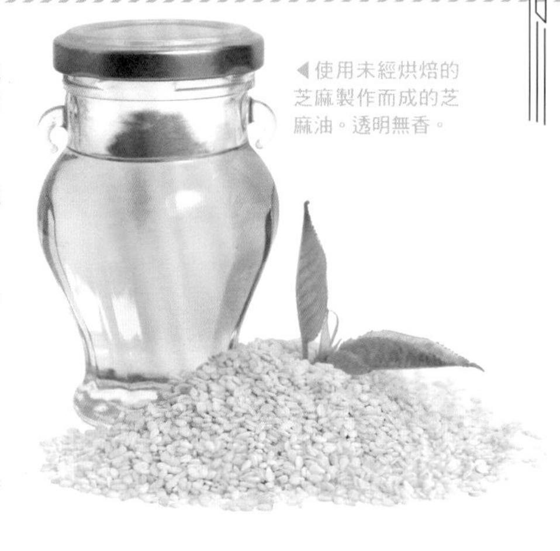

◀使用未經烘焙的芝麻製作而成的芝麻油。透明無香。

主要成分

・油酸　・亞麻油酸　・棕櫚酸
・硬脂酸　・維生素K　・維生素E　・膽鹼

功效

❁ 提高肝功能

芝麻素可去除肝臟的活性氧，有助於提高肝功能和防止宿醉。

❁ 改善髮質

抗氧化作用能防止頭皮老化、調整皮脂分泌量，養成健康的髮質。

❁ 抗老化

芝麻素可抑制壞膽固醇增加，防止血管老化，有助於預防生活習慣病、抗老化。

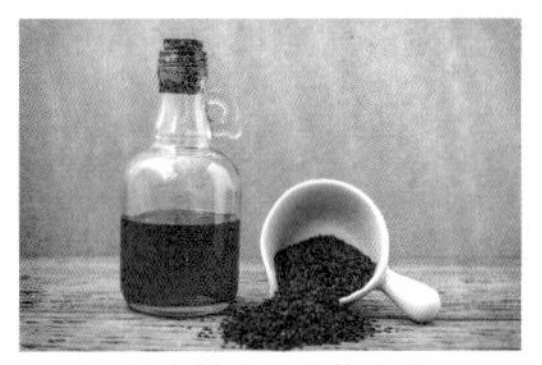

▲以黑芝麻製成的黑芝麻油。

使用方法

❁ 當成按摩油

芝麻油非常適合按摩，印度的傳統醫學「阿育吠陀」也有使用。取適量未烘焙型的芝麻油在手上，按摩臉部和身體，除了對肌膚有保濕、再生效果，防禦紫外線的效果也值得期待。使用於頭皮按摩的話，可預防白髮和掉髮。

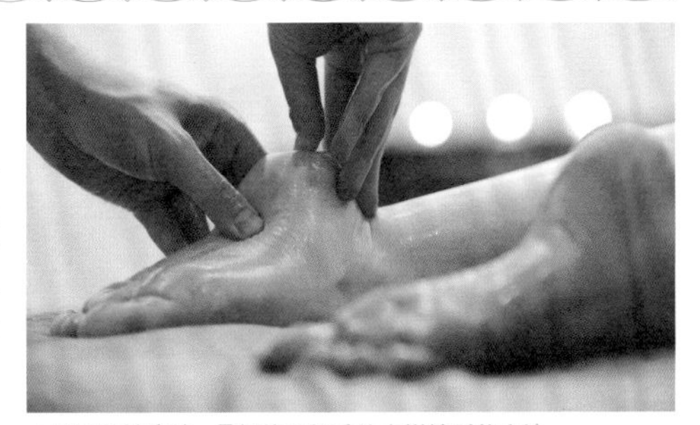

▲使用於按摩時，最好使用無香的未烘焙型芝麻油。

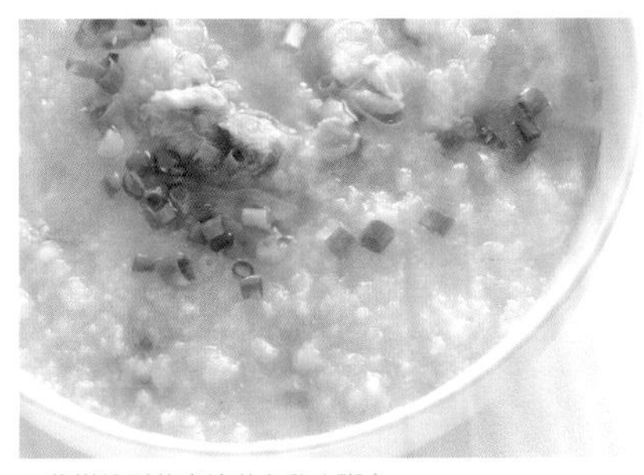

▲將烘焙型芝麻油淋在雞肉粥上。

❁ 為料理增添風味

建議因應目的分別使用，例如想發揮食材本身的風味時，就使用未烘焙型的芝麻油；想活用芝麻油的香味時，就使用烘焙型的芝麻油。使用於熱炒料理時，等食材炒完後再滴幾滴提味，可以保留芝麻油特有的香味，同時襯托料理的風味。此外，也很適合搭配生菜或生魚片、冷豆腐等生食，能更加凸顯芝麻油的芳醇和鮮味。

Rice Bran Oil

玄米油

非常適合油炸料理的日本國產油

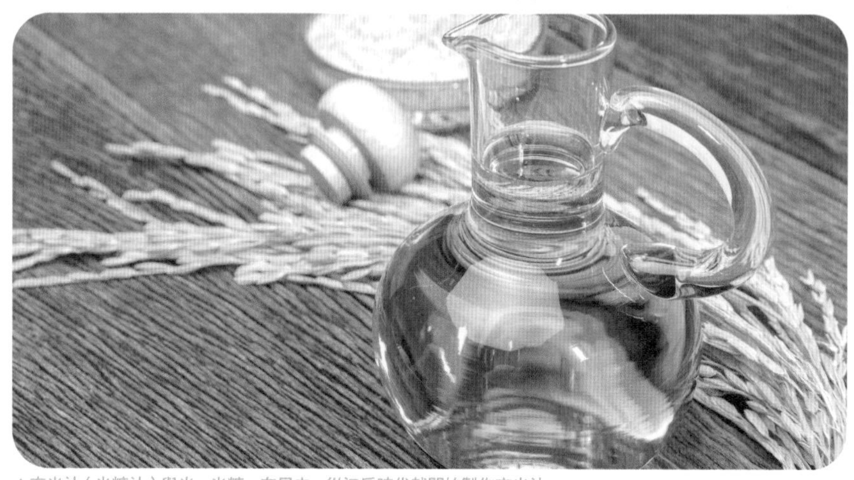

▲玄米油（米糠油）與米、米糠。在日本，從江戶時代就開始製作玄米油。

所謂的玄米油正如其名，是提取自米的油。由於是提取自糙米精製成白米的過程中所得的副產品，也就是外皮部分的「米糠」，因此亦稱為「米糠油」。是透過壓榨法或溶劑萃取法，提取出米糠中所含有的10～20%油分。在以米為主食的日本，是唯一一種原料幾乎由國產供應的植物油。

此外，因提取方法不同有以下的差異。以壓榨法提取的玄米油既安全且營養豐富，價格較高。相對的，以溶劑萃取法萃取的玄米油，雖然可快速大量生產、價格較為便宜，但營養素較少。

最大的特徵，是玄米油裡所含有的脂肪酸當中，油酸的比例相當高，由於具有抗氧化作用的成分含量高，因此即使加熱也不容易氧化。

基於這個原因，玄米油被廣泛使用作為點心製作用油，像是幾乎所有日本製造的洋芋片都是使用玄米油。此外，由於具有高抗氧化作用，近年來在健康和美容方面也受到矚目。

DATA

名稱　玄米油、米糠油、純米油、米油
使用部位　胚芽、米的外皮部分
提取方法　壓榨法、溶劑萃取法等
香氣　幾乎無香
顏色　淡黃色
使用方法　美容、食用、藥用
期望功效　抗氧化、降低膽固醇、緩和更年期障礙、緩和自律神經失調、消炎、保濕、美膚等

特徵

玄米油含有大量具抗氧化作用的成分，如油酸、α-生育酚、γ-谷維素、阿魏酸、生育三烯酚等，特徵是即使加熱也不容易氧化、耐儲存。而且它無臭無味，適合搭配各種食材，調理時不易因油煙而感覺身體不適，也非常清爽不油膩，非常適合用於烹調。

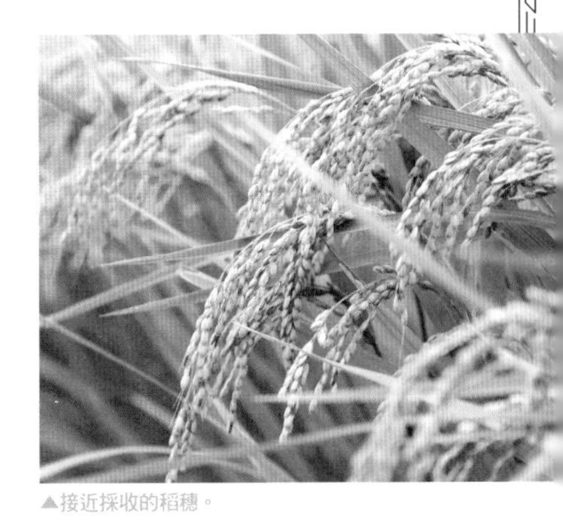

▲接近採收的稻穗。

主要成分

・油酸　・亞麻油酸　・棕櫚酸
・維生素E　・維生素K

功效

調整荷爾蒙

γ-谷維素作用於神經系統，調整荷爾蒙平衡的效果可期。

改善過敏症狀

γ-谷維素有助於改善因過敏引起的發癢或發炎症狀。

美膚、抗老化

生育三烯酚的抗氧化作用被認為是維生素E的40～60倍，可望抑制肌膚氧化，改善黑斑、皺紋、暗沉、毛孔等。

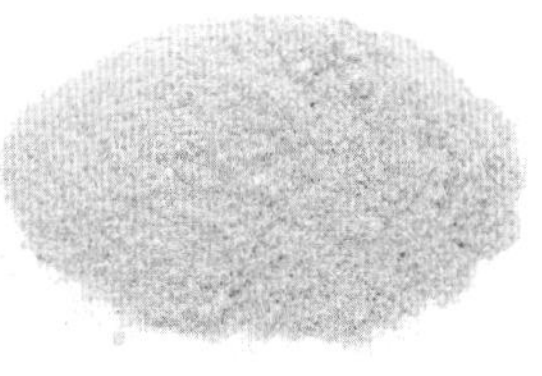

▲有各種用途的米糠。

使用方法

作為美容油

抗氧化作用效果可期的玄米油，作為美容油也非常優秀。取適量玄米油塗抹於洗臉後容易乾燥的肌膚，再進行化妝水等日常保養，有助於養成屏障功能高、保濕力佳的肌膚。此外，使用於秀髮時，能讓毛燥的頭髮變得潤澤柔順。

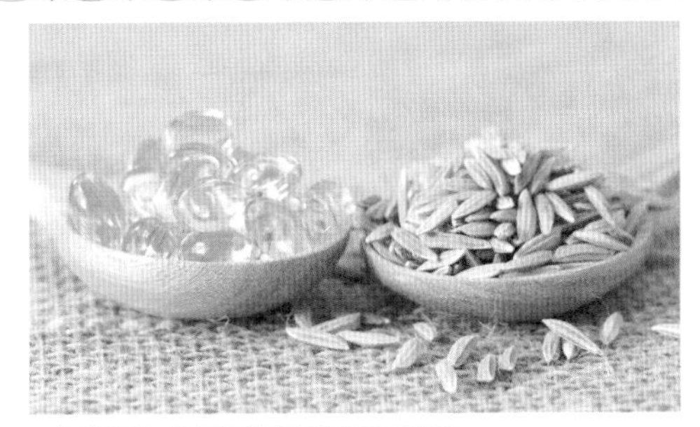

▲為了健康，作為營養補充品服用也不錯。

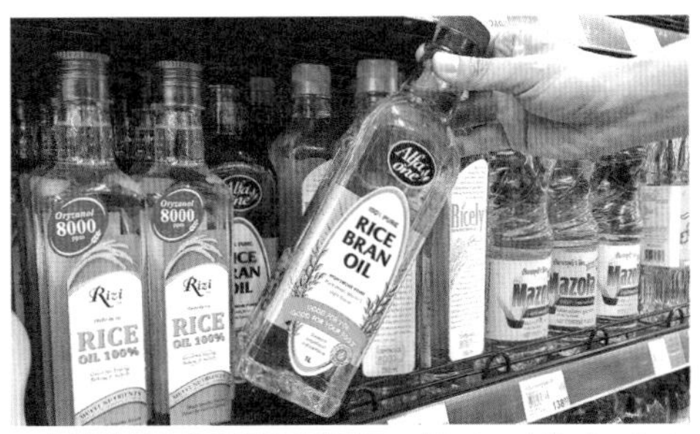

▲各種種類的商品應有盡有（Koy_Hipster ／ Shutterstock.com）。

用於油炸

基本上各種料理都能使用，但由於玄米油非常清爽不油膩，用來油炸的話，可以炸得很鬆脆。再加上脂肪酸非常均衡，不易起泡，口感也非常酥脆。除此之外，還具有各種優點，例如油炸時不易產生讓身體不適的「醉油症」，或是油炸後鍋子沾黏的油渣很少等。要將使用過的炸油回鍋再利用時，應保存於陰涼處，並以2～3次為限。

Corn Oil

玉米胚芽油

取自玉米胚芽，容易取得的油

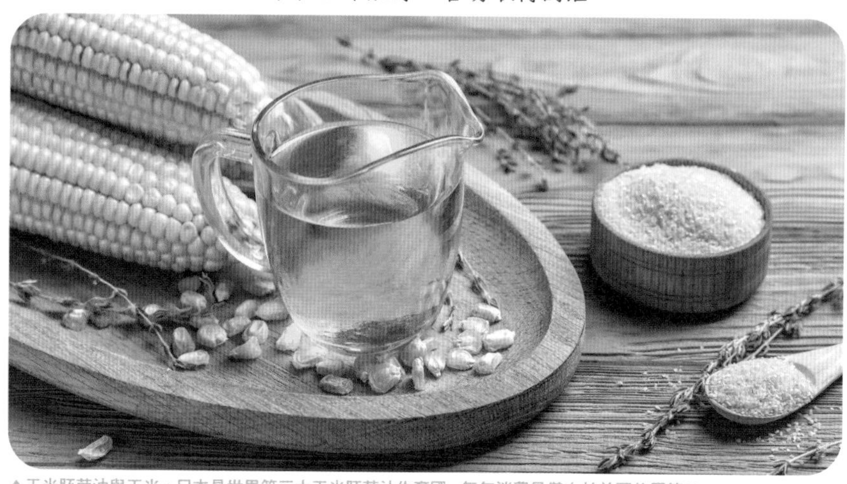

▲玉米胚芽油與玉米。日本是世界第三大玉米胚芽油生產國，每年消費量僅次於美國位居第二。

玉米原產自熱帶美洲，與小麥、米並列為世界三大穀物之一。早在西元前5000年左右以前，便已開始大規模栽培，後來由哥倫布傳至歐洲，進而普及至世界各地。玉米胚芽油的原料是將玉米製成玉米澱粉時所產生的副產品，也就是從玉米粒分離出來、含油量非常高的胚芽部分。

提取油分的方法有很多種，但主要是使用壓榨搭配萃取的「預榨萃取法」。先利用機械將玉米胚芽加壓、榨油，再加入溶劑來萃取剩餘的油分。接著使用離心式淨油機去除雜質後，進行脫色、脫臭等加工處理。

由於儲存的穩定性佳等特性，除了家庭用沙拉油，以及製造加工油、人造奶油、零食甜點等，於世界各地主要用來食用之外，品質良好的玉米胚芽油亦可直接使用於肌膚，因此也用於醫藥品相關用途，例如作為乳霜、軟膏的基劑或注射的溶劑等。

DATA

名稱　玉米胚芽油、玉米油
使用部位　胚芽
提取方法　預榨萃取法、低溫壓榨法等
香氣　幾乎無香
顏色　淡黃色
使用方法　食用、藥用、美容
期望功效　降低膽固醇、緩和皮膚疾病、調整神經系統、抗發炎、抗氧化、防止老化、預防骨質疏鬆症等

特徵

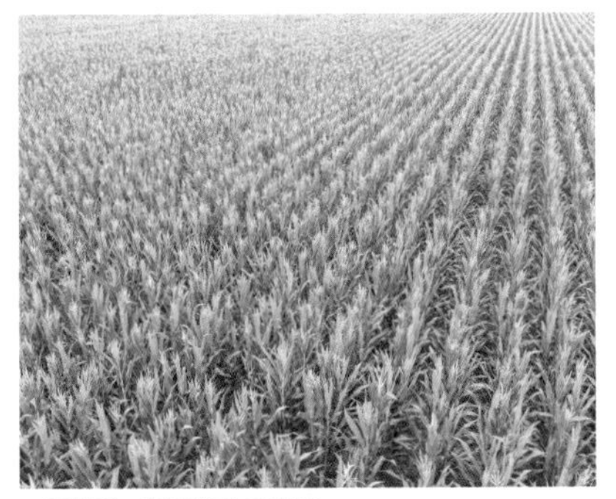

▲阿根廷一望無際的玉米田。

玉米油帶有來自玉米的微微芳香風味，非常適合用於烹調。而且在營養方面，不僅必需脂肪酸的亞麻油酸含有率高達50%，還含有豐富的維生素E，因此不容易氧化，在健康和美容上的效果值得期待。

然而，副作用是亞麻油酸攝取過量可能導致過敏症狀惡化，因此必須留意攝取量。除此之外，如果原料使用的是基因改造的玉米，經過高溫加熱，或者使用藥劑萃取油脂的話，都可能危害健康。基於這些原因，選擇玉米胚芽油時，應盡可能挑選使用非基因改造的玉米、並且以低溫壓榨法製成的優質產品。

主要成分

・亞麻油酸　・油酸　・棕櫚酸
・維生素E　・維生素K

功效

❁ 降低膽固醇

亞麻油酸可降低血膽固醇，預防動脈硬化的效果值得期待。

❁ 預防骨質疏鬆症

維生素K有助於骨骼生成，因此可望預防骨質疏鬆症。

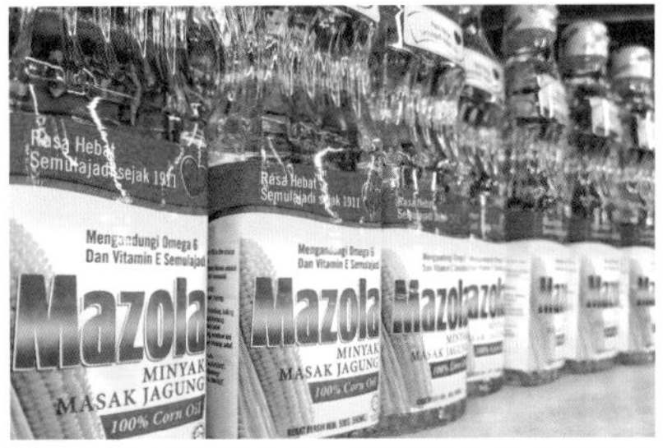

▲馬來西亞的超市內一字排開的玉米胚芽油（naimtastik／Shutterstock.com）。

❁ 抗氧化作用

由於含量豐富的維生素E的抗氧化作用，防止老化及預防生活習慣病的效果可期。

使用方法

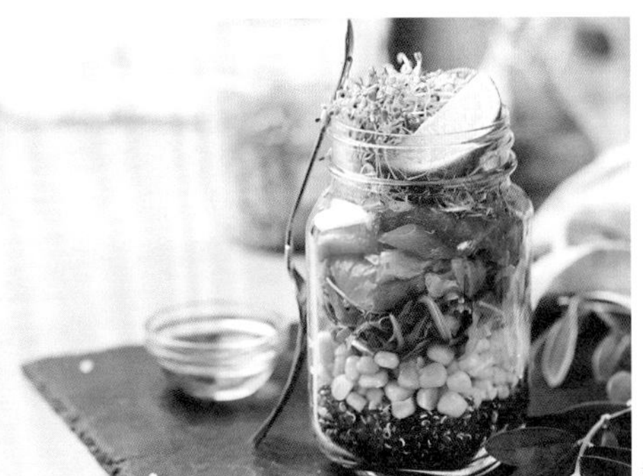

❁ 所有家庭料理

推薦活用玉米的微微芳香風味，直接作為沙拉醬或美乃滋的材料使用。此外，即使加熱也不容易氧化，油炸後麵衣相當酥脆，因此也適合油炸料理和製作天婦羅。不過，用於烹調時，應選擇以低溫壓榨法製成的產品，使用起來更加安心。

◀鮭魚、藜麥、苜蓿芽、西洋菜和玉米製成的梅森罐沙拉，淋上玉米胚芽油和萊姆汁健康滿分。

※應避免攝取過量。

Safflower Oil

紅花籽油

油酸豐富的「高油酸型」是主流

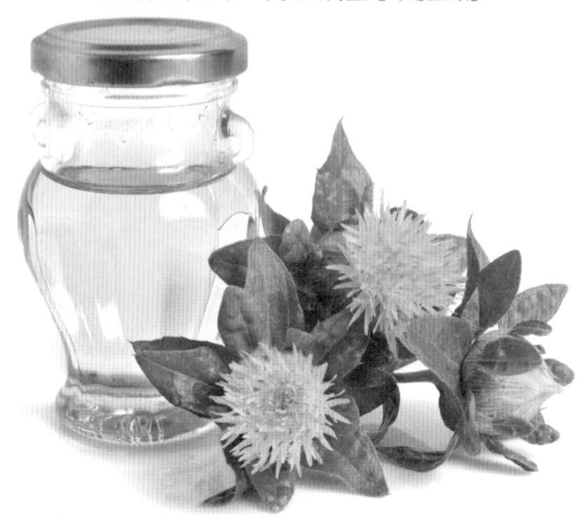

▲紅花籽油與紅花。乾燥的花瓣亦被當成具有促進血液循環作用的藥材使用。

紅花（safflower）是原產自衣索比亞的菊科植物。鮮豔的橙色花朵是它的特徵，在古埃及等地，自古以來就用它來染色或作為藥用。

紅花籽油是提取自紅花種子的油，在日本又稱為「紅花油」。主要作為食用，提取油脂的方法有使用藥劑的溶劑萃取法和壓榨法。

現今紅花籽油大致分為兩種。一種是脂肪酸成分當中亞麻油酸占80％的高亞麻油酸型，另一種是油酸占70～80％的高油酸型。以往前者是主流，但自從亞麻油酸攝取過量的弊病危險性被正視，經品種改良誕生的高油酸型需求增加，近來漸漸成為主流。

另外，紅花籽油屬於乾性油，在空氣中會慢慢氧化凝固，因此除了食用以外，也作為油畫的稀釋液使用；油畫使用的是容易凝固的高亞麻油酸型。

DATA

名稱　紅花籽油、紅花油
使用部位　種子
提取方法　低溫壓榨法、壓榨法、溶劑萃取法
香氣　幾乎無香
顏色　黃色～橙色
使用方法　食用、工業用、美容
期望功效　降低膽固醇、預防動脈硬化、改善腸道健康、抗氧化、改善便祕、美膚等

特徵

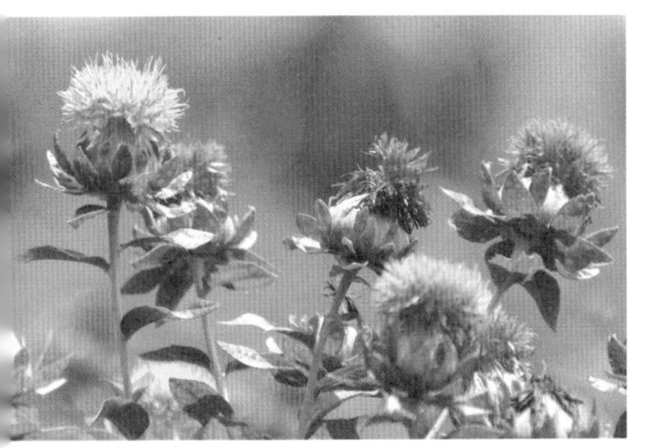

▲黃色～橙色的紅花。

兩種類型幾乎都沒有香氣或特殊味道，顏色為黃色～橙色。高亞麻油酸紅花籽油的特徵，是必需脂肪酸之一的亞麻油酸含量豐富這一點。適量攝取亞麻油酸的話，降低血膽固醇等良好的效果值得期待，不過也有一旦攝取過量，容易引起過敏症狀的弊病，因此必須留意攝取量。此外，也具有容易氧化、不耐加熱的特性。另一方面，高油酸型的特徵是油酸含量豐富、維生素E含量高，因此不易氧化，加熱調理也能使用，且健康效果更加可期。基於這些原因，作為食用油使用時，建議選擇高油酸型。尤其以低溫壓榨法提取的製品，使用起來更加安心。

主要成分

- 亞麻油酸
- 油酸
- 棕櫚酸
- 維生素E
- 維生素K

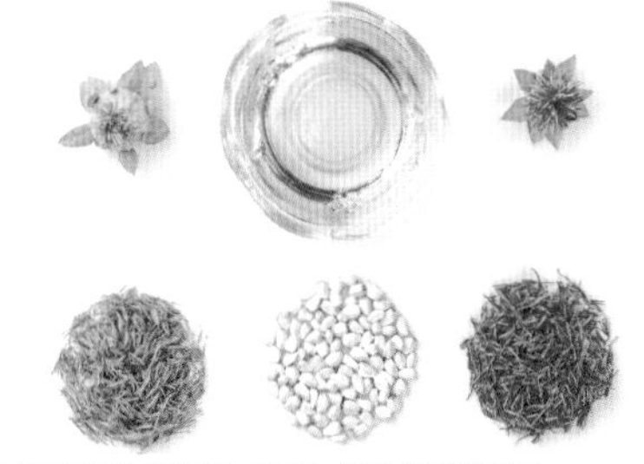

▲紅花籽油與紅花、花瓣、製油原料的種子。

功效

❁ 降低膽固醇

油酸及亞麻油酸可降低血膽固醇，使代謝正常化的效果可期。

❁ 抗老化

油酸的抗氧化作用可防止肌膚老化，維生素E可補給營養。

❁ 預防胃部不適及胃灼熱

油酸在胃中的滯留時間較長，可防止胃酸過度分泌，有助於預防胃部不適和胃灼熱。

使用方法

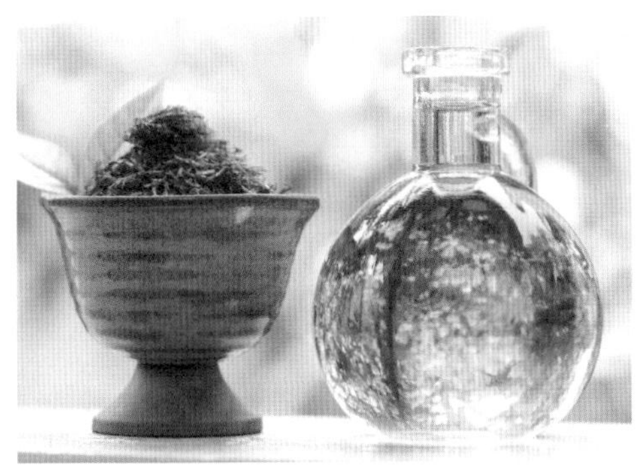

▲高油酸型質地清爽，容易被肌膚吸收。

❁ 所有家庭料理

高油酸型紅花籽油特徵是風味清爽、沒有特殊氣味，因此推薦使用於可發揮食材風味的沙拉醬或醃醬等生食。也很耐熱，可以使用於熱炒或油炸料理等，用途廣泛又方便。

❁ 作為身體護膚油

高油酸型紅花籽油也推薦作為身體護膚油。洗完澡後直接塗抹於感覺乾燥的部位，油酸和維生素E可為肌膚保濕，預防乾燥的效果可期。

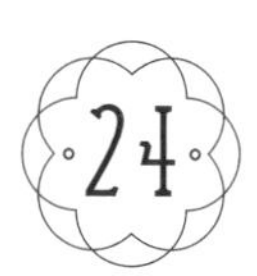

Sunflower Oil

葵花油

無味無臭、沒有特殊氣味，用途廣泛的油

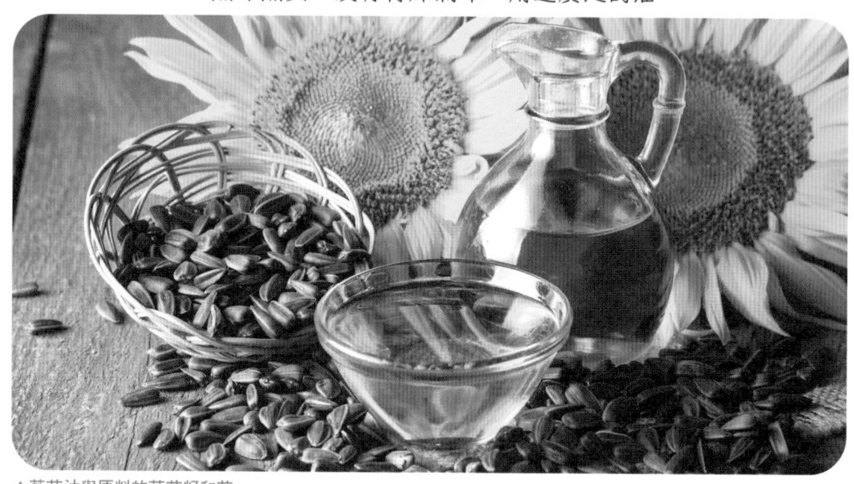

▲葵花油與原料的葵花籽和花。

向日葵原產自北美西部。在西元以前，美洲原住民就將高營養價值的種子作為重要的食物食用。

由向日葵種子提取的葵花油，特徵是含有豐富的不飽和脂肪酸。以往亞麻油酸占70～80%的高亞麻油酸葵花油是主流，但自從亞麻油酸攝取過量的弊病危險性被正視，和紅花籽油（請見P.58）一樣，經品種改良而誕生、油酸占40～60%的中油酸葵花油，以及油酸占80%的高油酸葵花油便逐漸成為主流。

此外，提取油分的方法有很多種，除了傳統的壓榨法以外，也使用可大量生產、以有機溶劑分離出油分的溶劑萃取法等。

葵花油現今主要用於食用，除了作為美乃滋以及沙拉醬、人造奶油的原料，美容方面以及作為生質柴油燃料的研究亦持續進行。

DATA

名稱　葵花油、葵花籽油
使用部位　種子
提取方法　低溫壓榨法、壓榨法、溶劑萃取法
香氣　幾乎無香
顏色　淡黃色
使用方法　食用、工業用、美容
期望功效　軟化皮膚、抗氧化、抗發炎、保濕、降低膽固醇、預防動脈硬化、改善便祕、美髮、美膚、防止老化等

特徵

不僅維生素E及礦物質等營養素含量豐富，且無臭無味，因此非常好用。只不過，高亞麻油酸葵花油攝取過量的話，可能引發過敏症狀。選擇耐加熱、不易氧化的高油酸葵花油，或是以低溫壓榨法提取的優質油品，使用起來會更加安心。

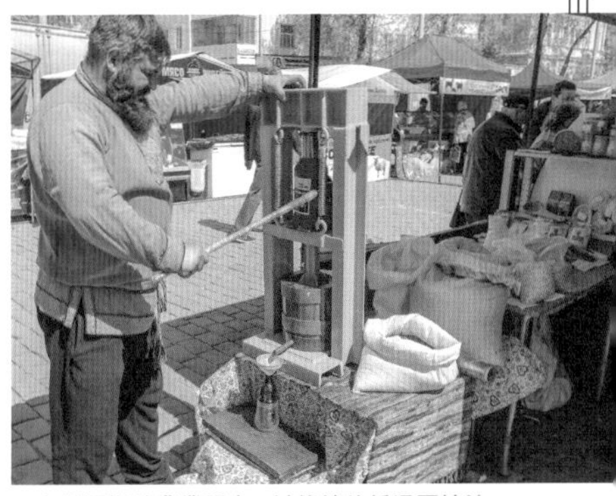

▲在俄羅斯的農業展上，以傳統的低溫壓榨法從葵花籽榨油的模樣（sergey lavrishchev／Shutterstock.com）。

主要成分

・油酸　・亞麻油酸　・硬脂酸
・棕櫚酸　・維生素E　・維生素K　・膽鹼

功效

美膚效果

維生素E不只能軟化皮膚、保濕，也可改善膚質。

美髮效果

可滋潤嚴重受損的頭髮，預防分岔及斷裂。

預防動脈硬化

油酸可讓血液變清澈，可望預防及改善生活習慣病或動脈硬化。

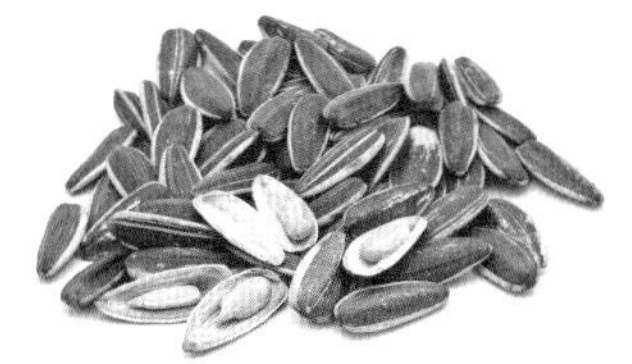

▲營養豐富的葵花籽。烘炒後也可以直接食用。

使用方法

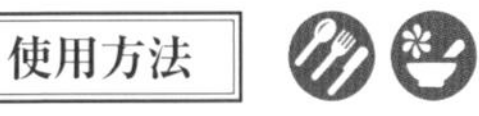

所有家庭料理

葵花油無臭無味、沒有特殊風味，基本上任何料理都很適合搭配。尤其高油酸型氧化穩定性佳，非常適合熱炒或油炸料理等加熱烹調。也可以當成沙拉醬或沾麵包等直接生吃。日常攝取有助於改善便祕和美膚。

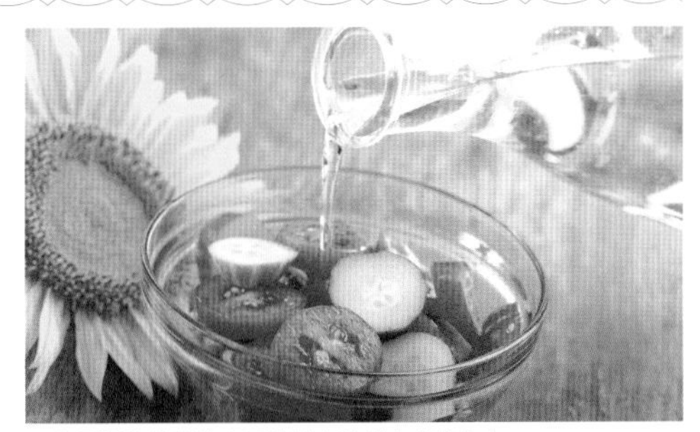

▲高品質的葵花油也可以淋在沙拉上直接生吃。

▲使用葵花油製成的肥皂或美容產品也相當多。

作為護髮油

有賦予秀髮光澤、保持秀髮健康的效果，因此也推薦作為護髮油使用。

製作手工皂

當成手工皂的材料時，建議選擇不容易氧化的高油酸葵花油。由於富含高抗氧化作用的維生素E，也非常適合抗老保養。

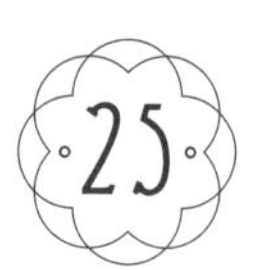

Shea Butter
乳油木果油

保濕力＆滲透力佳的珍貴油品

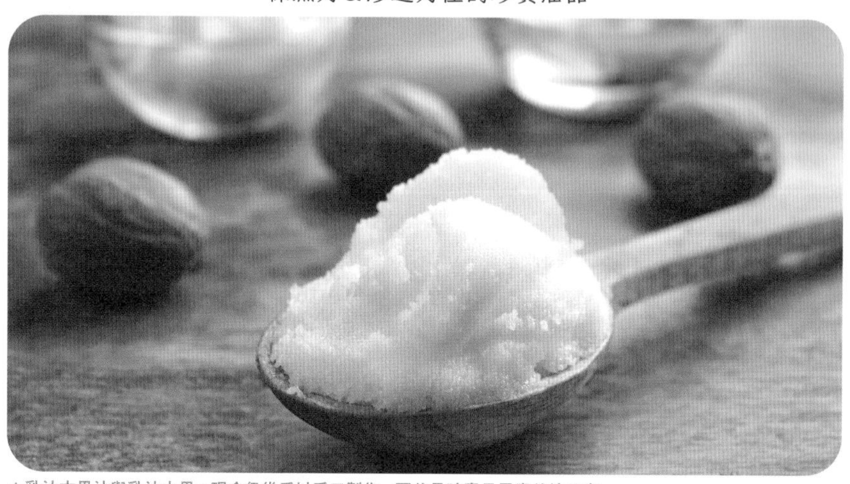

▲乳油木果油與乳油木果。現今仍幾乎以手工製作，因此是珍貴且昂貴的油品之一。

乳油木主要分布於迦納和奈及利亞等西非國家，為山欖科的常綠樹。它的壽命可達200年，但開花需要約20年，結果則需再等約20年，而且每3年才會結一次果實。

在當地被視為神聖的存在而備受珍惜，據說從接觸樹木到採收果實、製造及販賣乳油木果油，所有的工作只允許女性進行。也因此，乳油木果油的製造至今仍然是由當地女性以手工作業。

首先，從種子裡取出仁（胚），以木槌敲碎後進行烘烤，再將變成粗粒粉末狀的仁加以研磨，磨成糊狀後加水揉捏混合。當油脂乳化變白後加入冷水，油脂便會完全分離出來。之後再經過去除雜質等工程，才終於完成。

在當地自古以來就用於食用、燃料及治療傷口或燒燙傷。此外，相傳在迦納還有將乳油木果油塗抹在新生兒身上，以防禦紫外線的習慣。近年來它的高保濕力在世界廣受矚目，而被使用於化妝品等方面。

DATA

名稱　乳油木果油、乳木果油、乳油木果脂
使用部位　種子（仁）
提取方法　壓榨法
香氣　堅果般的香氣（未精製）、無味（精製）
顏色　乳白色（未精製）～白色（精製）
使用方法　美容、食用、藥用、工業用
期望功效　保濕、抗氧化、抗發炎、防止老化、軟化皮膚、美膚等

特徵

主要成分為油酸和硬脂酸，並富含天然維生素E的生育酚等營養素，因此保濕效果以及對肌膚的保護、再生效果可期。也非常不易氧化，在常溫下為固體，塗在皮膚上便會因體溫熔化而滲透，因此使用方便。除此之外，分為乳白色、帶有堅果般甘甜香的未精製乳油木果油，以及白色無味的精製乳油木果油。

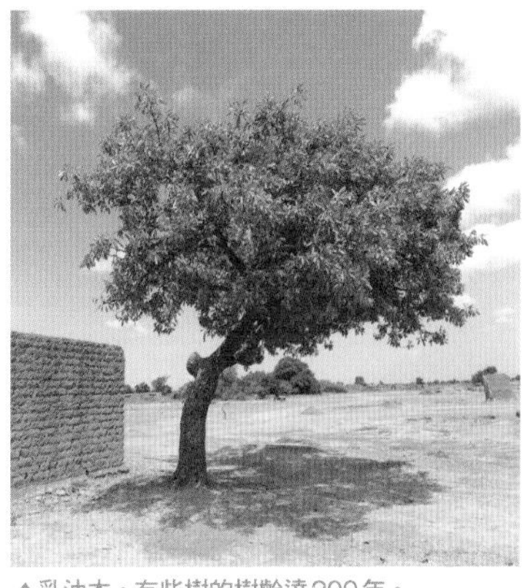

▲乳油木。有些樹的樹齡達200年。

主要成分

・油酸　・硬脂酸　・維生素E

功效

❖ 保濕效果

油酸的保濕效果有助肌膚鎖住水分、預防乾燥。

❖ 預防曬傷

除了預防曬傷，也可抑制因曬傷引起的發炎。

❖ 抗老化

具有抗氧化作用的硬脂酸及天然維生素E含量豐富，因此防止老化的效果可期。

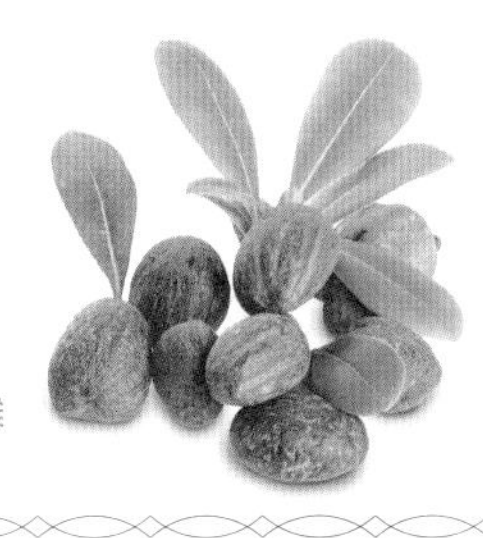

▶乳油木果（種子）。大小如雞蛋，非常堅硬。

使用方法

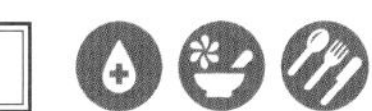

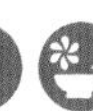

❖ 當成髮膜&髮蠟

洗髮前，在頭髮上塗抹乳油木果油，可修補因乾燥而受損的髮絲並保濕。或是於洗髮後，塗抹少量乳油木果油後再吹乾，也有保護頭髮不受熱風傷害的效果。此外，將乳油木果油當成髮蠟使用，能讓頭髮有光澤、變得柔順好梳理。

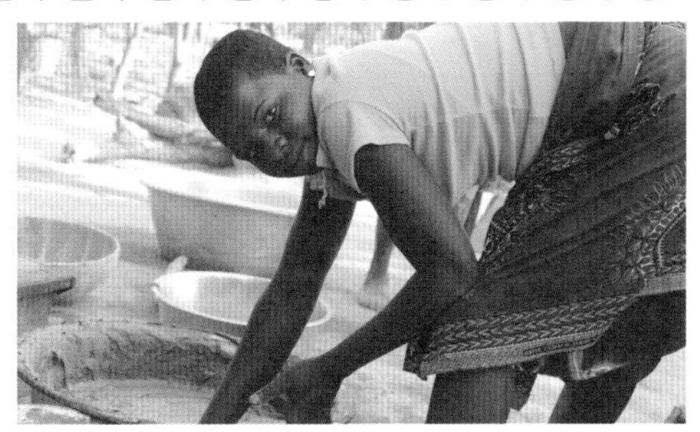

▲製作乳油木果油的女性（Cora Unk Photo／Shutterstock.com）。

▲乳油木果油、乳油木果油製成的乳霜和肥皂。

❖ 當成保濕乳霜

可以當成保濕乳霜用於全身。皮脂成分的油酸含量豐富，容易被皮膚吸收，尤其推薦給肌膚乾燥的人。

❖ 保養唇部

天然的乳油木果油即使入口也很安全，因此非常適合用於唇部保養。尤其在感覺乾燥時，塗上一層厚厚的乳木果油，再蓋上保鮮膜放置幾分鐘，嘴唇就會變得很滋潤。

Sea-buckthorn Oil

沙棘油

各種美容效果都值得期待的萬用美容油

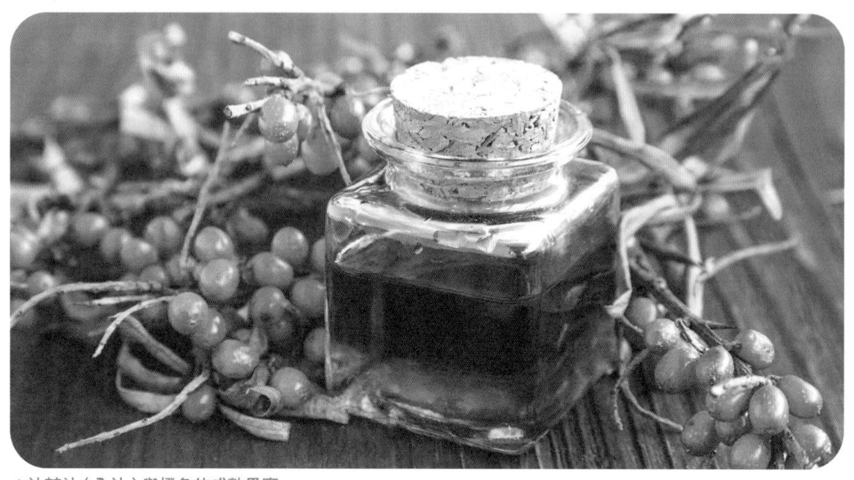

▲沙棘油（全油）與橙色的成熟果實。

沙棘是胡頹子科落葉灌木，分布於歐洲到歐亞大陸，範圍相當廣泛。也因此，有各式各樣的名稱，例如中文稱為「沙棘」，英文稱為「seaberry」，學名則為「Hippophae」。

沙棘生長在嚴峻的環境中，除了在中國被利用來綠化沙漠，芬蘭等地則將橙色的小顆果實加工成果醬和水果酒食用。此外，果實中含有豐富的維生素和礦物質，因此近年來被當成超級食物而備受矚目。

以植物油脂來說，不只果實罕見的含有5～8.5％油分，種子也含有12～16％油分。從兩者提取出來的油稱為「沙棘油」，但兩者的成分差異甚大，因此依照採油的部位分成沙棘果油、沙棘籽油及全沙棘油等3種。最大的特徵是有「天然保濕霜」之稱的Omega-7不飽和脂肪酸：棕櫚油酸含量豐富，具有高美容效果，因此也使用於化妝品。

DATA

名稱　沙棘油
使用部位　果實、種子
提取方法　低溫壓榨法
香氣　柑橘類的果香
顏色　淡橙色～橙色
使用方法　美容、藥用
期望功效　抗發炎、抗菌、抗氧化、解熱、降血壓、降低膽固醇、促進皮膚再生等

特徵

特徵是濃濃的橙色且帶有柑橘類的果香。植物油中很稀少的棕櫚油酸含量高，也含有豐富的生育酚、類胡蘿蔔素、維生素等營養素，因此美膚、抗老保養、改善皮膚問題等，在美容方面的效果尤其值得期待。

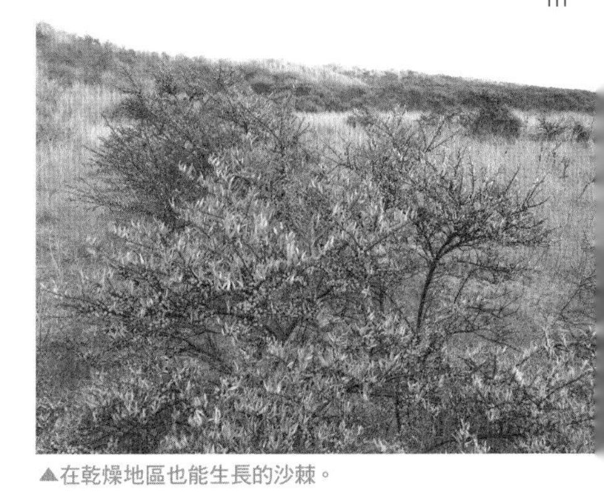

▲在乾燥地區也能生長的沙棘。

主要成分

・棕櫚油酸　・棕櫚酸　・油酸
・亞麻油酸　・α-次亞麻油酸　・維生素E
・維生素A　・類胡蘿蔔素

功效

▶也被稱作「seaberry」的沙棘果實。

❁ 美膚效果【沙棘果油】

果實油中尤其富含類胡蘿蔔素、生育酚，對於修補及保護肌膚的效果可期。

❁ 抗菌、皮膚再生效果【沙棘籽油】

由於種子油富含不飽和脂肪酸，故容易氧化，但抗菌及皮膚再生效果值得期待。

❁ 肌膚屏障效果【全沙棘油】

果實油和種子油兩者的特徵都具備的全油，尤其對保護肌膚不受紫外線等外界刺激的效果可期。

使用方法

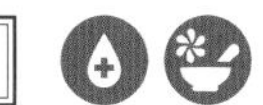

❁ 當成萬用美容油

沙棘油尤其在各種美容上的效果可期。在抗老化方面，除了有延緩肌膚老化、改善皺紋及促進肌膚再生的功效，也有助於改善痤瘡、濕疹、粉刺等肌膚問題。對於乾性肌膚或敏感性肌膚，不只能保濕、使肌膚光滑，也具有防禦紫外線的效果。因此，當成一瓶具有各種功效的萬用美容油常備著，非常方便。

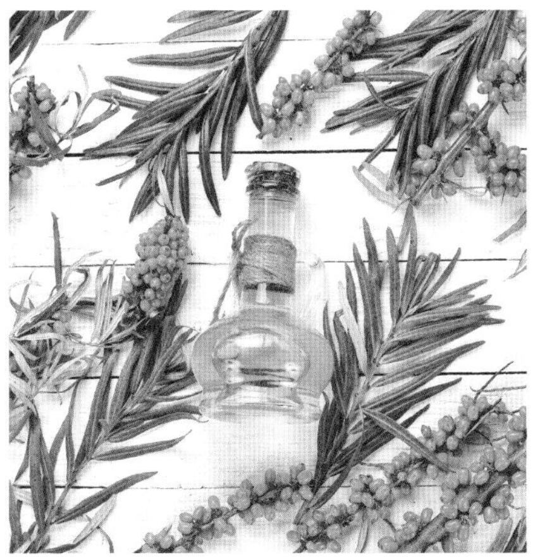

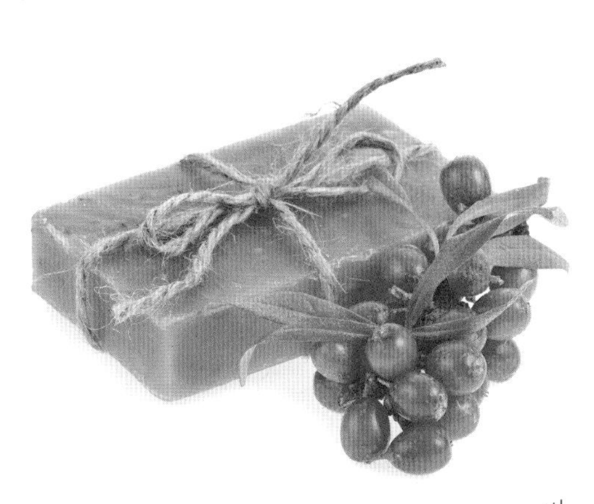

【左】沙棘油（種子油）。和果實油及全油比起來顏色較淺。【右】添加沙棘油製成的肥皂。溫和且具有抗菌作用，抑制痤瘡桿菌及毛囊蠕形蟲繁殖也效果可期。

St. John's Wort Oil

聖約翰草油

抗憂鬱效果可期的紅色油品

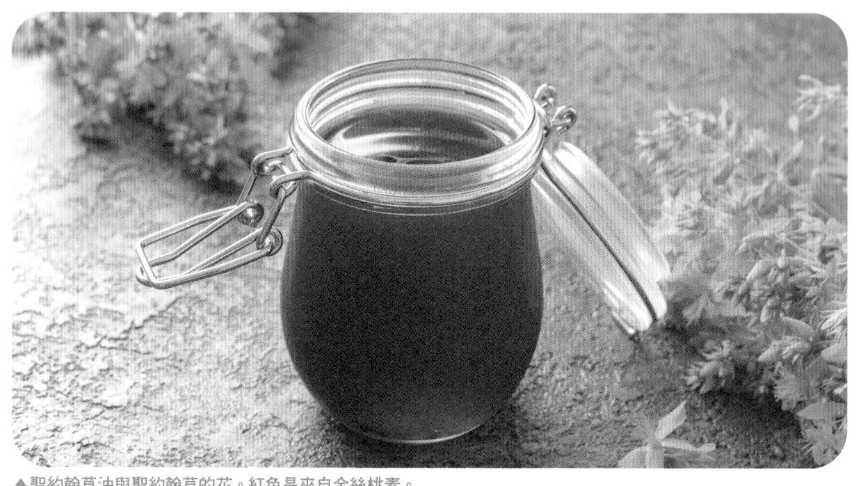

▲聖約翰草油與聖約翰草的花。紅色是來自金絲桃素。

原產自歐洲的聖約翰草（貫葉連翹），是野生在歐洲的草原或空地等地方，隨處可見的多年生草本植物。以往採收花朵是在聖約翰日6月24日左右，因而得名。除了自古希臘時代以來，就作為止痛、治療傷口和燒燙傷的藥草使用以外，在中世紀的歐洲還將它當成驅魔的護身符。

聖約翰草的葉子和花有黑色的油腺（分泌油脂的腺體），可以透過蒸氣蒸餾法從中提取精油。由於採油率低而昂貴，故市面上流通量很少。

現在廣為流通的聖約翰草油，是將花和花苞浸泡在橄欖油等植物油裡，在照射陽光之後過濾而成的浸泡油（infused oil），用於美容和藥用。

特別是聖約翰草所含有的金絲桃素和貫葉金絲桃素等成分，能有效幫助血清素的分泌量正常化，近年來作為抗憂鬱劑的效果備受矚目，例如在德國等地會開立聖約翰草的處方給輕度憂鬱症患者。

DATA

名稱　聖約翰草油、金絲桃油
使用部位　花、葉
提取方法　浸泡法
香氣　強烈的香草味
顏色　琥珀色～淡紅色
使用方法　美容、藥用
期望功效　軟化皮膚、抗菌、殺菌、消炎、抗憂鬱、鎮靜、止痛、利尿、抗發炎、調整荷爾蒙平衡等

特徵

特徵是受到花朵裡所含有的金絲桃素影響，浸泡油呈現琥珀色～紅色，並具有濃郁沉穩的香草香。尤其貫葉金絲桃素及金絲桃素的抗憂鬱作用效果可期。刺激性低，各種膚質都可以使用，尤其可有效改善油性肌膚及敏感肌膚。

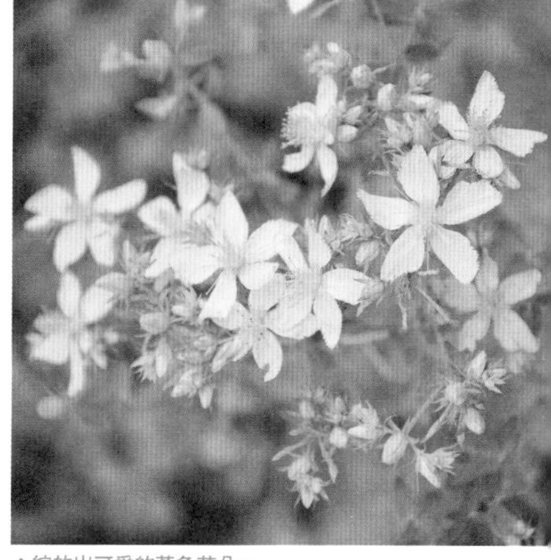

▲綻放出可愛的黃色花朵。

主要成分

※脂肪酸是來自基底油。

・類黃酮　・酚酸
・金絲桃素　・貫葉金絲桃素

功效

緩和PMS（經前症候群）、更年期障礙

除了β-石竹烯可緩解女性荷爾蒙波動所引起的焦慮症狀，有助於緩解PMS（經前症候群）症狀，大根香葉烯D的通經作用，對於緩解更年期症狀亦效果可期。

抗憂鬱作用

金絲桃素和貫葉金絲桃素對於改善、鎮靜焦慮及壓力的效果可期。

使用方法

當成按摩油

由於聖約翰草所含有的金絲桃素也具有止痛效果，當成按摩油使用的話，緩和肩膀僵硬以及腰痛、關節痛、生理痛等症狀的效果可期。雖然也可以單獨使用，但建議以整體按摩油5～20%左右的量，混合其他基底油使用。

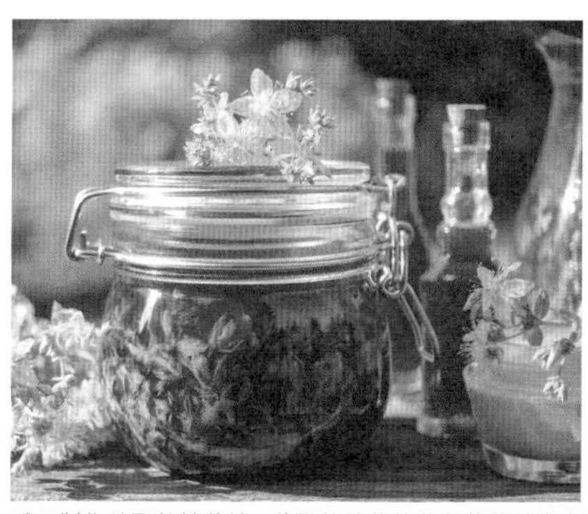
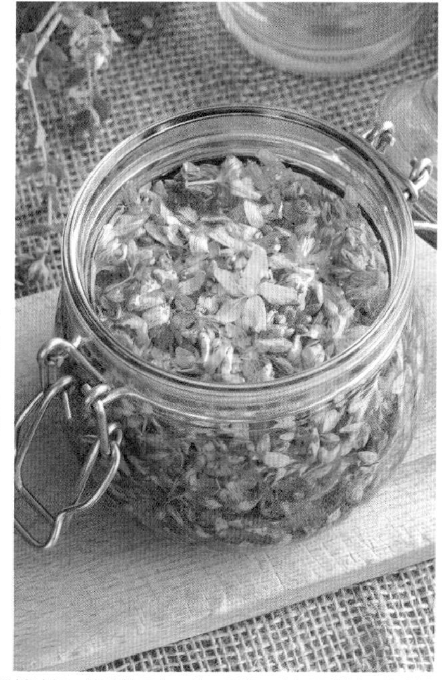

手工製作的聖約翰草油。將聖約翰草的花與花苞浸泡在橄欖油裡，放置於日光下約4星期，並偶爾攪拌。等油被染成紅色後再加以過濾就完成了。

※懷孕中、哺乳中應避免使用。　※由於可能引起光毒性，直接使用於皮膚後應避免照射紫外線。
※有慢性疾病或正在服用藥物的人應避免使用，或諮詢固定看診的醫師。

28 Soybean Oil
大豆油

產量榮登世界第二的庶民派油品

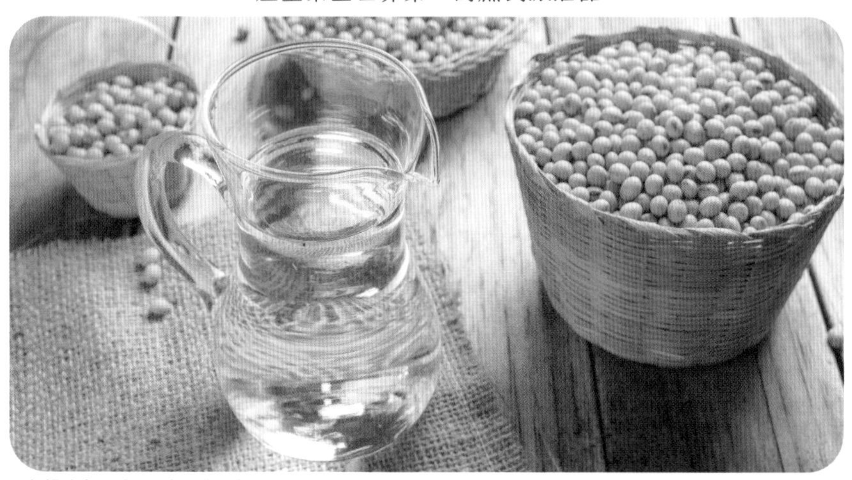

▲乾燥的大豆種子與大豆油。大豆的需求有87%是大豆油。主要生產國為中國、美國及巴西等。

日本料理中不可或缺的大豆（黃豆），不只5000年前在原產地中國就已開始栽種，在日本，繩文時代可能也已經存在。而在歐洲，到19世紀後半為止幾乎沒有利用，但由於它是植物當中蛋白質含量唯一能和肉類匹敵的，因此近年來在健康取向的風潮帶動之下，被視為神奇食物而備受世界矚目。

大豆油是從完全成熟的大豆種子中提取的油，在全世界生產的植物油當中僅次於棕櫚油（P.80）為第二多。由於價格便宜且特殊氣味少，除了作為沙拉油或美乃滋、人造奶油的原料等，主要用於食用之外，也利用於化妝品以及墨水、燃料等。

採油方法自古以來是用低溫壓榨法，不過這個方法的缺點是種子的含油量低，僅有17～20%，採油率差，所以近年來高溫壓榨法和溶劑萃取法成為主流。然而這些方法會產生有健康疑慮的反式脂肪酸，因此如果想更安心使用，最好選擇以低溫壓榨法提取的高品質製品。

DATA

名稱　大豆油、黃豆油
使用部位　種子
提取方法　低溫壓榨法、高溫壓榨法、溶劑萃取法
香氣　幾乎無香
顏色　淡黃色
使用方法　食用、美容、工業用等
期望功效　軟化皮膚、保濕、抗發炎、防止老化、降低膽固醇、抗氧化、預防動脈硬化等

特徵

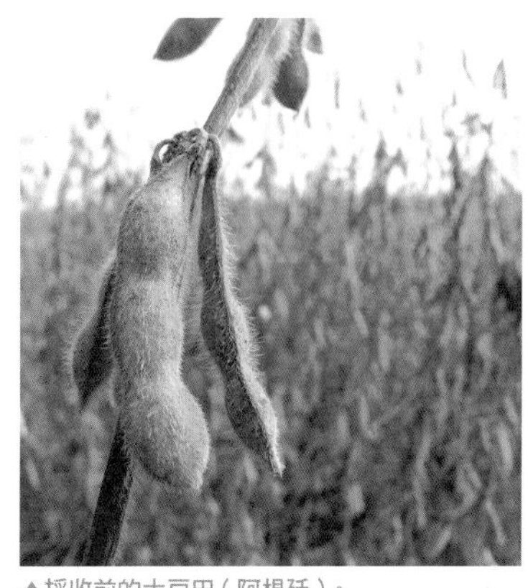

▲採收前的大豆田（阿根廷）。

特徵是不含膽固醇、富含卵磷脂（蛋黃等食物中也含有的一種磷脂質），飽和性脂肪酸含量低，因此可有效降低膽固醇及防止動脈硬化。此外，由於幾乎無色無味，是適合搭配任何食材的方便油品。不過有些產品的原料是使用基因改造的大豆，需留意。

主要成分

・亞麻油酸　・油酸　・棕櫚酸
・次亞麻油酸　・卵磷脂　・維生素E　・維生素K

功效

美膚效果

不僅能滲透至角質層、軟化肌膚，高保濕效果也值得期待。

預防生活習慣病

油酸可降低壞膽固醇，有助於預防生活習慣病。

抗老化

亞麻油酸能促進肌膚再生，構成細胞膜的卵磷脂也有助改善肌膚彈性，淡化黑斑、皺紋。

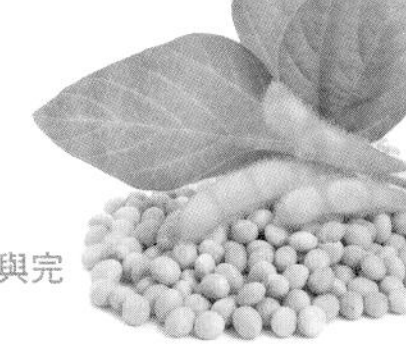

▶未成熟的種子——毛豆與完全成熟的大豆。

使用方法

當成豆類的沙拉醬

大豆油具有獨特的鮮味和芳醇，和任何料理都很搭，能襯托食材的風味。不過由於不耐長時間加熱，比起油炸或熱炒，更推薦當成沙拉醬等，使用於生食。尤其與豆類更是絕配，和豆苗、豆芽菜、毛豆拌一拌，再淋上醬油就非常美味。只不過，大豆油相較於其他植物油劣化得快，應盡可能選用新鮮的產品，並盡快使用完畢。

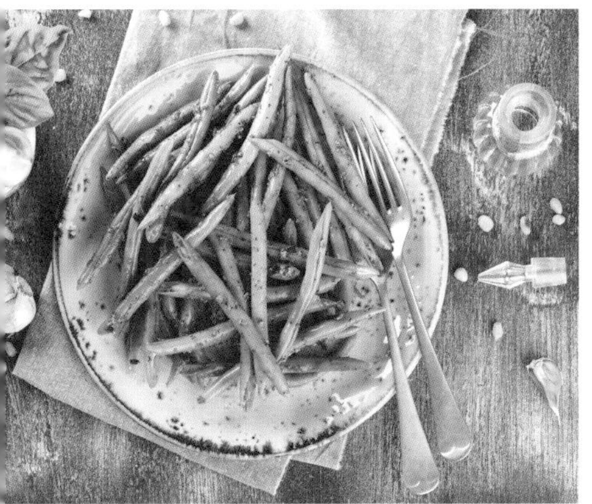

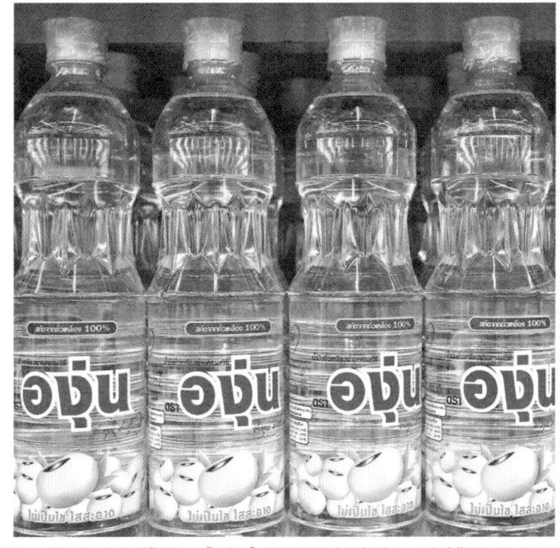

【左】把大蒜、羅勒、松子和大豆油磨成醬，拌水煮四季豆，就成了青醬風。【右】泰國的超市內一字排開的大豆油（Hoowy ／ Shutterstock.com）。

※大豆過敏的人使用時需留意。

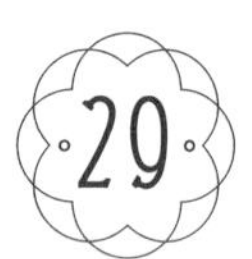

29 Chia Seed Oil

奇亞籽油

取自超級食物的營養滿分油品

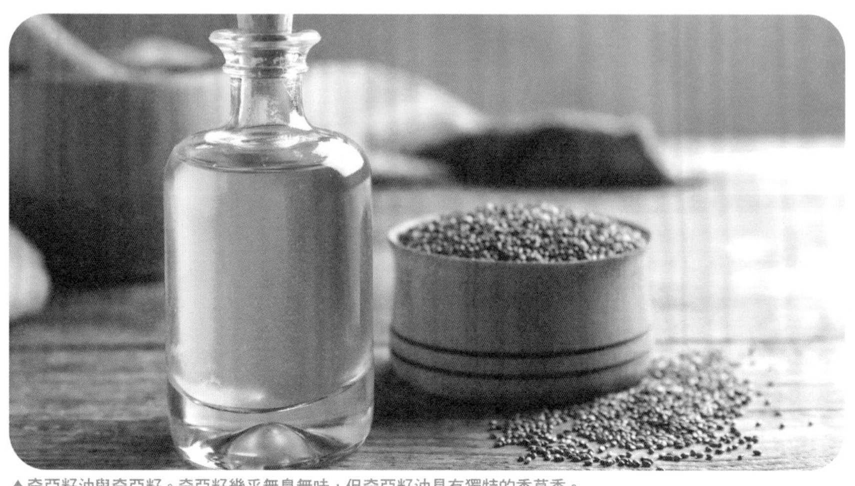

▲奇亞籽油與奇亞籽。奇亞籽幾乎無臭無味，但奇亞籽油具有獨特的香草香。

奇亞是原產於中美洲的唇形科植物。種子稱為「奇亞籽」，分為黑色種子的「黑奇亞籽」和白色種子的「白奇亞籽」等兩種。以高營養價值著稱，在原產地自古以來就作為營養來源食用。

奇亞籽的特徵是形狀如直徑約1公釐的芝麻，但一旦泡水就會膨脹變大，變成像粉圓般無色透明的凝膠結塊（黑奇亞籽會膨脹成10倍，白奇亞籽會膨脹成14倍）。

凝膠狀的部分含有食物纖維、幾乎無臭無味，添加在料理中也很方便，再加上咀嚼會獲得飽足感。也因此，近年來被視為超級食物之一而備受矚目，尤其是作為瘦身食品相當受歡迎。

取自奇亞籽的奇亞籽油，是以低溫壓榨法、不加熱僅加壓榨取而來，因此以不飽和脂肪酸的α-次亞麻油酸為首，胺基酸、維生素、礦物質等含量豐富，被利用於美容及食用。

DATA

名稱　奇亞籽油
使用部位　種子
提取方法　低溫壓榨法
香氣　獨特的香草味
顏色　黃色
使用方法　美容、食用
期望功效　抗發炎、保濕、防止老化、美膚、降低膽固醇、抗過敏、瘦身、預防動脈硬化、促進血液循環等

特徵

最大的特徵是含有約60%的不飽和脂肪酸・α-次亞麻油酸，胺基酸及維生素E等營養素也非常豐富。只不過，不飽和脂肪酸約占90%，非常容易氧化，因此基本上必須置於冰箱冷藏。帶有香草般的天然香氣以及略微獨特的風味，但觸感相當清爽。

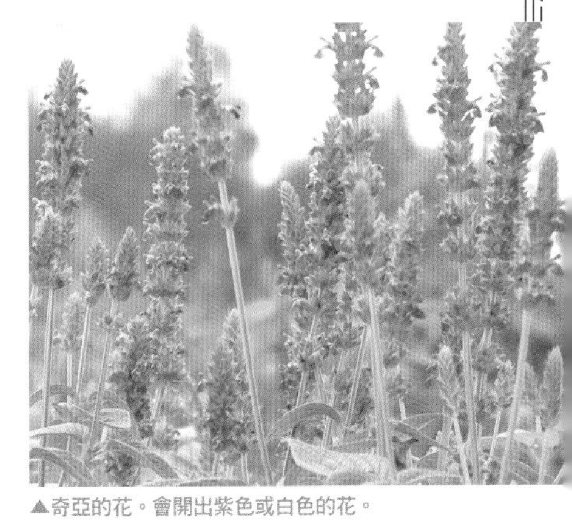
▲奇亞的花。會開出紫色或白色的花。

主要成分

・α-次亞麻油酸　・亞麻油酸　・油酸
・棕櫚酸　・維生素E

功效

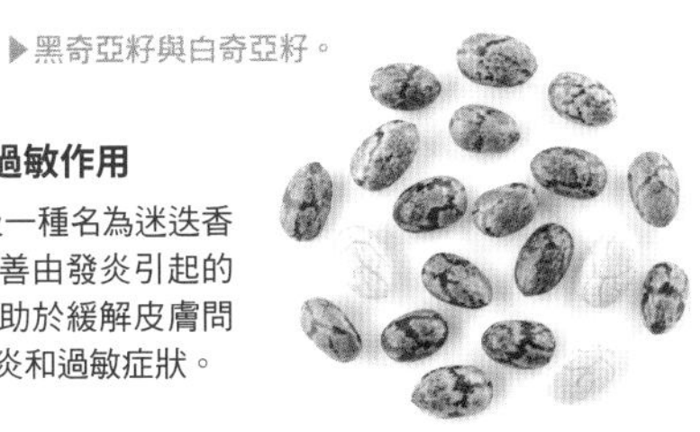
▶黑奇亞籽與白奇亞籽。

抗老化

α-次亞麻油酸可促進肌膚代謝，有助於膠原蛋白和玻尿酸的生成。

瘦身效果

Omega-3脂肪酸能降低膽固醇及三酸甘油酯、提高代謝。

抗發炎、抗過敏作用

α-次亞麻油酸及一種名為迷迭香酸的多酚，能改善由發炎引起的身體不適，並有助於緩解皮膚問題、異位性皮膚炎和過敏症狀。

使用方法

作為按摩油

清爽不黏膩，且容易被皮膚吸收，因此也推薦作為按摩油使用。雖然可以全身使用，但如果介意它獨特的氣味，混合其他油或乳霜的話會更容易使用。此外，由於非常容易氧化，建議開封後約1個月內使用完畢。

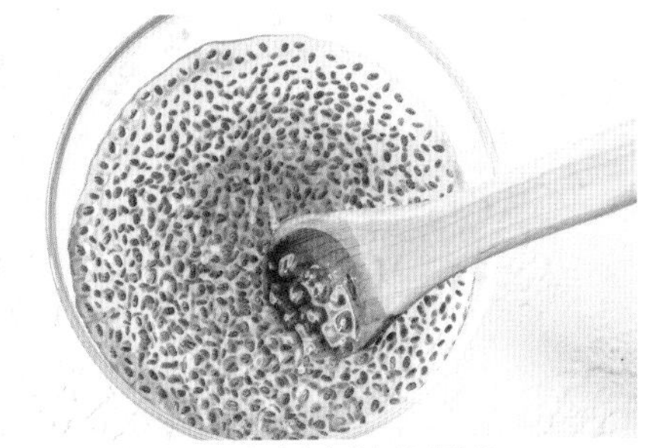
▲泡水後膨脹的奇亞籽。作為瘦身食物相當受歡迎。

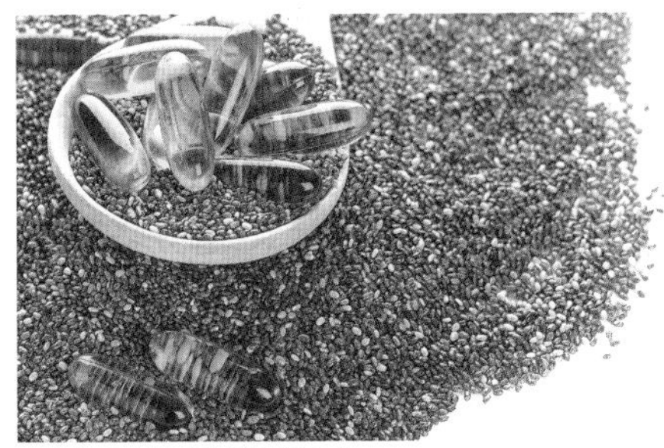
▲奇亞籽油製成的營養補充品。

當成「飲用油」

奇亞籽油含有大量的α-次亞麻油酸，因此最好生吃。直接飲用半小匙，即可攝取到一天所需的Omega-3脂肪酸。可以撒在優格或甜點上，但如果在意它獨特的氣味，可以加到湯、味噌湯或沙拉醬裡食用。此外，由於含有具有抗氧化作用的維生素E，故也可以短時間加熱。

Camellia Oil

山茶花油

非常適合護髮的日本傳統油

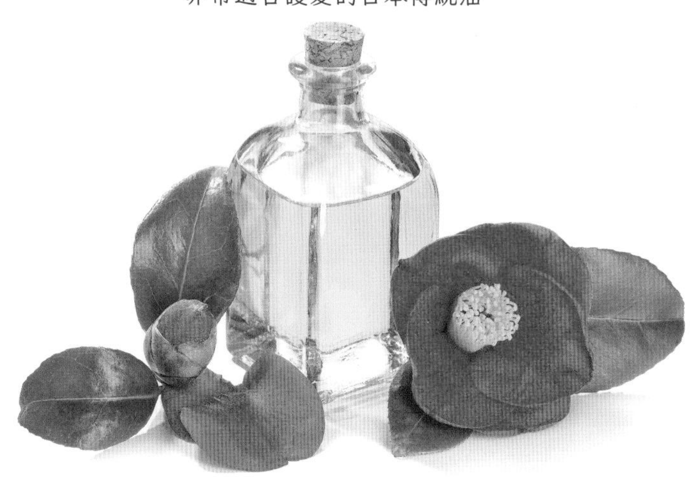

▲山茶花油與山茶花。在太平洋戰爭期間，也曾作為零式戰機的燃料。

山茶花是原產自日本的山茶科常綠樹。紅色的花朵自古以來就受到日本人的喜愛，在《萬葉集》中也曾登場。除了作為觀賞之用，也利用於盆栽、木材、木灰、木炭、藥用等各種用途。

所謂的山茶花油，是提取自山茶花種子的油，在奈良時代就已經當成高級食用油以及油燈等的燃料油使用。尤其江戶時代以來，當成為女性的黑髮增添光澤的髮油而備受喜愛，至今仍是非常受歡迎的頭髮用美容油。除此之外，在現代也廣泛應用於各種領域，例如作為藥用、塗料等的樹脂原料、日本刀的磨刀油，及木製品的拋光油等。

榨油方法除了將種子加壓以分離出液狀油分的低溫壓榨法，也使用可有效率大量榨油的溶劑萃取法。

此外，容易和山茶花油混為一談的「茶油」，是提取自油茶等山茶科山茶屬植物的油之總稱。

DATA

名稱　山茶花油
使用部位　種子
提取方法　低溫壓榨法、溶劑萃取法
香氣　幾乎無香
顏色　淡黃色
使用方法　食用、美容、藥用、工業用等
期望功效　軟化皮膚、抗發炎、抗氧化、保濕、殺菌、美髮、防禦紫外線、降低膽固醇等

特徵

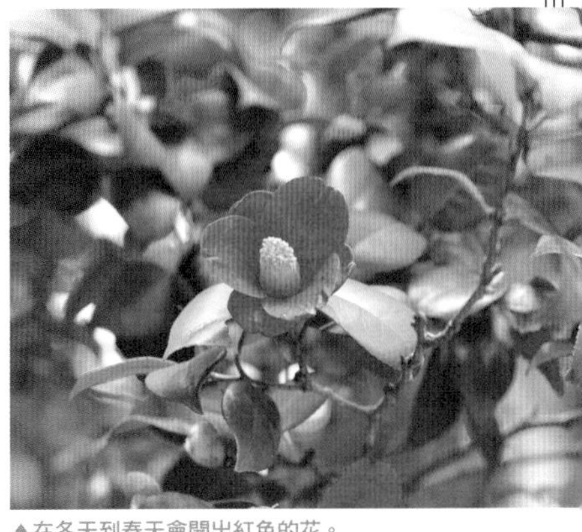
▲在冬天到春天會開出紅色的花。

幾乎無香、略帶黏性。最大的特徵是成分的85%都是油酸這一點，由於接近皮脂的成分，因此在美容上尤其效果可期。另外，由於油酸不容易氧化，故具有較其他油品更耐久儲存的優點。除此之外，和橄欖油等油品一樣屬於非乾性油，具有在空氣中不容易凝固的特性。

主要成分

·油酸　·棕櫚酸　·亞麻油酸
·硬脂酸　·維生素E

功效

保濕效果

油酸可為肌膚保濕並鎖住營養，使皮脂不易蒸發。

美髮效果

油酸可使秀髮強韌，並保護秀髮免於紫外線傷害。

軟化皮膚效果

油酸容易被皮膚吸收、有助於去除角質使肌膚再生正常化，因此軟化肌膚的潤膚效果值得期待。

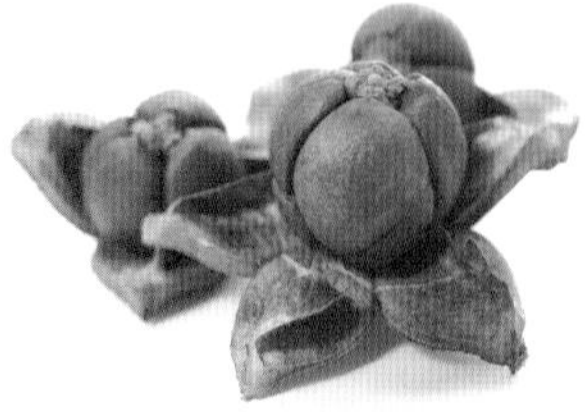
▲成熟的山茶花果實與種子。

使用方法

頭皮按摩

將山茶花油用來按摩頭皮，可以去除毛孔的汙垢、促進頭皮健康，進而養成強健的毛髮。洗髮前以適量的山茶花油按摩頭皮使之吸收後，放置5分鐘再以洗髮精洗乾淨即可。若是沒有沖洗乾淨可能造成反效果，需留意。

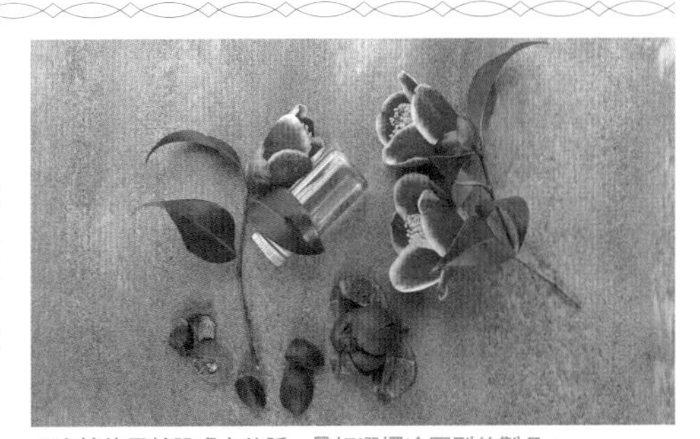
▲直接使用於肌膚上的話，最好選擇冷壓型的製品。

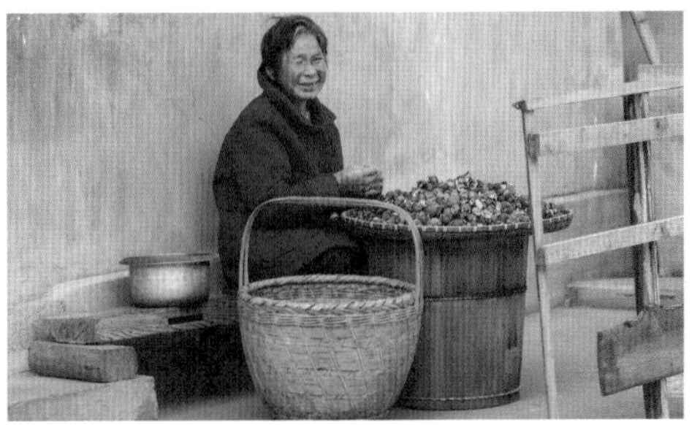
▲人工取出油茶種子以製作茶油的中國婦女（Elizaveta Kirina／Shutterstock.com）。

臉部按摩

也是皮脂成分的油酸非常容易被肌膚吸收，能抑制水分蒸發、滋潤肌膚。因此含有大量油酸的山茶油也推薦用於臉部按摩。每週約一次，於洗臉後以適量山茶花油按摩全臉，停留5～10分鐘後再用面紙擦掉、以洗面乳洗乾淨。也可以用來去除鼻頭粉刺。

Neem Oil
苦楝油

抗菌、抗發炎作用效果可期的萬用油

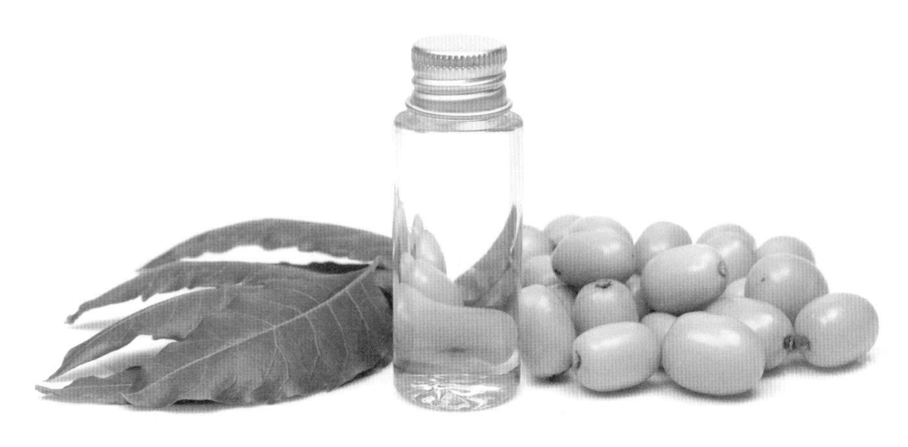

▲苦楝的果實與苦楝油。日文名稱為「印度苦楝」(印度栴檀)。

苦楝是原產自印度的常綠樹，會開出像檀香的白色花朵。在印度被尊崇為「神賜予的第一棵樹」，印度傳統醫學阿育吠陀中，自古以來就將它當成「最重要的植物」而使用至今。整棵樹都含有抗菌成分，因此食用葉子可預防消化器官發炎、咀嚼樹枝可當成牙刷、種子可作為抗菌肥皂等。由於非常萬用，故又被稱為「村裡的藥局」。

提取自種子和果實的苦楝油非常苦，不適合食用，因此多用來作為化妝品的原料。具高抗氧化作用的維生素E含量豐富，因此預防皺紋、鬆弛及改善暗沉的效果可期。高抗菌作用也有助於治療痤瘡和濕疹。

此外，苦楝油非常有名的是它的驅蟲效果。具殺蟲效果的主要成分「印楝素」對動物和人類無害，因此被視為無農藥栽培的害蟲防治對策而受到矚目。對於寵物的蟎蟲和跳蚤也很有效。不過使用原液的話可能引發不良反應，因此務必稀釋後再使用。

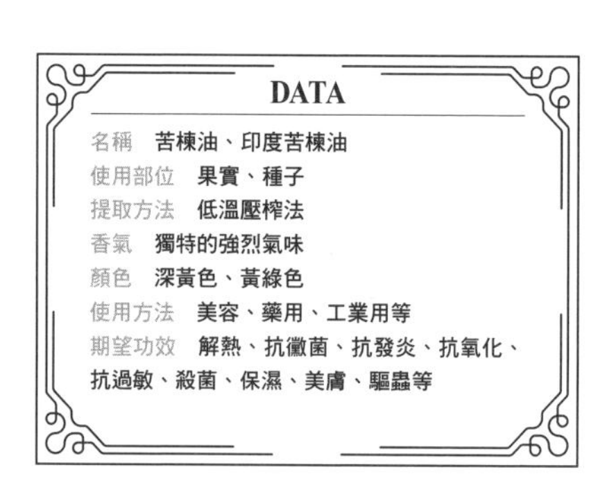

DATA

名稱　苦楝油、印度苦楝油
使用部位　果實、種子
提取方法　低溫壓榨法
香氣　獨特的強烈氣味
顏色　深黃色、黃綠色
使用方法　美容、藥用、工業用等
期望功效　解熱、抗黴菌、抗發炎、抗氧化、抗過敏、殺菌、保濕、美膚、驅蟲等

特徵

油酸和維生素E含量豐富，因此可抑制老化的原因——活性氧的產生，預防皺紋和鬆弛的效果可期。此外，種子所含有的印楝素有助於防蟲和驅除害蟲。具有獨特的氣味，因此建議混合其他油類使用。

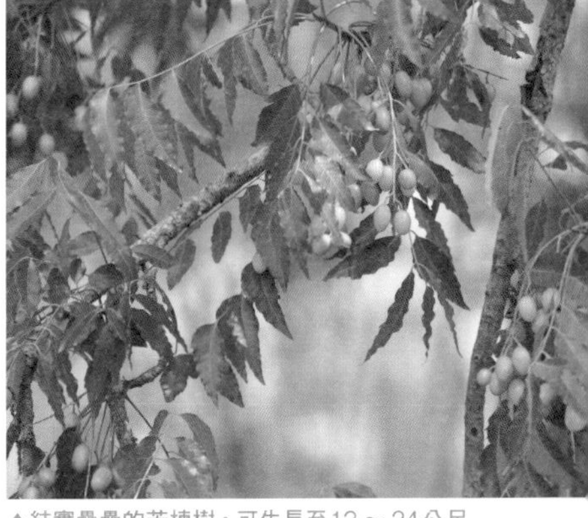

▲結實纍纍的苦楝樹。可生長至12～24公尺高。

主要成分

・油酸　・棕櫚酸　・亞麻油酸
・硬脂酸　・維生素E

功效

抗黴菌作用

苦楝所含有的gedunin和nimbidol對於預防黴菌感染非常有效。

抗發炎、抗過敏作用

苦楝的有效成分nimbin有助於緩和痤瘡等皮膚疾病的症狀。

美髮效果

可調整頭皮環境和狀態，進而防止頭皮屑、滋潤秀髮。此外，對於促進毛髮生長也效果可期。

▼新鮮的苦楝果實。成熟後會轉變為黃色。

使用方法

園藝驅蟲用

裝進噴霧瓶內加水稀釋，就能當成驅蟲噴霧。若是難以與水混合，可以添加少量洗衣精，洗衣精的界面活性劑能促進乳化，有助於混合。建議噴灑於葉子背面等害蟲容易聚集的地方。若同時使用壓榨苦楝油後剩餘的殘渣「苦楝餅」，更為有效。

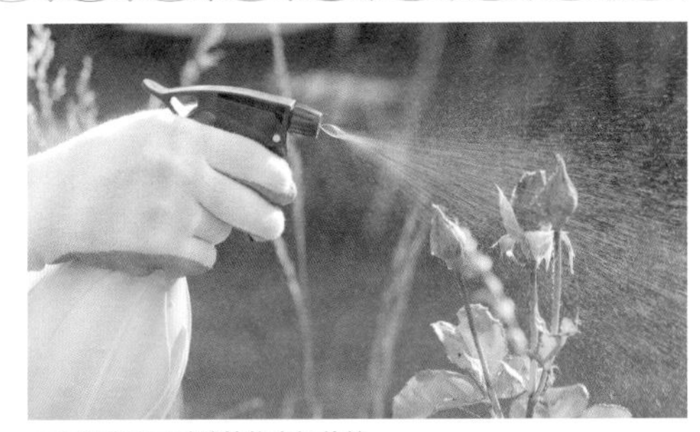

▲定期噴灑可以讓植物生氣蓬勃。

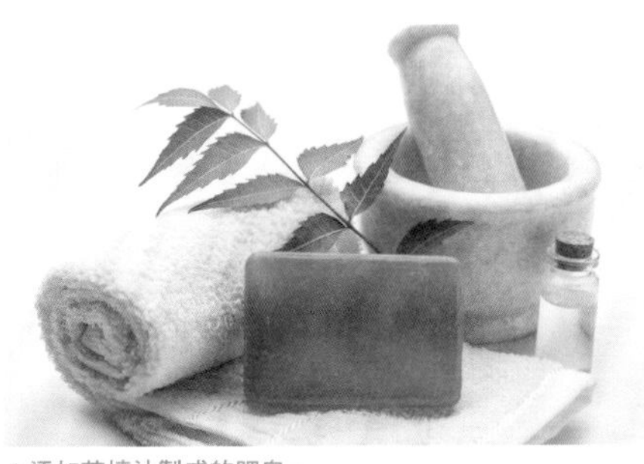

▲添加苦楝油製成的肥皂。

當成入浴劑

滴幾滴苦楝油泡澡，可以滋潤乾燥的肌膚。此外，也能有效改善手難以搆到的背部粉刺。只不過，泡澡後必須再沖澡洗乾淨。

做成肥皂

洗手、洗臉或洗身體，各種部位都能使用。能有效改善皮膚乾燥、異位性皮膚炎、痤瘡、濕疹、足癬等皮膚的疑難雜症。

Pine Nut Oil
松子油

藥效成分豐富、香氣濃郁的油品

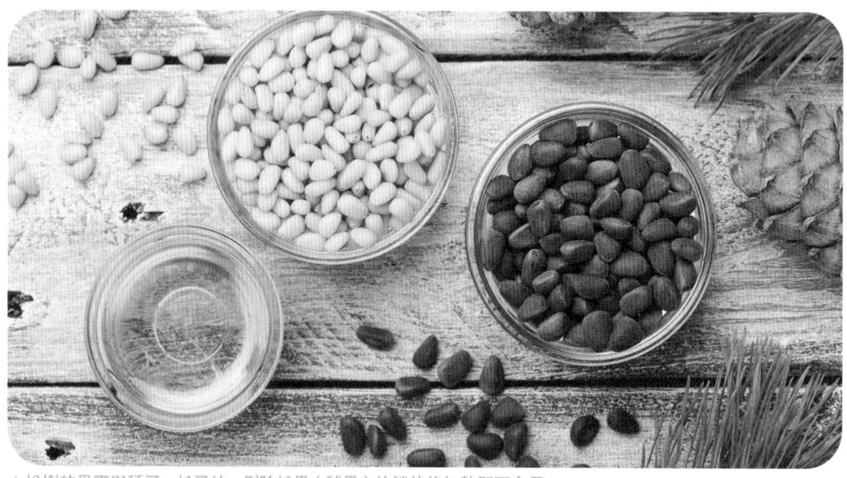

▲松樹的果實與種子、松子油。剝除松果（毬果）的鱗片後加熱即可食用。

松子是指野生於世界各地的松科植物種子的胚乳部分，世界上約有20種可食用的種子。由於含有豐富的蛋白質、脂質、維生素及礦物質等營養素，在東北亞、歐洲、中東、北美等地，自古以來就作為食用。尤其在中國，因它的藥效而有「海松子」、「松子仁」、「松子」等名稱，並當成中藥材使用至今。

從松子提取出的油就是松子油，主要是以低溫壓榨法榨油，用於食用。用來榨油的以屬於五葉松一種的「紅松」或「西伯利亞五葉松（西伯利亞紅松、西伯利亞雪松）」為主流，但即使同樣是松子油，性質和成分也可能因種類而異，這也是它的特徵。

除此之外，松子油中所含有的不飽和脂肪酸之一的松油酸，在植物油當中只有松子油含有，是極其稀有的脂肪酸，近年來的研究顯示它具有降低食慾的效果，於健康面也受到矚目。

DATA

名稱　松子油
使用部位　種子
提取方法　低溫壓榨法
香氣　溫和而濃郁的香氣
顏色　淡黃色
使用方法　食用、藥用、美容
期望功效　止咳、緩和呼吸系統疾病、止痛、解熱、抗發炎、止癢、改善血液循環、消除便祕、瘦身、預防生活習慣病等

特徵

淡黃色、帶有濃郁的香氣，容易氧化。是植物油當中，唯一含有松油酸這種不飽和脂肪酸的油，這也是它最大的特徵。尤其以西伯利亞五葉松（西伯利亞紅松、西伯利亞雪松）含量最多。即使同樣是松子油，性質可能因原料的松樹而有若干差異。

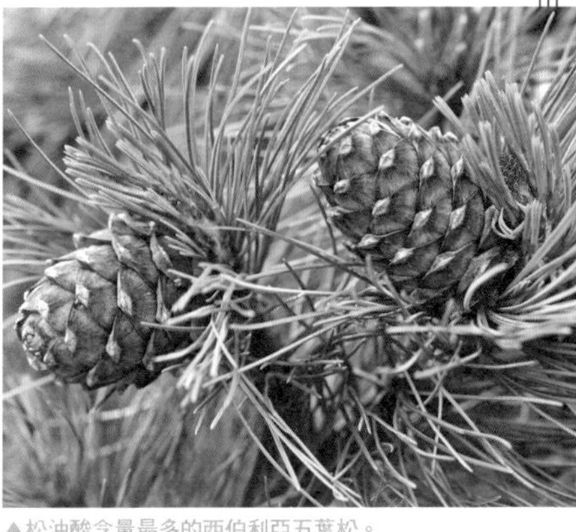

▲松油酸含量最多的西伯利亞五葉松。

主要成分

・亞麻油酸　・油酸
・松油酸　・維生素E　・維生素K　・膽鹼
・磷　・鐵　・鋅　・鎂

功效

減輕過敏、異位性皮膚炎症狀

松油酸可減少過敏和異位性皮膚炎引起的搔癢，有助於緩解症狀。

止痛、解熱效果

松油酸可減輕輕微的頭痛、關節痛及生理痛。

瘦身效果、預防生活習慣病

除了降低食慾、避免飲食過量，還能減少壞膽固醇，具有瘦身及預防生活習慣病的效果。

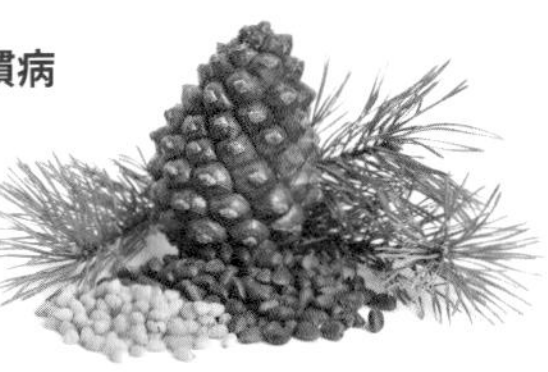

▲松果（毬果）、種子、松子。

使用方法

用於生食

將香氣溫和而濃郁的松子油用於料理，可以品嚐到獨具一格的風味。只不過，由於具有容易氧化的特性，因此比起加熱烹調，更推薦當成沙拉醬或醃醬等，用於生食。每天攝取，瘦身效果亦值得期待。

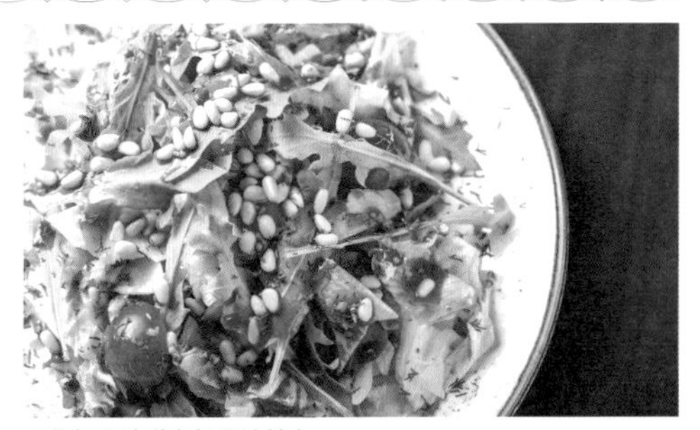

▲將松子油淋在松子沙拉上。

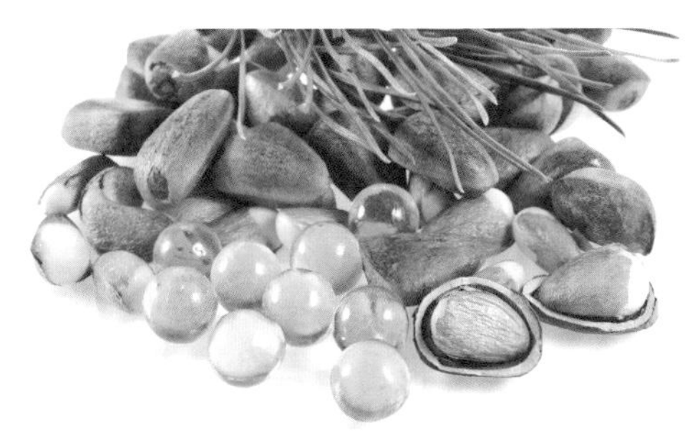

▲還有能當成營養補充品服用的膠囊。

作為家庭常備藥

直接在因過敏或異位性皮膚炎所引起的搔癢部位塗抹松子油，有望緩解搔癢。另外，據說一天飲用1～2小匙松子油，可以減輕氣喘或慢性久咳的症狀。

當成美容液

以化妝水調理肌膚後，將松子油塗抹於全臉。有助於強化皮膚的屏障功能、保濕並維持皮膚的彈性。

Baobab Oil

猴麵包樹油

孕育自非洲大地，最適合抗老保養的油

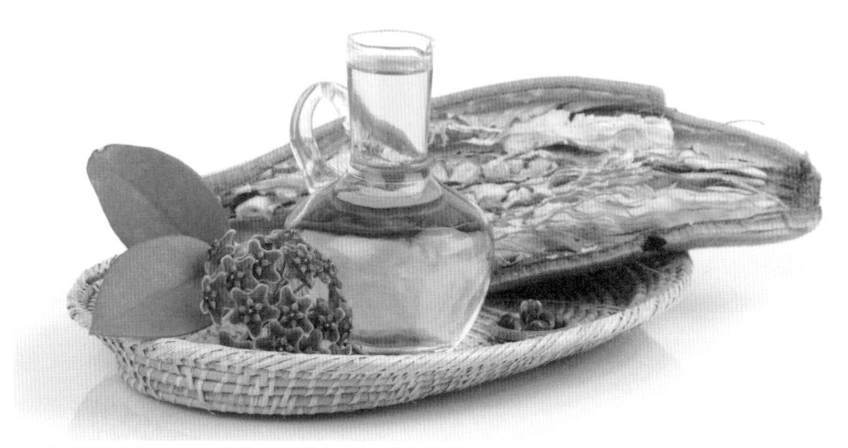

▲猴麵包樹油與猴麵包樹的果實。果實完全成熟後就會變乾燥。

猴麵包樹是一種形狀獨特的樹木，廣泛分布非洲的大草原地區。為了在乾旱的土地上生存，大樹的樹幹中儲存了多達10噸的水分。被堅硬外殼包覆的白色果肉，若直接食用的話味道酸酸的，但由於富含營養素，近年來被視為超級水果而受到矚目。

1公斤果實僅能提取18～24公克的猴麵包樹油，是以低溫壓榨法從種子榨油。油裡含有豐富的維生素E以及不飽和脂肪酸，抗老化及保濕的效果可期，因此常常添加於化妝品中。此外，在非洲自古以來就當成食用油使用。

DATA

名稱　猴麵包樹油
使用部位　種子
提取方法　低溫壓榨法
香氣　淡淡的香氣
顏色　黃色
使用方法　食用、美容、藥用
期望功效　軟化皮膚、抗氧化、抗發炎、防止老化、保濕、美膚、美髮等

特徵

不黏膩、不容易氧化。含有均衡的油酸及亞麻油酸、棕櫚酸，保濕和美膚效果好。

使用方法

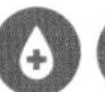  

以化妝水調理肌膚後，滴幾滴塗抹於全臉。也可以當成護唇膏或護髮油。

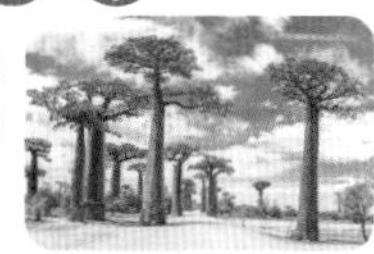

▲猴麵包樹。

Papaya Seed Oil

木瓜籽油

去除黑頭粉刺及角質效果好的天然去角質油

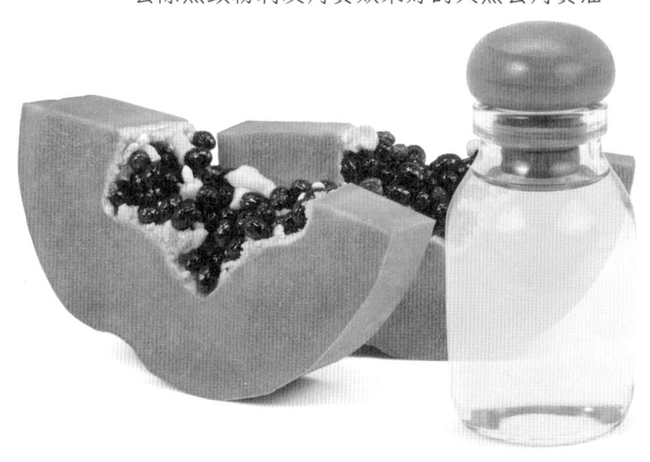

▲木瓜籽油與木瓜籽。果實顏色會隨著成熟由綠轉黃。

木瓜是原產於墨西哥南部到西印度群島的常綠小喬木，在許多熱帶地區都有栽種。果實是一般人所熟悉的熱帶水果，特徵是甜味濃郁且口感黏稠。

木瓜籽油富含油酸和亞麻油酸，容易滲透至肌膚，是保濕效果優異的油。另外，在木瓜裡發現而得名的天然去角質酵素——木瓜酵素的含量豐富。木瓜酵素可分解老廢角質及皮脂，促進肌膚再生，因此對黑頭粉刺及痤瘡效果很好。雖然不同於化學煥膚，比較不會刺激皮膚，但當肌膚屏障功能降低時，應避免使用。

特徵

油酸占了將近70%，不容易氧化。富含維生素A、C，因此對肌膚暗沉、黑斑及皺紋也很有效。

使用方法

滴幾滴塗抹在臉部、身體及頭髮等部位。不需要特別沖洗，可以用於日常肌膚保養。

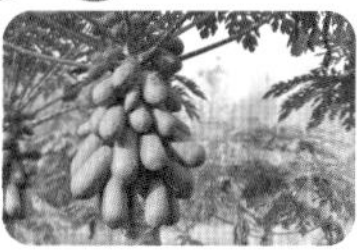

▲木瓜樹。

DATA

名稱　木瓜籽油
使用部位　種子
提取方法　低溫壓榨法
香氣　幾乎無香
顏色　黃色～橙色
使用方法　食用、美容、藥用
期望功效　軟化皮膚、抗氧化、抗發炎、保濕、抗菌、促進消化等

Palm Oil

棕櫚油

世界上生產最多的植物油

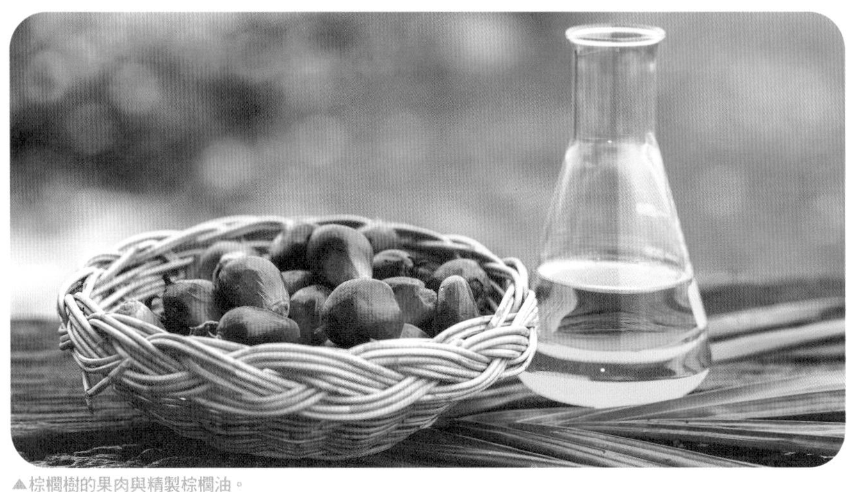

▲棕櫚樹的果肉與精製棕櫚油。

棕櫚樹是棕櫚科植物，原產自非洲西部及西南部的熱帶雨林地區。果實含有30～35%油脂，在古埃及也曾使用它的油。此外，提取自果肉的油稱為「棕櫚油」，提取自種子的油則稱為「棕櫚核仁油」，兩者具有不同的成分和性質。

原本棕櫚油因為含有大量類胡蘿蔔素而呈現橙色，但經過脫色精製後就會變成白色～淡黃色。為了加以區別，故將未精製的稱為「紅棕櫚油」。在非洲的傳統栽種地區，自古以來就利用紅棕櫚油為料理增色及增添獨特的風味，在當地飲食文化中是不可或缺的存在。

現今世界各地的熱帶雨林都有栽種棕櫚樹。由於收穫量多、價格便宜且供給穩定等因素，再加上可以依照脂肪構成的特徵製成熔點各異的油、用途廣泛等優點，是現在世界上生產量最多的油。然而，因大量生產而造成環境破壞也成了問題。

DATA

名稱	棕櫚油、棕油
使用部位	果肉
提取方法	低溫壓榨法、溶劑萃取法等
香氣	無
顏色	橙色（未精製）、淡黃色（精製）
使用方法	食用、美容、工業用等
期望功效	防止老化、美膚、抗氧化、保濕、預防動脈硬化、抗癌（未精製）等

特徵

未精製的棕櫚油（紅棕櫚油）為橙色，富含類胡蘿蔔素和維生素，但經過精製之後，這些成分便會流失，變成淡黃色。此外，還分為低溫壓榨法提取的油，和使用溶劑萃取法提取的油，於精製過程中可能混入反式脂肪酸等有害物質。再加上農場栽種導致大規模的森林砍伐已形成問題。因此，在購買棕櫚油時，最好選擇低溫壓榨的商品，或是經過RSPO（※）認證的商品等，盡可能選擇品質優良的產品。

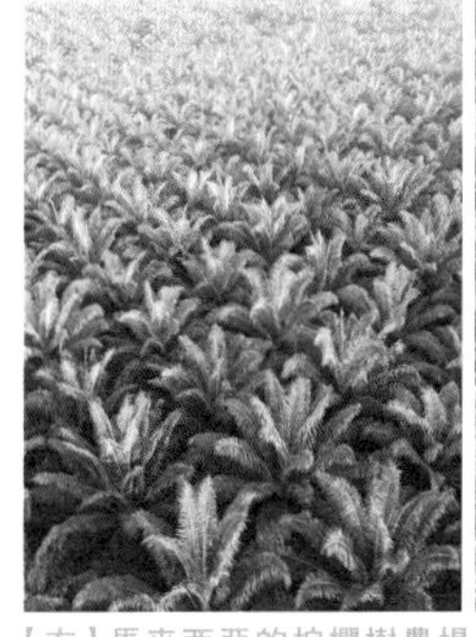

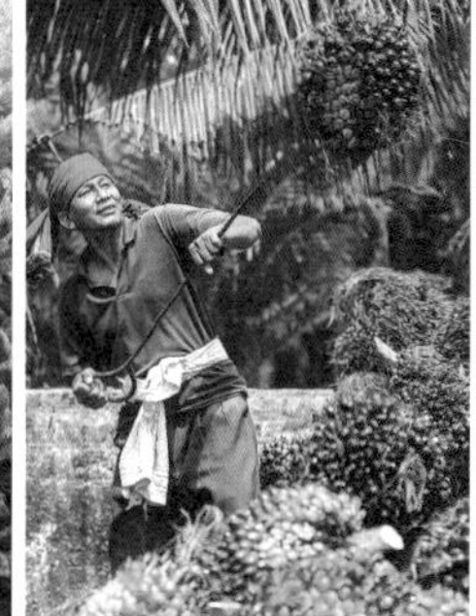

【左】馬來西亞的棕櫚樹農場。【右】採收棕櫚果實的風景（MEMBERHS ／ Shutterstock.com）。

※RSPO是「Roundtable on Sustainable Palm Oil」的縮寫，或稱之為「棕櫚油永續發展圓桌會議組織」。是全球規模的非營利組織，成立於2004年，旨在促進值得信賴且能永續發展的棕櫚油製品之發展與利用。

主要成分

・棕櫚酸　・油酸
・維生素E　・維生素K

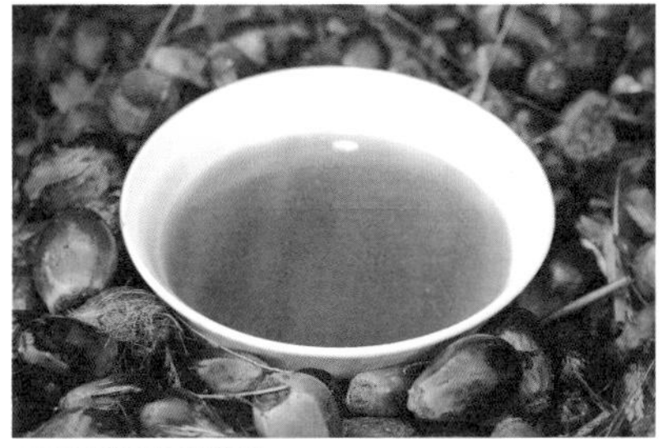

▲未精製的紅棕櫚油。

功效

美膚、抗老化

除了皮脂成分裡也含有的棕櫚酸及油酸，有助於肌膚保濕和防止老化，維生素E的抗氧化作用也有助於肌膚抗老化。

預防癌症及動脈硬化（紅棕櫚油）

類胡蘿蔔素會在體內轉換成維生素A，具有保護黏膜及皮膚健康的功能。此外，屬於維生素E之一的生育三烯酚，有助於預防癌症和動脈硬化。棕櫚酸能穩定體內的維生素A，可望提升效果。

使用方法

製作手工皂

使用棕櫚油製成的肥皂特徵是穩定且堅硬、不容易變形。再加上不容易氧化，因此可以說是最適合製作肥皂的油品。只不過，用量過多的話，肥皂會太硬、不容易溶於水，而且不容易起泡，因此建議混合約15～20%棕櫚油在其他主要油品內使用。

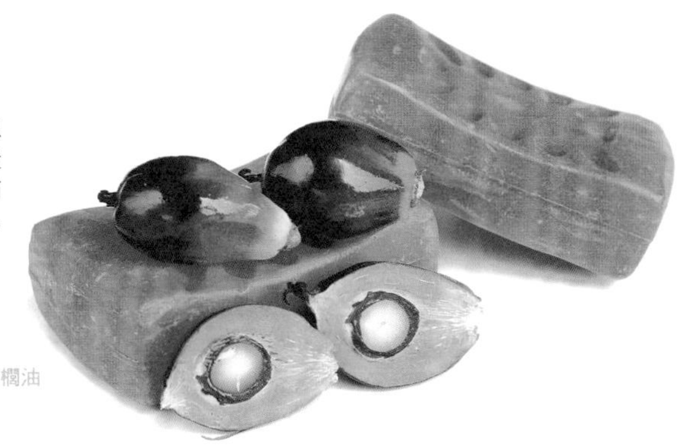

▶使用紅棕櫚油製成的手工皂。雖然比精製棕櫚油昂貴，但使用起來更安心。

Pumpkin Seed Oil
南瓜籽油

適合製作甜點，香甜的多功能油品

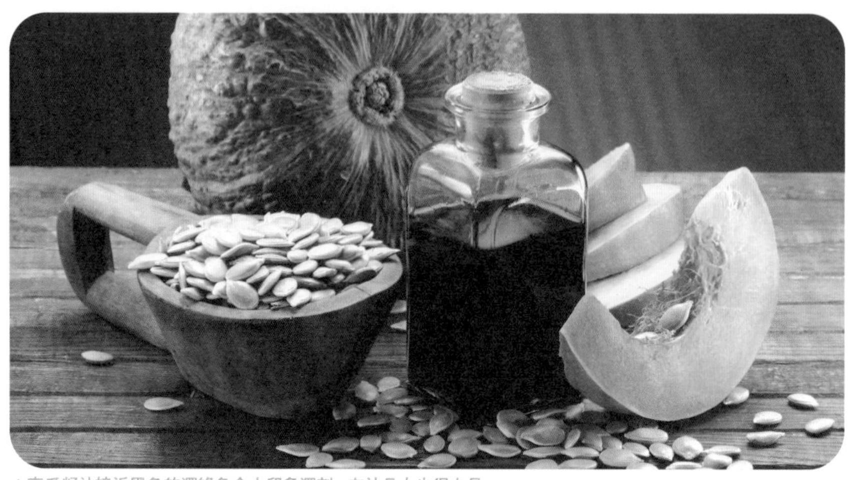

▲南瓜籽油接近黑色的深綠色令人印象深刻，在油品中也很少見。

提取自南瓜種子的油。主要是使用「西洋南瓜（筍瓜）」、「美洲南瓜」等品種作為原料。榨油方法以低溫壓榨法為主，將成熟的南瓜籽去除纖維質後，再進行乾燥、壓榨以提取油脂。

南瓜籽油含有豐富的亞麻油酸、油酸、維生素E、β-胡蘿蔔素、各種礦物質等營養素，在歐洲自古以來就用於食用和藥用。近年來，更由於它的高抗氧化作用，在美容方面也受到矚目。

尤其在藥用方面，除了作為民俗療法用來預防齲齒和驅蟲，還被德國正式認定為預防攝護腺肥大的藥物。

DATA

名稱　南瓜籽油
使用部位　種子
提取方法　低溫壓榨法
香氣　堅果般的香甜味
顏色　深綠色
使用方法　食用、藥用、美容
期望功效　抗氧化、驅蟲、強身、預防攝護腺疾病、調整荷爾蒙平衡、抗發炎、防止老化等

特徵

特徵是近乎黑色的深綠色，以及如堅果般的香甜氣味。含有豐富的維生素及礦物質等營養素是它的魅力，但由於不飽和脂肪酸含量高，非常容易氧化，必須留意。

使用方法

作為沙拉醬等直接淋在料理上，能提味或增添獨特的風味。尤其非常適合搭配冰淇淋等甜點。

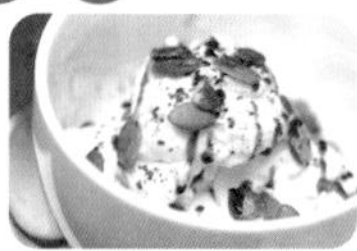

▲也可以淋在冰品上。

Pecan Nut Oil

山核桃油

不飽和脂肪酸豐富，在美國很受愛用的油

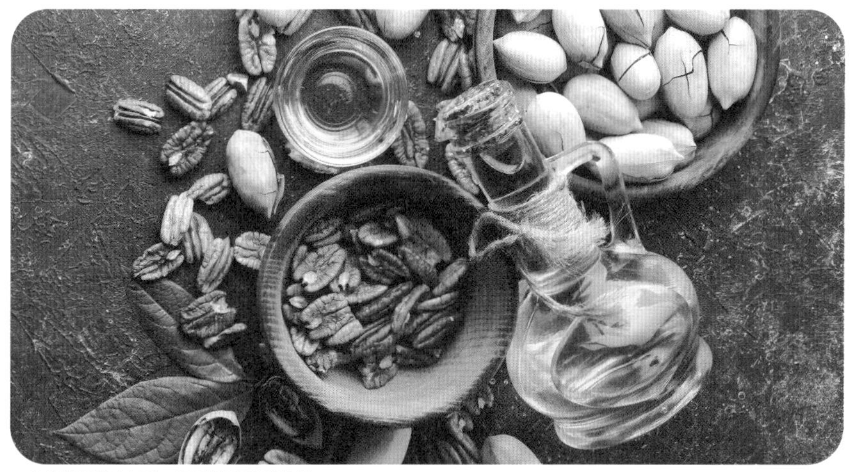

▲山核桃油與山核桃，形狀獨特是其特徵。

山核桃樹是原產自美洲中西部～墨西哥東部的胡桃科樹木。用來食用的山核桃是它的種子，營養價值高，相傳在美國建國以前，和原住民交易時甚至能用來交換毛皮，相當昂貴。

最大的特徵是整體脂質含量高達72％，在堅果類當中也是脂質特別多的，故別名又稱為「奶油樹」。將種子稍微烘烤後加以研磨、壓榨，就成了山胡桃油。

幾乎沒有特殊風味，能搭配任何食材，再加上發煙點高達約240℃適合加熱烹調，因此在美國除了主要是相當熟悉的食用油，也用於按摩及芳療。

特徵

雖然帶有些微堅果風味，但沒有特殊氣味。不飽和脂肪酸約占90％，尤其油酸相當豐富。還含有維生素E及鎂、鉀、鐵等各種營養素。

使用方法

耐加熱，因此熱炒或油炸都可以使用。此外，將無添加物的山核桃油代替奶油塗在土司上也非常美味。

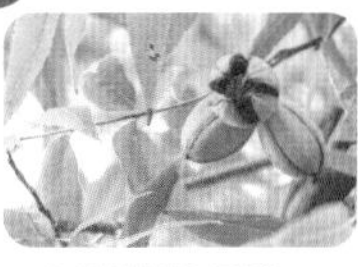

▲山核桃樹和果實。

DATA

名稱　山核桃油
使用部位　種子
提取方法　壓榨法
香氣　微微堅果香
顏色　淡黃色
使用方法　食用、美容
期望功效　抗氧化、降低膽固醇、調整胃酸、整腸、促進血液循環、美膚、提高免疫力等

Pistachio Oil
開心果油

芳醇的香氣讓料理的層次更加提升

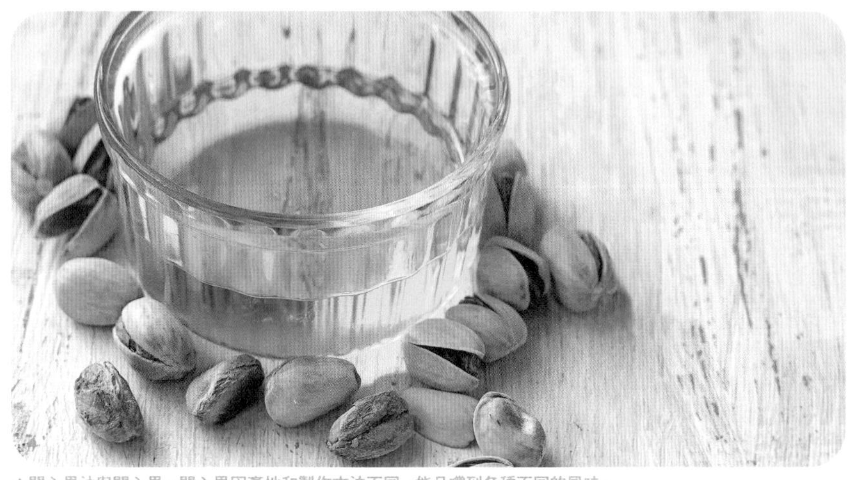

▲開心果油與開心果。開心果因產地和製作方法不同，能品嚐到各種不同的風味。

開心果是原產自地中海沿岸的漆樹科落葉喬木，相傳在古土耳其和波斯等地，從幾千年前開始就栽種開心果的種子作為食用。現在主要的產地是中東及美國等乾燥地區，吃法是將成熟的種子連殼一起烘烤後，加鹽調味食用。

開心果帶有被稱為「開心果綠」的綠色，以及不同於其他堅果類的獨特風味，因此也有「堅果中的女王」之稱。除此之外，維生素及礦物質、食物纖維等含量豐富，營養價值高也是其特徵。它也是名為「阿月渾子」的草藥，用於治療腎臟炎、肝炎、胃炎等。

開心果油是以低溫壓榨法從開心果的種子（仁）提取的油，相較於其他堅果油，帶有特別濃郁的獨特風味，和種子的顏色一樣為綠色。富含不易氧化的油酸，因此耐加熱，但為了保留它的風味，多半是淋在蒸煮蔬菜等料理上，主要作為餐桌用油。

除此之外，也使用於髮油或護膚產品等美容方面。

DATA

名稱　開心果油
使用部位　種子（仁）
提取方法　低溫壓榨法
香氣　獨特的濃郁堅果香
顏色　綠色
使用方法　食用、美容
期望功效　抗氧化、保濕、軟化皮膚、美膚、降低膽固醇、預防動脈硬化、整腸、防止老化、預防高血壓、消除眼睛疲勞、美髮等

特徵

最大的特徵是濃郁的風味和深綠的色澤，最適合在料理的最後添加。此外，除了由油酸等將近90%的不飽和脂肪酸構成，還含有維生素E等維生素、鉀、鐵、銅等礦物質，以及芸香苷及β-胡蘿蔔素等植化素（天然功能成分）。

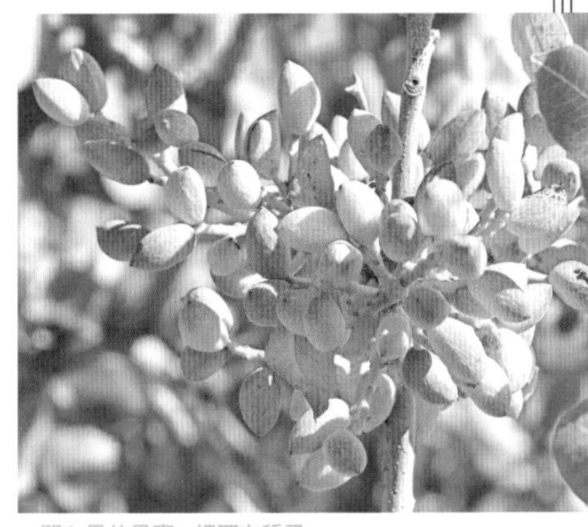

▲開心果的果實。裡面有種子。

主要成分

・油酸　・亞麻油酸
・棕櫚酸　・維生素E　・維生素A
・維生素K　・鐵　・鋅　・β-胡蘿蔔素

功效

❁ 預防生活習慣病

油酸可減少血液中的壞膽固醇，有助於預防生活習慣病。

❁ 抗老化

維生素E、維生素A的抗氧化作用能延緩細胞老化，有效預防黑斑、皺紋。

❁ 預防高血壓、浮腫

鉀有助於排出體內多餘的鹽分，進而預防高血壓及浮腫。

❁ 緩和眼睛疲勞、預防眼疾

芸香苷及β-胡蘿蔔素有助於預防眼睛疲勞，以及白內障、青光眼等眼疾。

使用方法

❁ 按摩&當成護髮油

開心果油具有異國情調的香氣，質地適中，也推薦用於按摩。可以滋養肌膚，使肌膚潤澤光滑。此外，作為護髮油使用，能使頭髮潤澤且輕盈柔順。

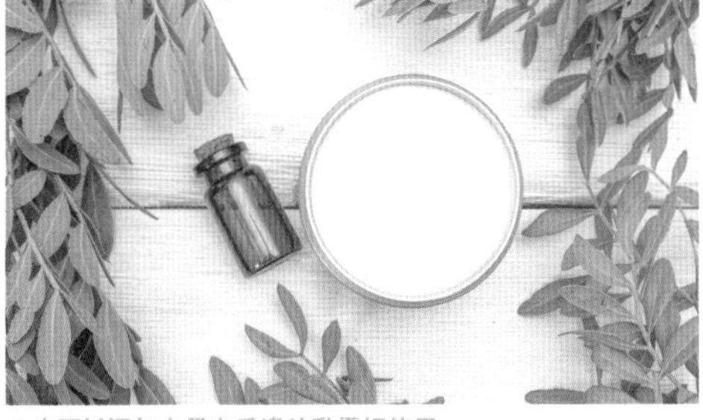

▲也可以添加少量在手邊的乳霜裡使用。

❁ 作為餐桌用油

在眾多堅果油當中，開心果油尤其具有芳醇的風味。推薦活用其香氣，當作餐桌用油，於料理的最後使用。也適合作為沙拉醬或料理的醬汁，搭配烤白肉魚或烤雞肉、豬肉。還有，和甜點也是絕配，淋在冰淇淋上，風味更上一層。另外，沾麵包吃更能充分品嚐到開心果油的風味。

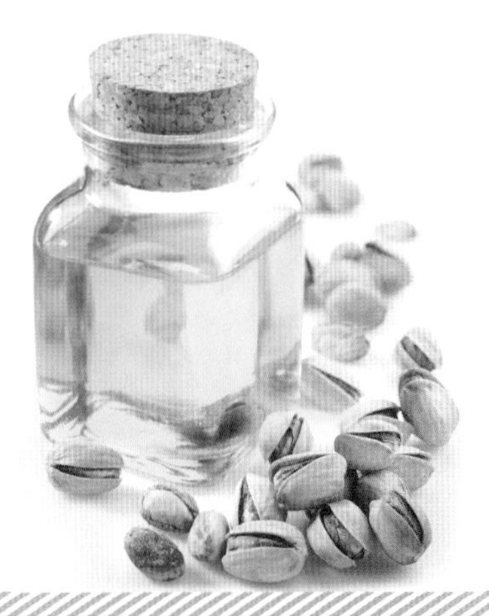

◀開心果油漂亮的綠色令人印象深刻。除了香氣，將這個顏色活用在料理中也很不錯。

Peach Kernel Oil

桃核油

最適合乾燥肌的低刺激油品

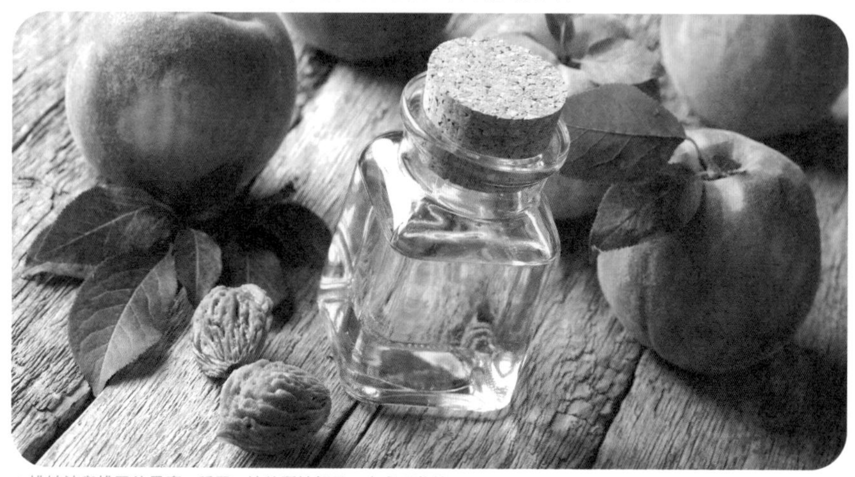

▲桃核油與桃子的果實、種子。油的質地輕盈，皮膚吸收快。

桃樹是薔薇科的落葉小喬木。在原產地中國，自古以來就被視為驅邪、延年益壽的植物而受到喜愛。桃樹的種子內核稱為「桃核」、「桃仁」，被當成中藥用於治療婦科疾病。

桃核油是以低溫壓榨法從桃子的種子（仁）提取的油，成分結構雖然和杏仁油相似，但由於產量少，價格相對昂貴。

成分中油酸含量約為60～65％、亞麻油酸約為25％，保濕和軟化皮膚的效果可期，因此現在主要廣泛使用於按摩油、化妝品、護髮產品、洗面乳等美容領域。

DATA

名稱　桃核油、桃仁油
使用部位　種子（仁）
提取方法　低溫壓榨法
香氣　幾乎無香
顏色　淡黃色
使用方法　美容
期望功效　軟化皮膚、保濕、美膚、美髮、抗發炎、止癢、抗氧化等

特徵

無氣味，質感略帶黏性，油酸、亞麻油酸含量高。具有優異的保濕作用，尤其適合乾性肌膚的人。

使用方法 

溫和低刺激，連敏感性肌膚的人或嬰兒都能使用。用來按摩粗糙或感覺乾燥的臉部肌膚尤其有效。

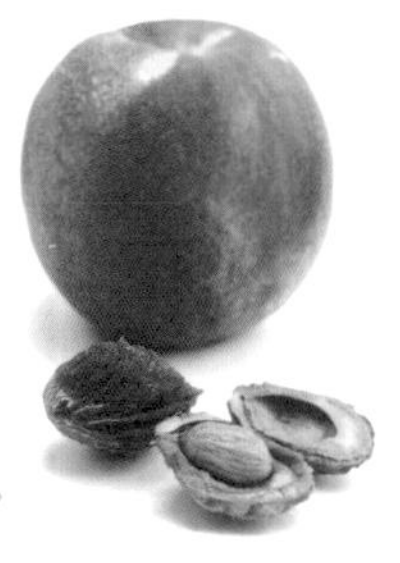

▶桃子的果實與種子、內核。

Peanut Oil

花生油

加熱烹調也能使用的均衡油品

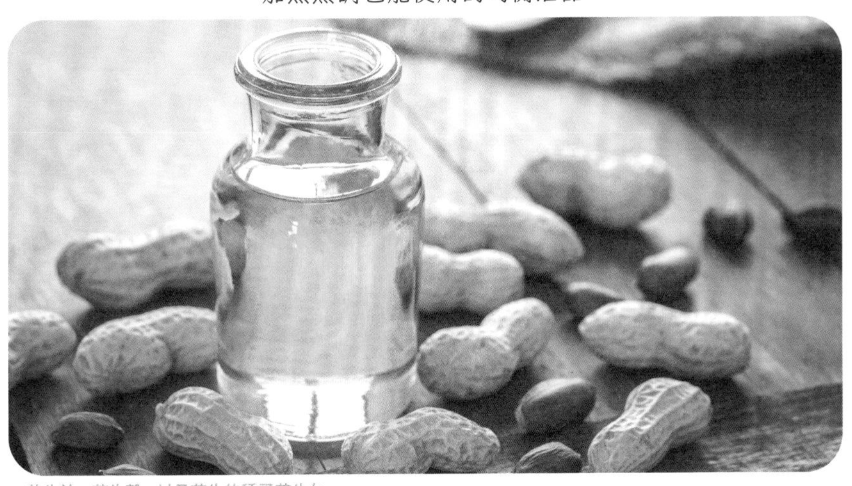

▲花生油、花生殼，以及花生的種子花生仁。

花生（落花生）原產自南美，在日本，它的種子又被稱為「peanut」、「南京豆」，自古以來就作為食用。花生仁含有40～50%的油分，花生油就是壓榨花生仁而來的。

花生油相對便宜，且具有耐高溫（220℃）的特徵，可以用來加熱烹調而不破壞營養素，因此作為食用油相當普及，也是沙拉油和人造奶油的原料。尤其花生特有的香氣，是中華料理中不可欠缺的存在。

除了作為肥皂及洗髮精、塗料樹脂等原料的工業用途，也使用於軟膏等藥用方面。

特徵

特徵是具有花生特有的芳香、耐加熱。不只含有大量的油酸、亞麻油酸等不飽和脂肪酸，維生素E及鋅等營養素也很豐富。

使用方法

可代替沙拉油廣泛使用於各種料理。尤其加熱後香氣四溢，很適合熱炒料理。

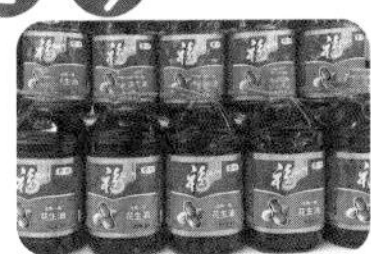

▲中國的食品行內陳列的花生油（pixiaomo／Shutterstock.com）。

DATA

名稱　花生油、土豆油
使用部位　種子
提取方法　低溫壓榨法、高溫壓榨法
香氣　花生的香氣
顏色　褐色～黃色
使用方法　食用、美容、藥用、工業用
期望功效　抗氧化、止痛、降低膽固醇、預防動脈硬化、預防高血壓、防止老化、抗發炎等

※花生過敏的人請勿使用。懷孕中或哺乳中、幼兒需小心使用。

Black Cumin Seed Oil

黑孜然油

號稱除了死亡以外能治百病的萬用油

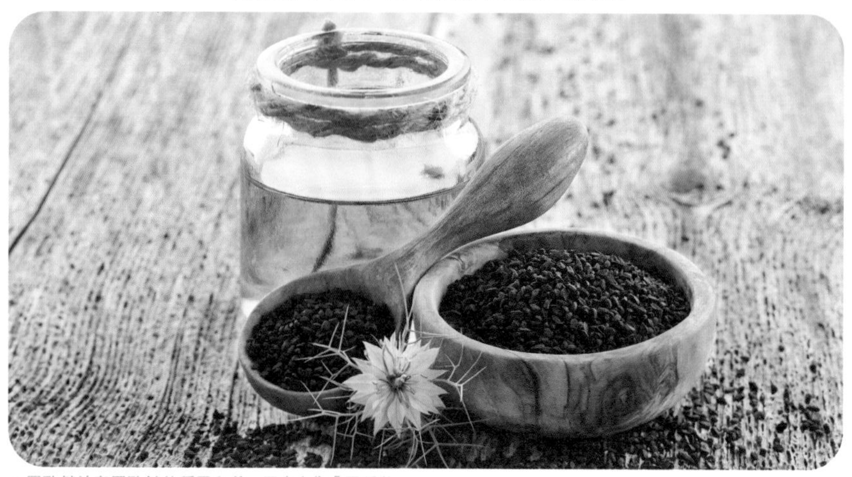

▲黑孜然油與黑孜然的種子和花。日本名為「黑種草」。

近年來被視為超級食物而受到矚目的黑孜然（黑種草），是原產自南歐到地中海沿岸的毛茛科植物，和一般人所熟悉的香辛料、繖形科的孜然是完全不同的植物。外觀像黑芝麻的種子，帶有獨特的香氣，因為具有各種功效，故又被稱為「恩賜的種子」、「祝福的種子」。

黑孜然的栽培歷史可追溯到3000年以前，相傳古埃及的克麗奧佩脫拉（埃及豔后）和娜芙蒂蒂曾使用黑孜然油來美容。此外，伊斯蘭教的先知穆罕默德，曾讚賞黑孜然是「除了死亡以外，任何疾病都可治癒的藥」，在中東的傳統醫學中被視為萬用藥而備受重視。1960年代以後，於世界各地經醫學研究顯示，它能有效緩和偏頭痛、氣喘、過敏症狀。

由於不適合加熱烹調，推薦於料理完成後添加，或當成沙拉醬等使用，又或是一天飲用1～2次，每次1小茶匙（約5g）。

DATA

名稱　黑孜然油、黑孜然籽油、黑種草籽油、黑種草油
使用部位　種子
提取方法　低溫壓榨法
香氣　辛香味
顏色　褐色～黃色
使用方法　食用、藥用、美容
期望功效　抗菌、抗發炎、抗氧化、預防口臭、止痛、緩和呼吸系統疾病、改善過敏性疾病、提高免疫力、預防健忘等

特徵

含有鎂和鈣等100種以上有效成分，以及名為百里醌的強力抗氧化物質，近年來提升免疫力的效果也受到矚目。具有辛辣刺激的辣味與苦味，以及獨特的辛香味。氧化穩定性高也是特徵之一。

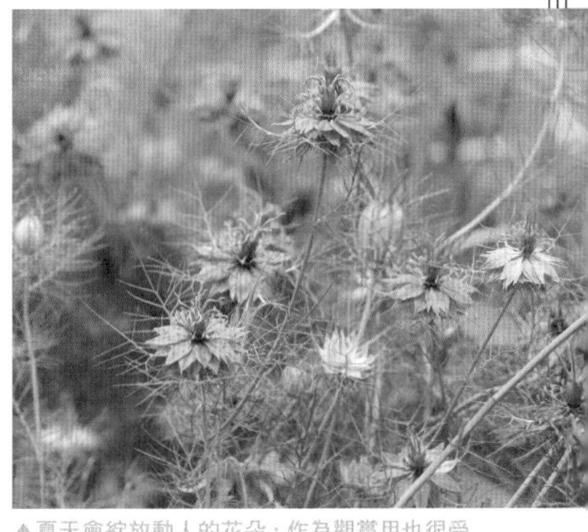

▲夏天會綻放動人的花朵，作為觀賞用也很受歡迎。

主要成分

・油酸　・亞麻油酸　・棕櫚酸
・維生素A　・維生素B　・維生素C
・黑種草酮　・百里醌

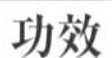

功效

❁ 緩和過敏症狀

黑種草酮具有類似抗組織胺的效果，有助於緩和過敏症狀。

❁ 預防健忘

百里醌可保護神經細胞，有助於改善健忘。

❁ 預防口臭

對於造成口臭的成分有很好的除臭效果。還能改善口腔衛生，有效預防齲齒和牙周病。

▼蒴果裡面有種子。

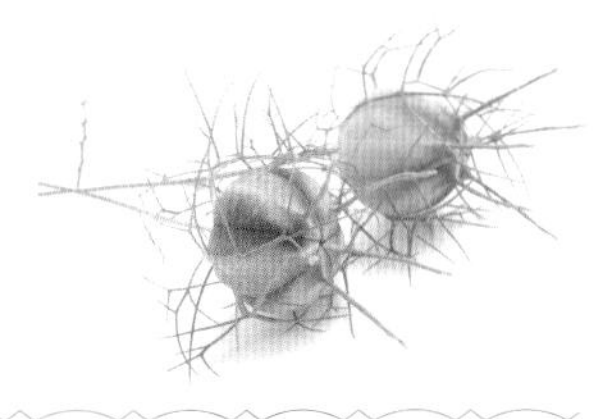

使用方法

❁ 作為營養補充品

在日本，對黑孜然油的營養補充品還很陌生。持續服用，健康效果值得期待。

❁ 當成指緣油

可為指甲和手指保濕，防止乾燥和倒刺。強健指甲的效果可期。

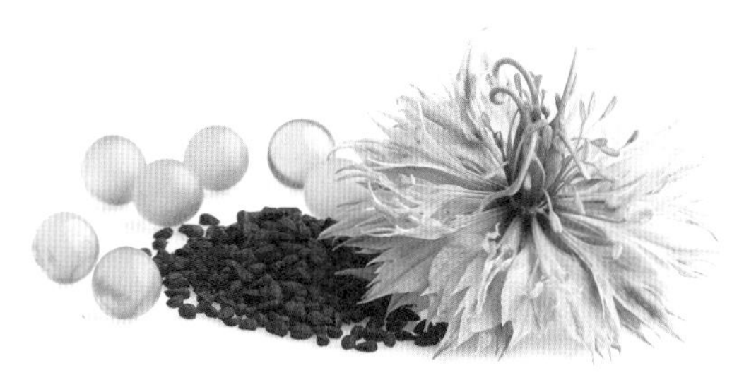

▲黑孜然油的營養補充品。

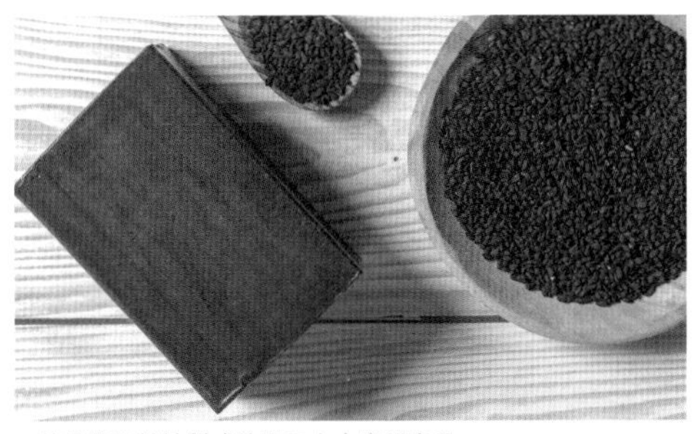

▲使用黑孜然油製成的肥皂在中東很常見。

❁ 製作肥皂

使用黑孜然油製成的肥皂，以搭配橄欖油和椰子油最為常見。除了有保濕、緊緻的效果，抗菌、抗發炎的效果也值得期待。由於也有促進皮膚再生的作用，不只對已經形成的粉刺有效，修復痘疤也效果可期。市面上有時也會以「黑種草籽皂」的商品名販售。溶解後洗手台會變黑、變髒，需留意。

Flaxseed Oil

亞麻仁油（亞麻籽油）

富含Omega-3脂肪酸的油品

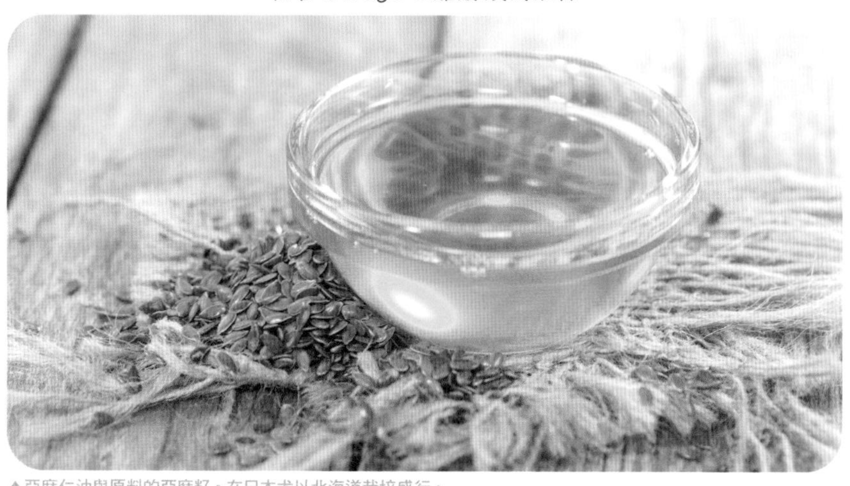

▲亞麻仁油與原料的亞麻籽。在日本尤以北海道栽培盛行。

亞麻為亞麻科一年生草本植物，原產於高加索地區到中東。早在7000年前就已有栽培，是歷史悠久的植物。尤其以莖部纖維製成衣物等亞麻製品而聞名，除此之外，還使用於各種用途，是一種非常有用的植物。

亞麻仁油是壓榨亞麻的種子或磨碎種子後以溶劑萃取而來，又稱為「亞麻籽油」。含有豐富的Omega-3脂肪酸的α-次亞麻油酸，以及不飽和脂肪酸和營養素，不僅在古希臘希波克拉底的時代認為對皮膚疾病有效，現代更將它當成營養補充品販售，於健康領域也備受重視。

除此之外，利用它接觸空氣就會凝固的乾性油特性，也使用於油畫顏料的黏合劑、批土、木製品的最後塗裝保養等。

只不過，具有容易氧化、不耐熱等特徵，加熱會產生有毒成分，因此食用的話必須小心，一定要選擇低溫壓榨且未精製的產品。

DATA

名稱　亞麻仁油、亞麻籽油
使用部位　種子
提取方法　低溫壓榨法、壓榨法、溶劑萃取法
香氣　類似腥臭味的獨特氣味
顏色　黃色
使用方法　食用、工業用、藥用、美容
期望功效　軟便、調整荷爾蒙、防止動脈硬化、改善皮膚問題、抗發炎、抗癌、改善過敏性疾病、防止老化、改善血液循環等

特徵

帶有如腥臭味的獨特氣味。最大的特徵是，人體無法自行合成的必需脂肪酸之一的Omega-3脂肪酸・α-次亞麻油酸的含有率，在植物性油脂當中排名前三。然而，也具有容易氧化且不耐熱的特徵。

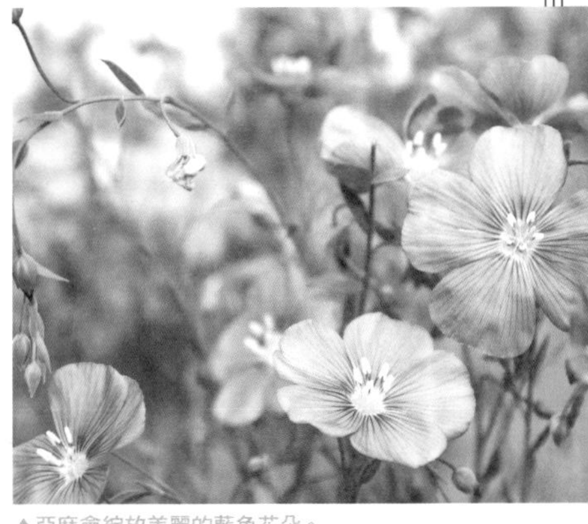

▲亞麻會綻放美麗的藍色花朵。

主要成分

・α-次亞麻油酸　・油酸　・亞麻油酸
・γ-生育酚　・維生素E　・維生素K
・膽鹼

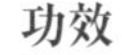

功效

預防健忘

α-次亞麻油酸會於體內轉換成DHA，預防健忘等腦部疾病的效果可期。

調節雌激素

木酚素能調節雌激素，有助於預防乳癌和子宮頸癌等女性特有的疾病。

預防異位性皮膚炎、過敏

α-次亞麻油酸可緩和因亞麻油酸攝取過量所引起的異位性皮膚炎、過敏等發炎類症狀。

降低血脂、膽固醇

有助於降低血脂和膽固醇，進而降低心臟疾病及腦血管疾病的風險。

使用方法

生食

由於不耐熱，建議當成沙拉醬或醃醬等，使用於冷食。如果不喜歡它的獨特氣味，可以和橄欖油等較易入口的油一起使用。尤其與蛋白質一起攝取，可以獲得更高的效果，淋在雞蛋拌飯、納豆或味噌湯等食物上一起吃，更容易吸收營養素。建議的攝取量為每天約1大匙。

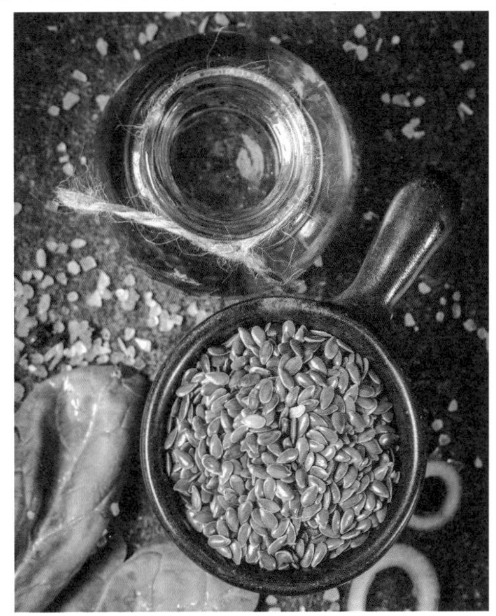

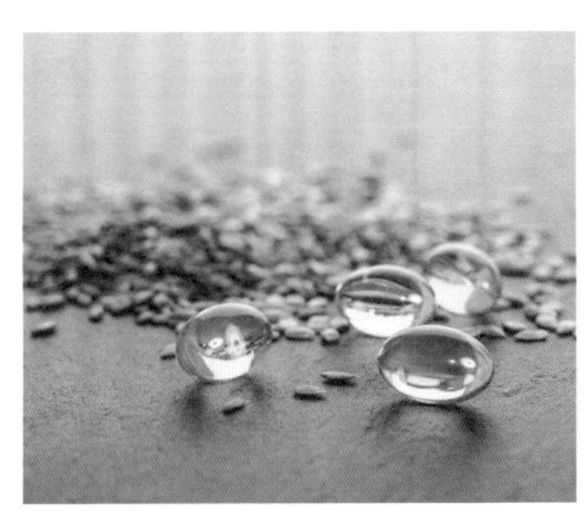

【上】使用於料理時直接生吃。
【左】也可以當成營養補充品攝取。

Prune Seed Oil

李仁油

香甜味非常療癒的抗老保養油

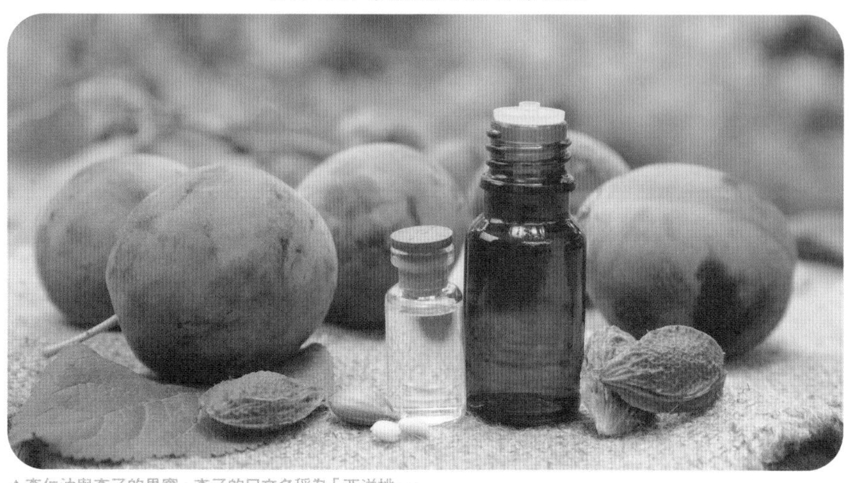

▲李仁油與李子的果實。李子的日文名稱為「西洋桃」。

李子的維生素及礦物質、食物纖維等營養價值高，在歐美又被稱為「奇蹟水果」。它起源於西元前的裡海沿岸高加索地區，現在世界各地都有栽種，其中又以美國加州為主。果實的大小、果汁量、甜度和酸度因品種而異，連同種子直接烘乾也不會發酵的品種可以加工成李子乾。

被果實包圍的硬核中包有種子，以低溫壓榨法從種子提取的油就是李仁油。起初是法國等歐洲各國為了食用目的而開始生產。由於散發著如杏仁般的淡淡香甜味，故主要用來為烘焙食品、甜點、沙拉等增添香味。

此外，由於其富含油酸及亞麻油酸，也廣泛使用於護膚、護髮、身體保養等美容用途。尤其維生素A、E等抗氧化物質含量豐富，作為改善黑斑、皺紋、暗沉等的抗老美容液也備受矚目。

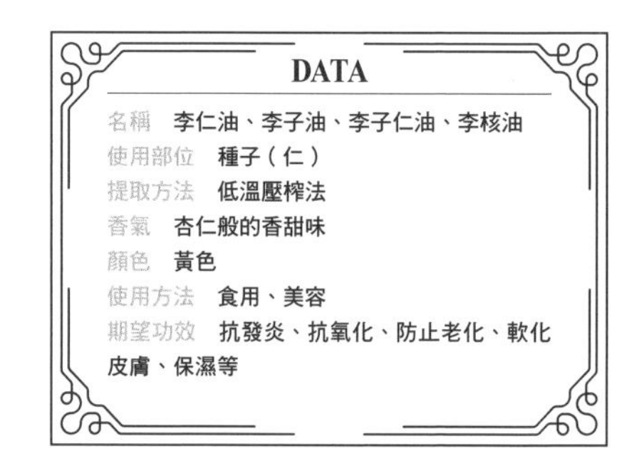

DATA

名稱　李仁油、李子油、李子仁油、李核油
使用部位　種子（仁）
提取方法　低溫壓榨法
香氣　杏仁般的香甜味
顏色　黃色
使用方法　食用、美容
期望功效　抗發炎、抗氧化、防止老化、軟化皮膚、保濕等

特徵

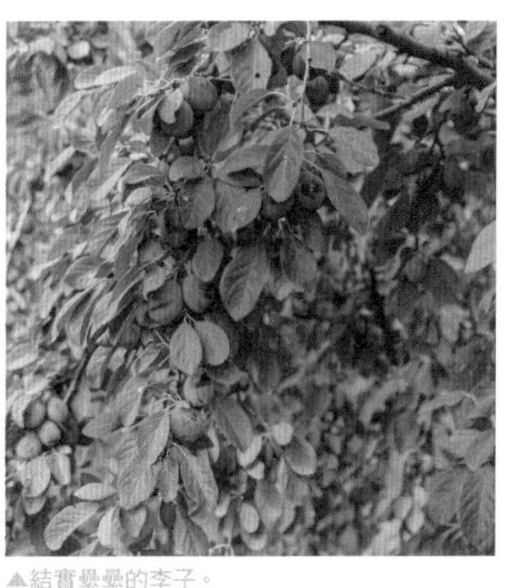

▲結實纍纍的李子。

甜甜的杏仁香氣與清爽的質感是它的特徵。富含一種名為新綠原酸的多酚，具有抑制活性氧作用的效果。此外，還含有大量屬於天然維生素E的生育酚，可以說是最適合作為抗老保養的油。

主要成分

・油酸　・亞麻油酸　・新綠原酸
・維生素A　・維生素C　・維生素E

功效

軟化皮膚效果

油酸讓肌膚柔軟、彈潤的效果值得期待。

抗老化

有助於促進肌膚再生，改善黑斑、皺紋、暗沉。

美膚效果

維生素C可提亮肌膚、緊緻毛孔，也有助於防禦紫外線的傷害。

▼一到春天就會綻放如櫻花般的白色花朵。

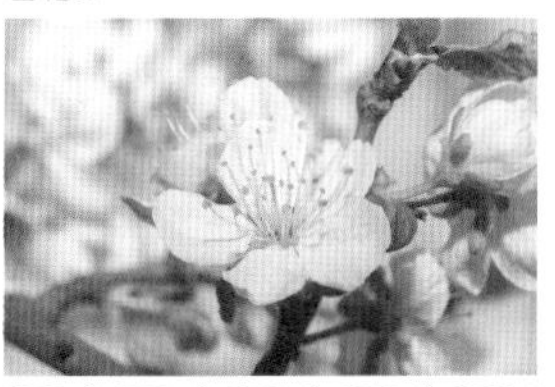

使用方法

當成美容液

以化妝水調理肌膚後，滴幾滴塗抹於全臉。質地清爽不黏膩，馬上就能滲透至肌膚，因此油分不至於堵塞毛孔。不只各種膚質都能使用，由於幾乎不具刺激性，也非常適合日常保養。也推薦混合乳液或乳霜使用。

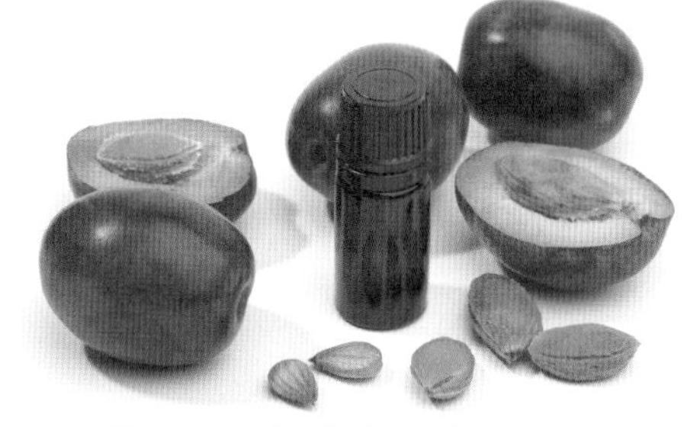

▲也適合搭配其他基底油，使用起來很方便。

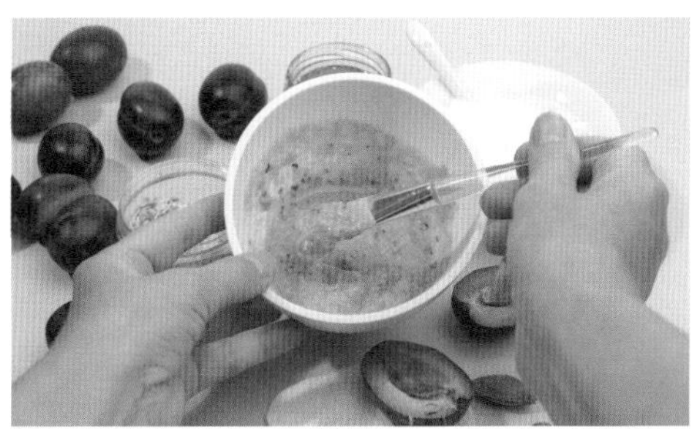

▲面膜的最佳使用頻率為每星期約1次。

做成面膜

將磨碎的燕麥片添加等量的優格、滴幾滴李仁油混合均勻後，塗抹於肌膚並停留15分鐘左右，再以溫水輕輕沖洗乾淨，肌膚會變得滋潤有彈性。燕麥片具有保濕及抑制肌膚搔癢的抗發炎效果、優格有去角質的效果，搭配李仁油效果更加倍，有助於改善各種肌膚問題。由於不耐存放，應一次使用完畢。

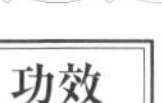

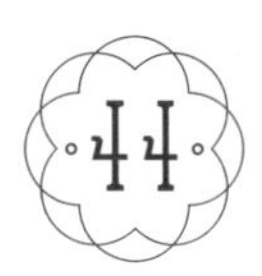

Broccoli Seed Oil

青花菜籽油

有「天然矽靈」之稱，最適合保養秀髮的油

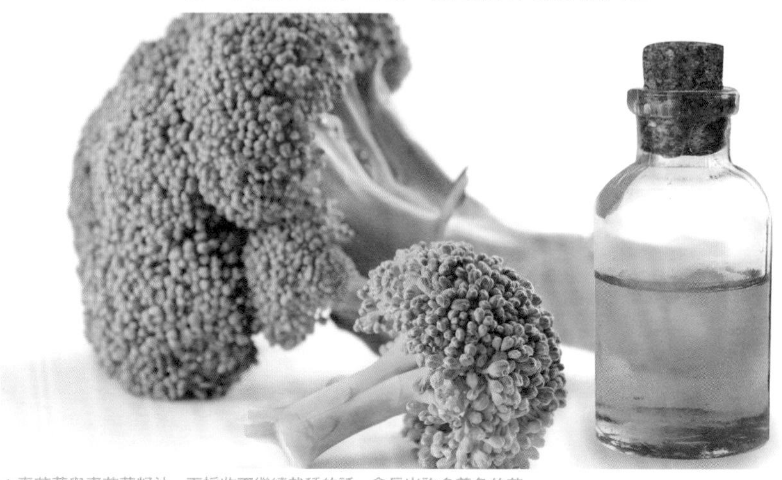

▲青花菜與青花菜籽油。不採收而繼續栽種的話，會長出許多黃色的花。

青花菜是原產自地中海沿岸的黃綠色蔬菜，據說是一種高麗菜在義大利經品種改良，才成為現在的模樣，現今廣受全世界喜愛。

以低溫壓榨法從青花菜的種子提取而來的青花菜籽油，由芥酸等特有的脂肪酸構成，是富含維生素A等營養素的油。

尤其芥酸的功能類似洗髮精裡含有的矽靈，能賦予秀髮及肌膚營養和光澤，故又被稱為「天然矽靈」。因此，近年來在歐美，青花菜籽油被用於自然派的護髮及護膚產品等，備受矚目。

DATA

名稱　青花菜籽油
使用部位　種子
提取方法　低溫壓榨法
香氣　蔬菜特有的草腥味
顏色　金黃色
使用方法　美容
期望功效　保濕、抗氧化、抗發炎、美髮、促進毛髮生長、防禦紫外線、防止老化、美膚等

特徵

帶有蔬菜特有的草腥味，質感輕盈。最大的特徵是芥酸含量高達50%，並富含維生素A，因此保濕力特別優異。

使用方法 

洗髮後當成髮油塗抹於髮絲再吹乾，能使秀髮柔順有光澤。也可以混合於潤髮乳中使用。

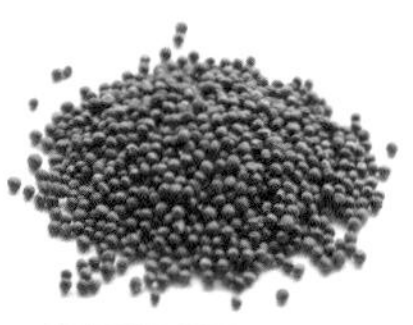

▲青花菜的種子。

Hazelnut Oil

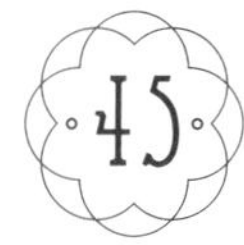

榛果油

帶有濃醇風味和苦澀香氣的奢華油品

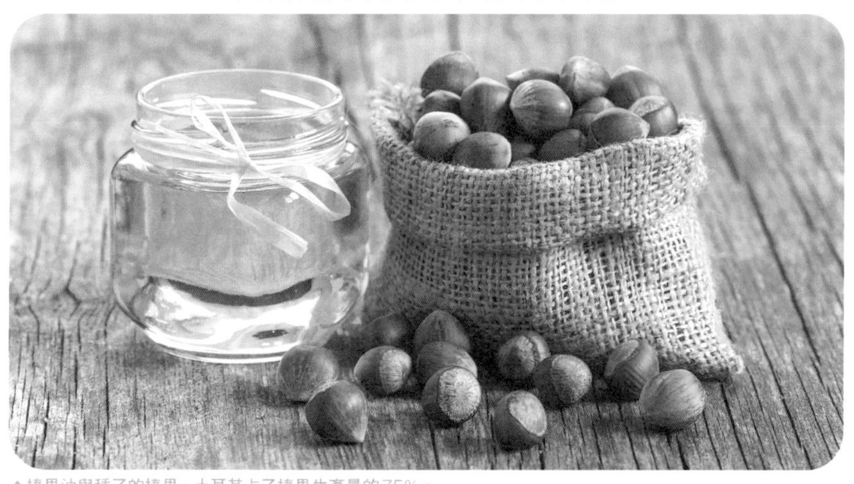

▲榛果油與種子的榛果。土耳其占了榛果生產量的75%。

榛樹是原產自歐洲大陸～地中海沿岸的落葉灌木。用來食用的是它的種子，亦即榛果。尤其適合搭配巧克力，因此是製作甜點不可或缺的存在。

取自榛果的油就是榛果油，主要以低溫壓榨法提取油分。只不過，提取1公升的油需要2.5公斤榛果，因此流通量少，價格相對昂貴。

除了可活用榛果特有的苦澀香氣為料理增添風味，由於營養豐富且滲透力、保濕力高，因此也利用於按摩油等美容方面。

特徵

芳香的氣味及濃厚的味道是它的特徵。維生素A、B、E、鈣、鎂等營養素含量均衡，除了具有高滲透力，因其油酸含量高，故也耐加熱。

使用方法

耐加熱，因此適合中式料理或烤肉。作為沙拉醬或用來製作甜點，更能凸顯其香氣。

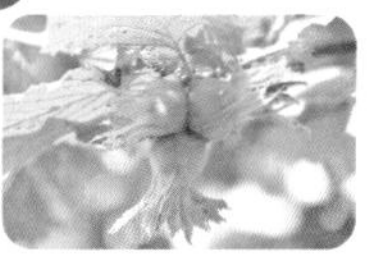

▲榛樹的成熟果實。

DATA

名稱　榛果油
使用部位　種子
提取方法　低溫壓榨法
香氣　堅果的芳香
顏色　淡黃色
使用方法　食用、美容
期望功效　保濕、美膚、降低膽固醇、預防動脈硬化、收斂、促進血液循環、降血壓、美髮、防止老化等

※極少數可能引起蕁麻疹，因此敏感性肌膚及有過敏的人要小心使用。

46

Hemp Oil

大麻籽油

含有理想均衡的必需脂肪酸的超級油品

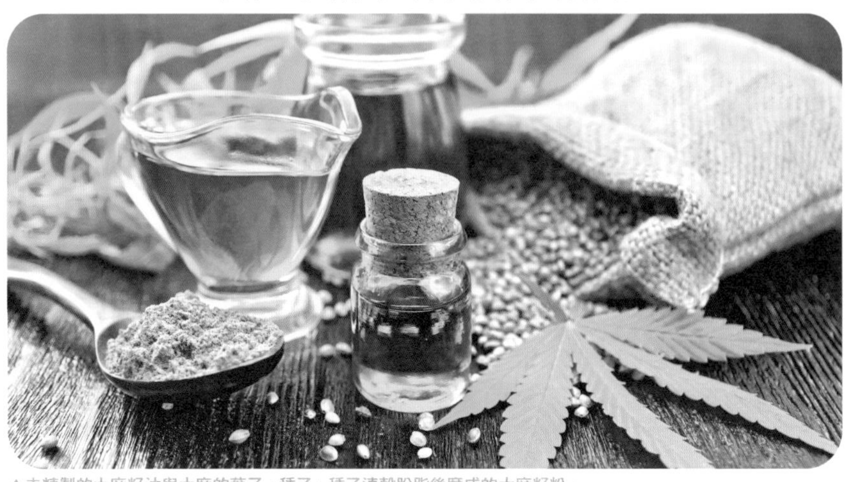

▲未精製的大麻籽油與大麻的葉子、種子、種子連殼脫脂後磨成的大麻籽粉。

麻（hemp，俗稱大麻）是原產於中亞的大麻科植物，是人類栽種至今最古老的植物之一。早在超過一萬年以前就廣泛運用於各種用途，例如以莖皮作為纖維（麻纖維）、果實（種子）用於食用和藥用、從種子中提取油作為食用油和燃料。另一方面，雖然大麻因含有麻醉成分而受到嚴格管制，但近年來逐漸因使用目的而對它的價值有所改觀。

所謂的大麻籽油，就是從大麻的種子中提取的油，也稱為「大麻油」或「火麻油」。種子中含有約30～40％的油分，通常以低溫壓榨法採油。未精製的油呈淡綠色，經過精製後則會變為接近透明～黃色。

利用的領域非常廣泛，除了身體保養產品、潤滑油、塗料、有機燃料、工業用等，由於有抗菌作用，也用來作為肥皂、洗髮精、洗衣精等的成分。尤其含有高達80％的必需脂肪酸，為人體所需的理想均衡比例，因此近年來被視為超級食物而受到矚目。

DATA

名稱　大麻籽油、大麻油、火麻油
使用部位　種子
提取方法　低溫壓榨法
香氣　堅果般的香氣
顏色　淡綠色（未精製）、透明～黃色（精製）
使用方法　食用、工業用、藥用、美容
期望功效　降低膽固醇、抗氧化、抗發炎、抗菌、抗過敏、保濕、防止老化、預防動脈硬化、美膚、美髮等

特徵

未精製的大麻籽油為淡綠色，帶有堅果般的香氣，必需脂肪酸及維生素、礦物質等營養素也含量豐富。最大的特徵是Omega-3脂肪酸與Omega-6脂肪酸的比例為理想的1：3這一點。只不過，氧化速度非常快，超過40℃成分就會被破壞。

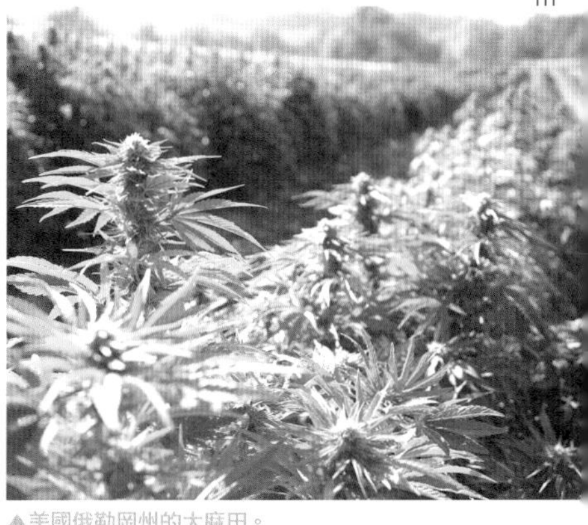

▲美國俄勒岡州的大麻田。

主要成分

・亞麻油酸　・α-次亞麻油酸
・γ-次亞麻油酸　・油酸　・棕櫚酸
・維生素A　・維生素C　・維生素E　・鋅　・鐵

功效

❁ 降低膽固醇

Omega脂肪酸有助於降低膽固醇、預防動脈硬化。

❁ 改善過敏症狀

α-次亞麻油酸有時可改善因攝取過多亞麻油酸所引起的過敏症狀。

❁ 美膚、抗老化

必需脂肪酸和維生素A、C、E的組合，產生更強的保濕作用和抗氧化作用，可保護肌膚不受紫外線傷害、預防黑斑及皺紋，並促進膠原蛋白生成。

▼精製過的大麻籽油。

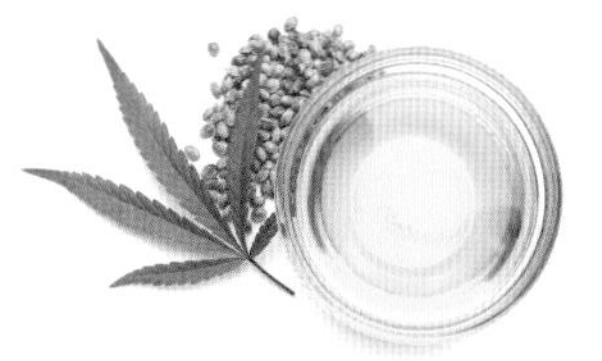

使用方法

❁ 作為肌膚保養的前導

質感清爽不黏膩、肌膚滲透力佳，因此推薦作為前導，使用於保養肌膚之前。洗臉後，取少量油在手上塗抹於臉部，之後再進行日常肌膚保養，如此一來，油有助於軟化皮膚細胞，提升化妝水等保養品的吸收力、提高保濕力。

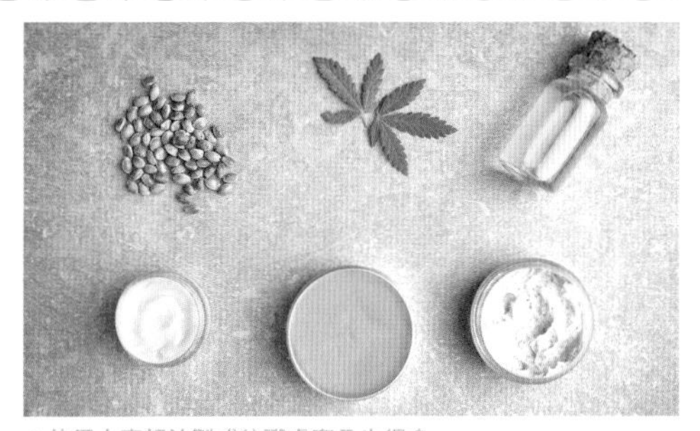

▲使用大麻籽油製成的護膚產品也很多。

❁ 生食

由於具有加熱超過40℃就會氧化的特性，如果要作為食用就直接飲用，或是當成沙拉醬或醃醬等，用於生食最為適合。此外，類似堅果的香氣，用來為料理增添風味也非常美味。和味噌或醬油等發酵食品也很搭，因此也容易使用於日本料理。還有，一天的攝取量約為1大匙，建議盡可能選用未精製的優質產品。

▲可當成營養補充品服用的大麻籽油膠囊。

Poppyseed Oil
罌粟籽油

在世界各地都稀有的高級油

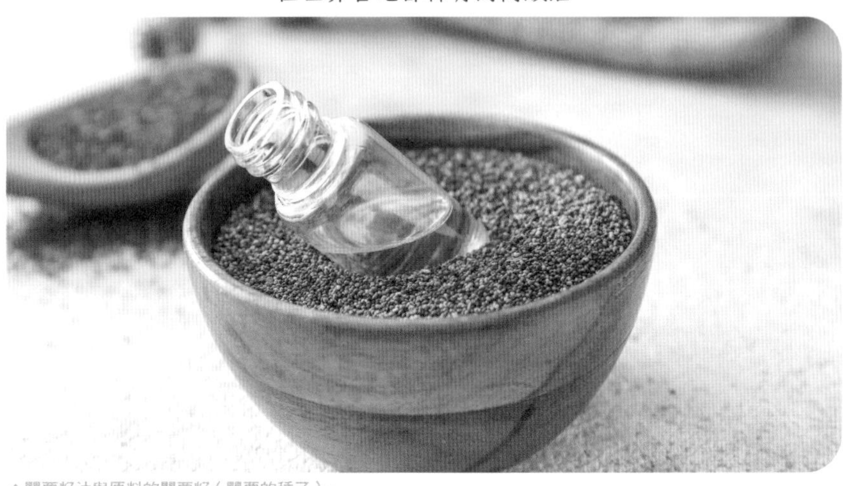

▲罌粟籽油與原料的罌粟籽（罌粟的種子）。

罌粟是原產自地中海沿岸或東歐的罌粟科植物。從西元前5000年左右就已經有栽種，歷史相當悠久。當時以作為藥用為主。

由於從其果實萃取出的麻醉成分「鴉片」裡，可以生成麻藥的嗎啡及海洛因，因此栽培罌粟受到國際上嚴格取締。然而，種子（罌粟籽）裡幾乎沒有鴉片成分，用於甜點等食用受到世界各地喜愛。

罌粟的種子含有45～50％的油脂，以低溫壓榨法提取出的油就是罌粟籽油（罌粟油）。由於具有在空氣中容易凝固的特性，而被分類為半乾性油，主要作為稀釋油畫顏料的畫用油，也用來作為塗料及肥皂等的原料。

另外，雖然優質的罌粟籽油也用來食用，但在植物油當中屬於稀少的高級油，因此很少流通。除此之外，近年來治療癌症及失眠、不孕治療的效果備受期待，研究持續進行中。

DATA

名稱　罌粟籽油、罌粟油
使用部位　種子
提取方法　低溫壓榨法
香氣　淡淡的堅果般香氣
顏色　淡黃色
使用方法　工業用、美容、食用、藥用
期望功效　抗氧化、抗發炎、保濕、防止老化、美膚、降低膽固醇、改善失眠、抗壓力、鎮靜、止痛、抗癌等

特徵

呈淡黃色，帶有令人聯想到堅果的淡淡香氣。最大的特徵是富含維生素E和植物固醇（一種植物性化學物質）這一點。只不過，由於含有大量不飽和脂肪酸的亞麻油酸，缺點是不耐加熱。

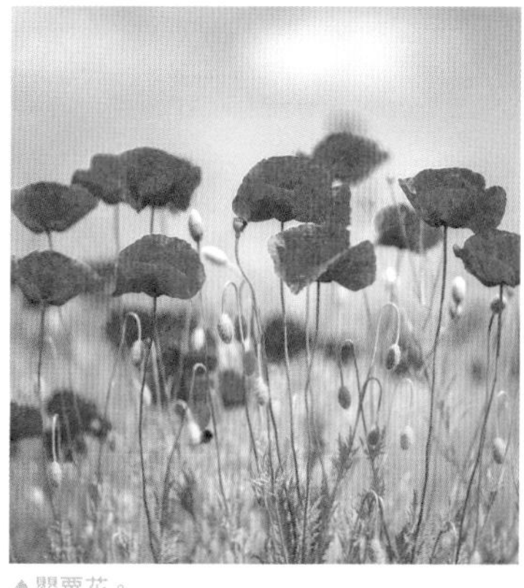

▲罌粟花。

主要成分

・亞麻油酸　・油酸　・棕櫚酸
・γ-生育酚（維生素E）

功效

預防生活習慣病

油酸可減少血液中的壞膽固醇，有助於預防生活習慣病。

改善失眠、抗壓力效果

能鎮定神經系統，對於緩和失眠及壓力的效果可期。

美膚效果

維生素E能保護肌膚不受紫外線傷害，亞麻油酸能保濕並修護肌膚。此外，亞麻油酸可軟化肌膚，因此美膚效果可期。

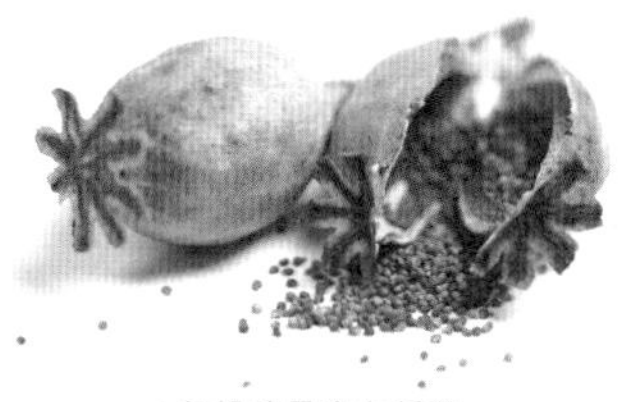

▲乾燥的果實與種子：罌粟籽。

使用方法

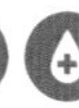

生食

要將罌粟籽油用於食用的話，由於不適合加熱烹調，建議當成沙拉醬或醬汁等生食使用。尤其可以利用堅果般的淡淡香氣為料理增添風味。含有60%以上的亞麻油酸，因此需留意攝取過量。

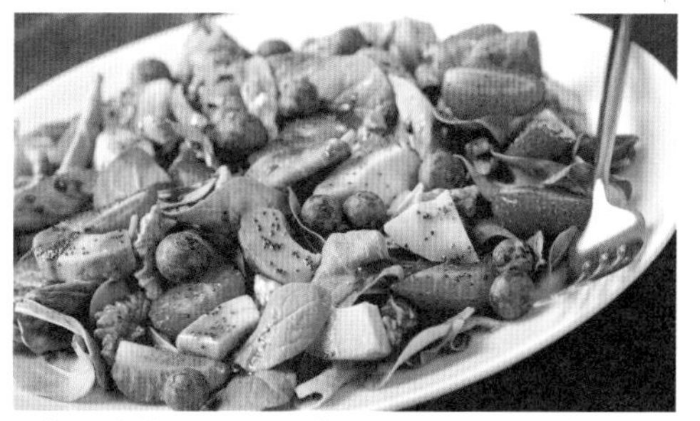

▲將罌粟籽油、罌粟籽和巴薩米可醋混合成的沙拉醬，淋在沙拉上。

作為美容油

取少量罌粟籽油在手上，塗抹於感覺乾燥或受損的部位，抗老和美膚的效果可期。也推薦混合在乳液或乳霜裡使用。

作為髮油

洗髮後塗抹於髮絲再吹乾，能保護頭髮不受吹風機的熱風傷害，預防斷裂、分岔。

◀用來食用或美容時，應盡可能使用有機的冷壓罌粟籽油。

Jojoba Oil
荷荷芭油

不易氧化、美容效果高的優秀油品

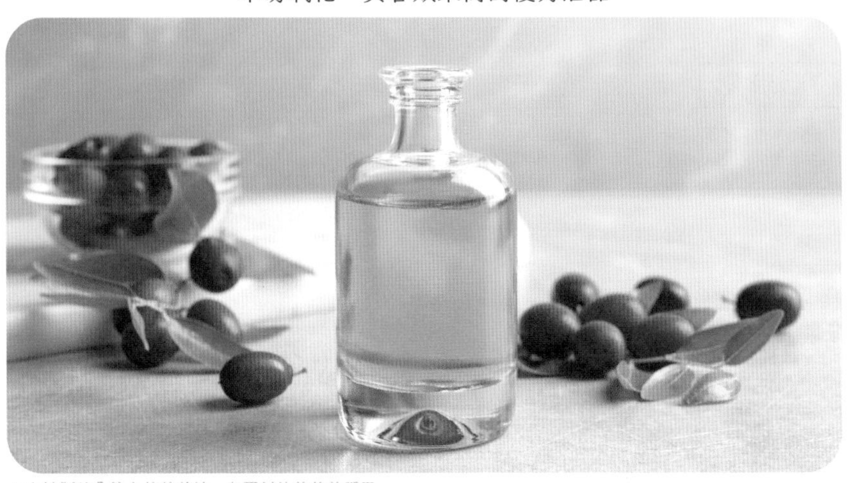

▲未精製的「黃金荷荷芭油」與原料的荷荷芭種子。

荷荷芭是原產自美洲西南部到墨西哥北部沙漠地帶的常綠灌木。由於生長在嚴酷的環境，因此具有根部深埋於地下、表面覆蓋著又厚又硬的表皮以儲存水分的特性。提取自荷荷芭種子的油就是荷荷芭油。相傳自古以來原住民就用它來保護肌膚及治療傷口。

雖然名為「油」，但成分中約有97%是蠟酯（wax ester）※，因此正確來說應該分類為植物蠟（wax）。這個含量相當驚人，不只高於任何植物，同時也是人類的皮脂所含有的成分，因此具有維持肌膚彈性和滋潤等各種效果。而且氧化穩定性高也是特徵之一，據說可以保存好幾年。

基於這些特徵，荷荷芭油被運用於美容及醫療、工業等廣泛的領域，但由於人類無法消化蠟酯，因此並不適合作為食用。

榨油方法為低溫壓榨法，但又分為未精製、金黃色的「黃金荷荷芭油」，以及經過精製、透明無色的「透明荷荷芭油」兩種。一般認為前者美容效果較高，後者則較為溫和。

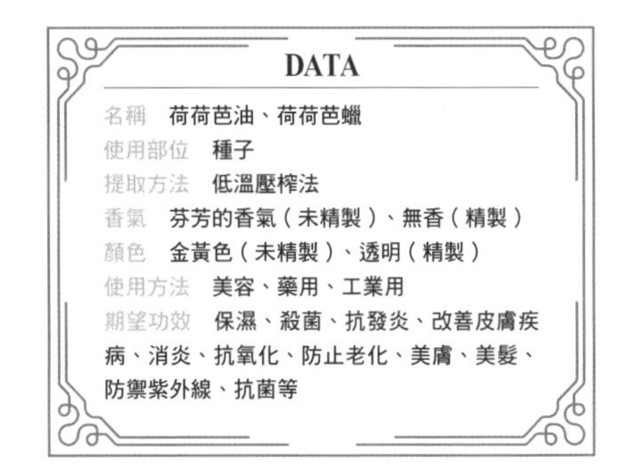

DATA

名稱　荷荷芭油、荷荷芭蠟
使用部位　種子
提取方法　低溫壓榨法
香氣　芬芳的香氣（未精製）、無香（精製）
顏色　金黃色（未精製）、透明（精製）
使用方法　美容、藥用、工業用
期望功效　保濕、殺菌、抗發炎、改善皮膚疾病、消炎、抗氧化、防止老化、美膚、美髮、防禦紫外線、抗菌等

※蠟酯（wax ester）＝蠟（wax）的化學標記。除了也是人類的皮脂中含有的成分，鯨魚及深海魚中也含量豐富，推測兼具調節浮力和儲存能量的功能。

特徵

未精製的荷荷芭油，特徵是帶有芬芳的香氣和金黃色，富含營養素。精製過的無香透明的荷荷芭油，雖然營養成分流失，但優點是低刺激。兩者在常溫下都是液態，但10℃以下就會變成固態。最大的特徵為構成要素的97%是蠟酯這一點，具有高滲透力及氧化穩定性。

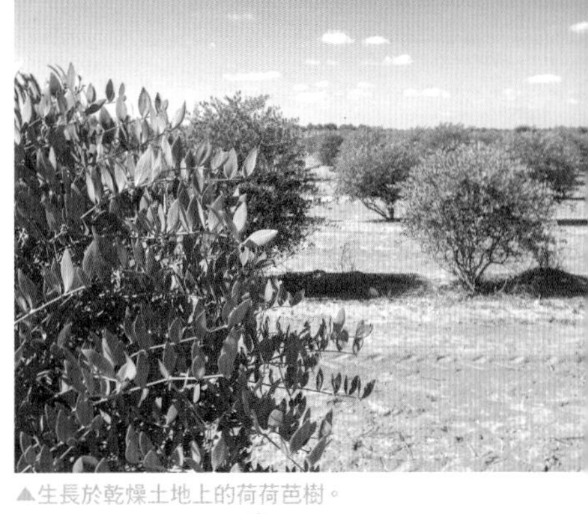

▲生長於乾燥土地上的荷荷芭樹。

主要成分

・蠟酯　・二十烯酸　・芥酸
・維生素A　・維生素D　・維生素E

功效

保濕、防禦紫外線效果

蠟酯可以保護肌膚不受乾燥及紫外線傷害。

抗發炎效果

二十烯酸抑制日曬等所引起的肌膚發炎效果可期。

抗老化

除了蠟酯能賦予肌膚彈性，維生素E的抗氧化作用還可預防黑斑及皺紋、提高新陳代謝。此外，維生素A能讓肌膚維持在健康狀態。

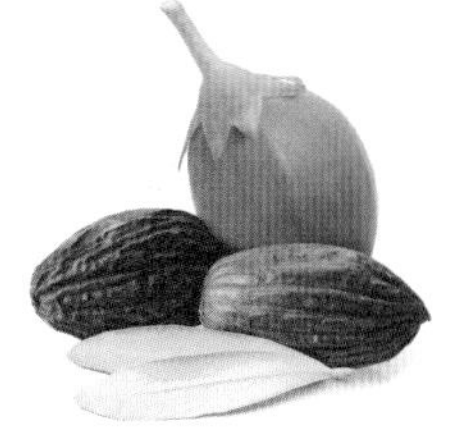

▲荷荷芭的種子與烘乾後的種子。

使用方法

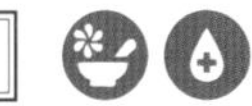

當成防曬油

直接將荷荷芭油塗抹於肌膚或頭髮，就成了天然又低刺激的防曬油。除了為肌膚和頭髮保濕並防禦紫外線，對於緩和日曬引起的發炎症狀也效果可期。然而SPF僅有4左右，紫外線強的日子建議使用專用的防曬產品。

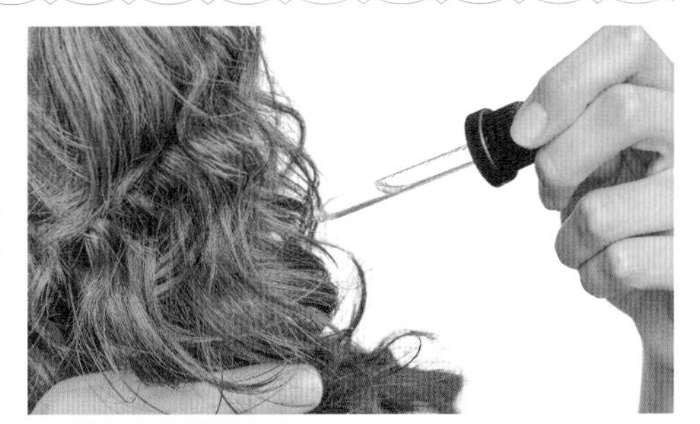

▲也可以當成護髮油使用。

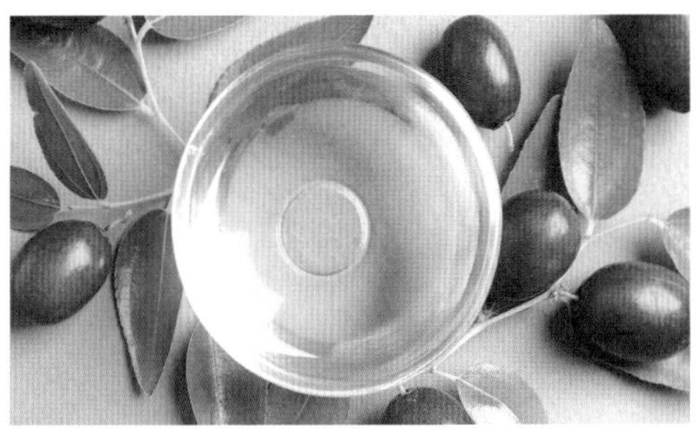

▲精製的「透明荷荷芭油」。溫和低刺激，因此敏感性肌膚及嬰兒的肌膚都能安心使用。

用於深層清潔

卸妝後，以適量荷荷芭油輕輕按摩全臉，就可以讓平常卸妝或洗臉洗不掉的多餘皮脂或髒汙、粉刺浮出來，以便清除。要訣是加少量水讓油乳化。之後再將洗面乳盡可能搓出泡泡、仔細清洗臉部，就能徹底洗掉浮出的髒汙。

Pomegranate Seed Oil

石榴籽油

近年來備受矚目的最高級優質油

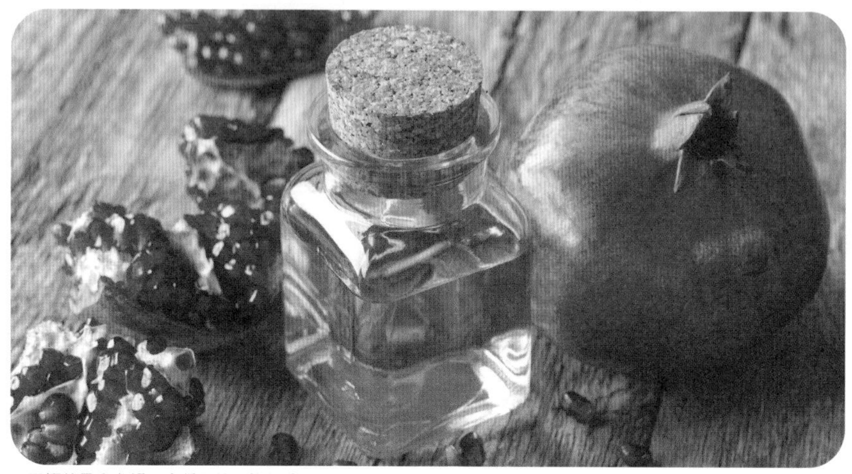

▲石榴的果實與提取自種子的石榴籽油。

石榴的歷史悠久，超過5000年以前就栽培至今。屬於千屈菜科的落葉小喬木，從原產地波斯（伊朗）到世界各地都有栽種。除了觀賞用之外，也利用於各種用途，例如營養價值很高的果實用來食用、樹皮和根皮則作為驅蟲藥等藥用。

所謂的石榴籽油，是指以低溫壓榨法從石榴籽果實的種子提取出的稀少油品。具有獨一無二的脂肪酸構成；一種名為石榴酸的特有的共軛亞麻油酸（Omega-5脂肪酸），占整體的60～70%。這種石榴酸是極為少見的脂肪酸，抗癌、抗氧化、抗過敏、抑制體脂肪堆積等，於各種方面有益於健康的效果可期，目前正持續進行研究。

此外，一般所熟悉的抗氧化成分多酚及花青素豐富，並含有均衡的維生素、礦物質類，因此被視為最適合抗老保養的高級美容油而備受矚目，並應用於美容及營養補充品等。

DATA

名稱　石榴籽油、紅石榴籽油
使用部位　種子
提取方法　低溫壓榨法
香氣　清爽果香
顏色　黃色～金黃色
使用方法　美容、食用、藥用
期望功效　抗癌、改善肥胖、抗氧化、抗過敏、防止老化、保濕、美膚、軟化皮膚、調整荷爾蒙、緩和更年期症狀等

特徵

呈黃色～金黃色，帶有獨特的果香。最大的特徵是含有60～70％以上的Omega-5長鏈不飽和脂肪酸：石榴酸。不過也因此具有不耐熱、非常容易氧化的缺點。除了多酚、維生素C、維生素B1、礦物質豐富，還含有和大豆異黃酮相同的植物性雌激素。

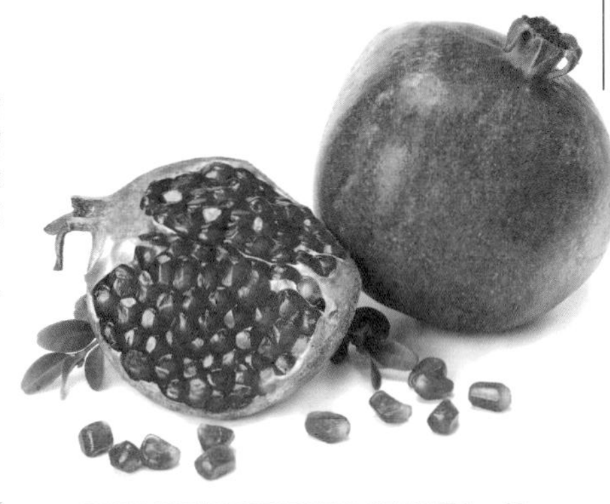

▲石榴的種子外面覆蓋著可食用的附屬物，稱為「種皮」。

主要成分

・石榴酸　・α-桐酸
・亞麻油酸　・油酸　・多酚
・維生素C　・維生素B1　・花青素

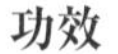

功效

❁ 抗癌作用

石榴酸有抑制癌細胞增生的作用，抗癌效果值得期待。

❁ 改善肥胖效果

石榴酸可降低體脂肪量，對改善肥胖效果可期。

❁ 抗發炎作用

石榴酸可抑制發炎，對皮膚炎及過敏等，起因自體內發炎的症狀效果可期。

❁ 抗老化

石榴酸有助活化皮膚細胞、促進膠原蛋白生成，改善老化相關症狀的效果值得期待。

使用方法

❁ 作為按摩油

保濕力優異，具有撫平肌膚的效果。作為按摩油使用時，由於黏性稍高、較為黏稠，因此混合20％左右在荷荷芭油等其他油品裡會比較好使用。以手掌溫熱後再塗抹，肌膚會更容易吸收。

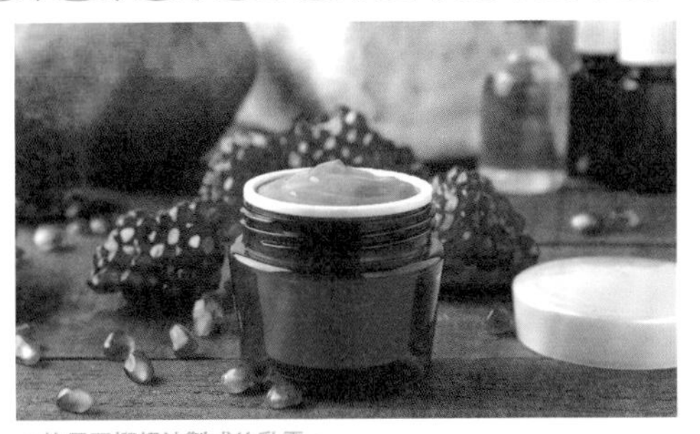

▲使用石榴籽油製成的乳霜。

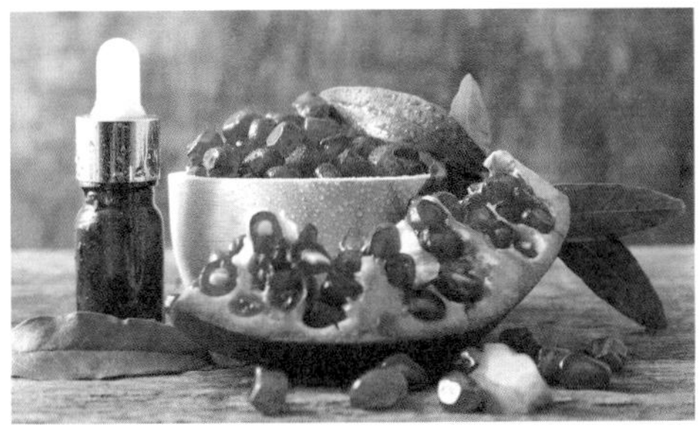

▲石榴籽油非常容易氧化。裝進遮光瓶並放入冰箱冷藏，可以存放較久。

❁ 作為美容油

睡覺前或沐浴後，取少量油在手上，再以黑斑、皺紋的部位為中心，用畫圓般的方式輕輕按摩使之吸收，有助於養成彈潤的肌膚。

❁ 食用

建議調合其他油，如橄欖油或芝麻油等使用。不過，需選擇食用級的油品。

Borage Oil

琉璃苣油

γ-次亞麻油酸含量最多的植物油

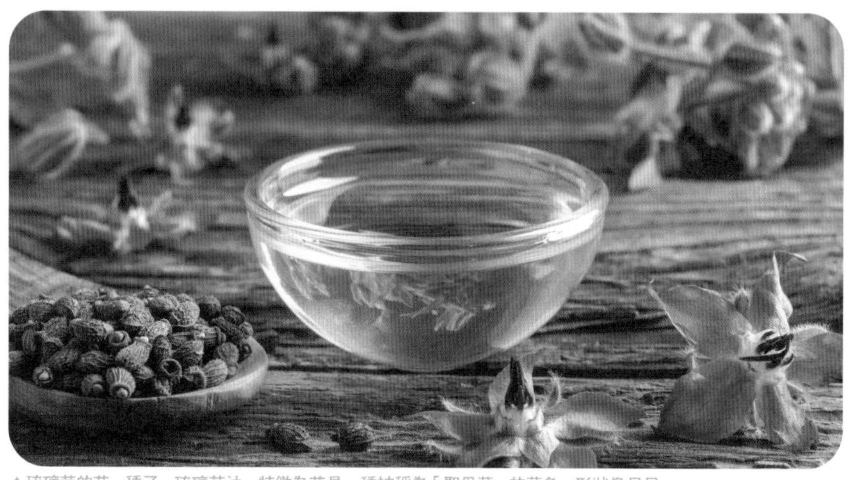

▲琉璃苣的花、種子、琉璃苣油。特徵為花是一種被稱為「聖母藍」的藍色。形狀像星星。

琉璃苣是原產自南歐的紫草科植物。日本稱之為「瑠璃苣」，除了當成一種香藥草，作為湯品或沙拉的配料，自古以來就作為藥用。

尤其被認為具有強身的效果，相傳在歐洲中世紀，騎士上戰場之前會飲用琉璃苣的花草茶來增加鬥志。這個效果已實際獲得科學證實。其藥效在現代也獲得認可，並用於憂鬱症的治療等。

以低溫壓榨法從琉璃苣的種子提取出的油就是琉璃苣油。現在主要作為基底油或營養補充品使用。

最大的特徵是含有16～23%的γ-次亞麻油酸，它也是母乳中所含有的必需脂肪酸之一。這個含有率是植物油當中最高的，是同樣富含γ-次亞麻油酸的月見草油的兩倍之多。由於γ-次亞麻油酸對於異位性皮膚炎以及過敏症狀非常有效，目前正持續進行琉璃苣油的相關研究。

DATA

名稱　琉璃苣油、琉璃苣籽油

使用部位　種子

提取方法　低溫壓榨法

香氣　青草般的獨特香氣

顏色　幾乎無色～淡黃色

使用方法　美容、藥用

期望功效　治療傷口、保濕、抗發炎、防止老化、緩和過敏性及異位性皮膚炎、調整荷爾蒙、美膚、抗憂鬱、改善血液循環、強身等

特徵

具有青草般的獨特香氣和稍強的黏性。最大的特徵是含有20%以上必需脂肪酸之一的γ-次亞麻油酸，但另一方面也因此具有不穩定、容易被破壞的特性，非常容易氧化。建議添加小麥胚芽油當成抗氧化劑，並裝入玻璃遮光瓶、放進冰箱冷藏，盡早使用完畢。

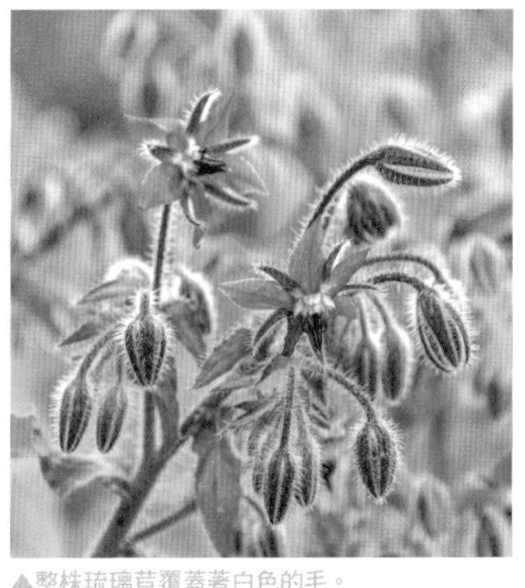

▲整株琉璃苣覆蓋著白色的毛。

主要成分

・亞麻油酸　・γ-次亞麻油酸　・油酸
・棕櫚酸　・維生素A　・維生素D

功效

美膚效果

γ-次亞麻油酸有助於增加肌膚的含水量，改善乾燥和發炎等。

改善異位性皮膚炎＆過敏症狀

γ-次亞麻油酸的作用可望減輕異位性皮膚炎等皮膚的發炎症狀。

調整荷爾蒙平衡

γ-次亞麻油酸可以調整女性荷爾蒙平衡，對於緩和PMS（經前症候群）、生理痛、更年期症候群等女性特有症狀的效果可期。

▼製油原料的種子。

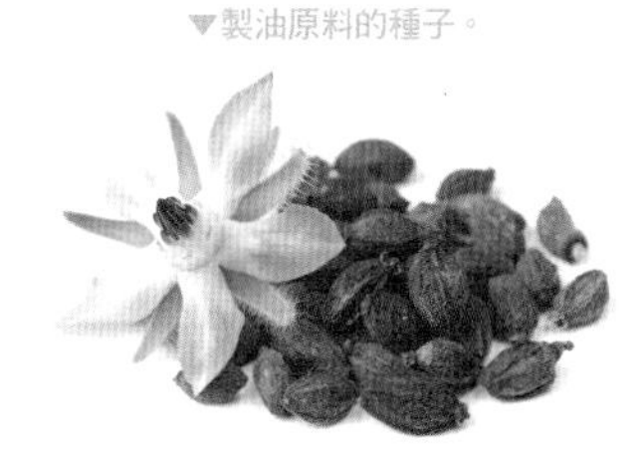

使用方法

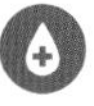

作為痘痘用的美容油

洗臉後，取少量琉璃苣油塗在痘痘或粉刺等特別感覺發炎的部位，γ-次亞麻油酸的作用能修復發炎部分，可作為保濕、保護用的美容油使用。

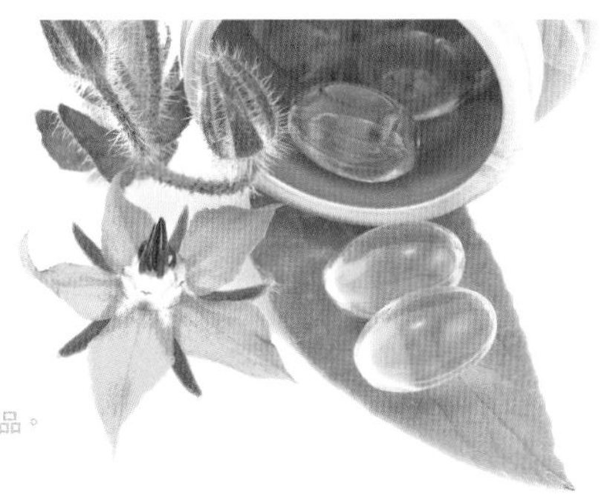

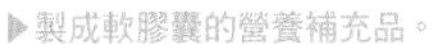

▶製成軟膠囊的營養補充品。

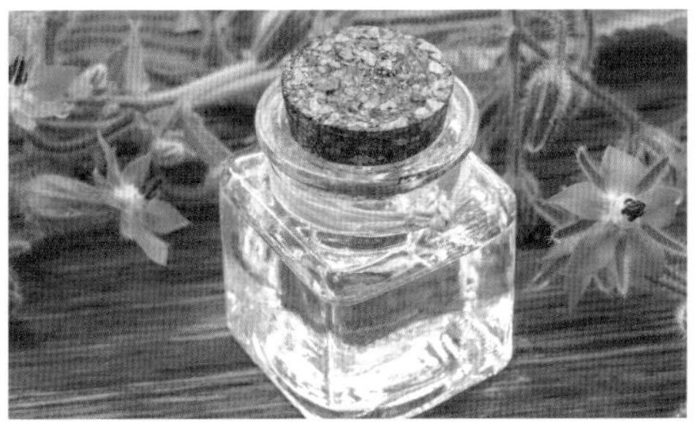

▲幾乎是透明的琉璃苣油。

作為營養補充品

有助於改善肌膚問題及女性特有症狀。需遵守使用方法服用。

作為按摩油

黏性稍強，因此添加10～20%比例左右在荷荷芭油等其他基底油內，會更容易使用。除了保濕效果和美膚效果，放鬆作用和強身作用等也效果可期。

Macadamia Nut Oil
澳洲胡桃油

棕櫚油酸含量高！最適合抗老保養的油

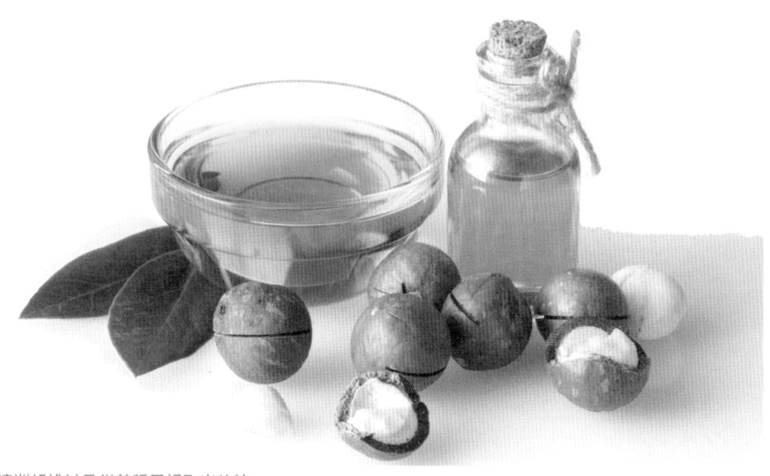

▲帶殼的澳洲胡桃以及從其種子提取出的油。

澳洲胡桃樹是原產自澳洲的山龍眼科常綠樹。它的殼果（堅果）稱為澳洲堅果，主要作為甜點的材料使用。

澳洲堅果整體約有75％是脂肪，壓榨澳洲堅果而來的油就是澳洲胡桃油。帶有淡淡的堅果香與自然的甘甜味，除了作為食用以外，由於滲透性高，甚至又被稱為「消失看不見的油（vanishing oil）」，作為按摩基底油相當受歡迎。

此外，又有「年輕脂肪酸」的別名。高抗氧化作用、豐富的營養素，再加上滲透性高等因素，抗老保養方面特別值得期待而受到矚目。

DATA

名稱　澳洲胡桃油、澳洲堅果油、夏威夷堅果油、夏威夷果油
使用部位　果實
提取方法　低溫壓榨法、壓榨法
香氣　淡淡的堅果香（未精製）、無香（精製）
顏色　黃色（未精製）、無色（精製）
使用方法　美容、食用
期望功效　保濕、軟化皮膚、治療傷口、鎮靜、軟便、美膚、改善血液循環、預防糖尿病、預防腦中風等

特徵

帶有淡淡的堅果香和獨特的甘甜味，抗氧化且耐熱，質感輕盈。最大的特徵是棕櫚油酸含有率高，滲透性非常高。

使用方法

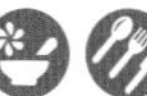

效果感受最明顯的方法是直接塗抹在肌膚上。除了能直接單獨使用於全身，也能作為護手霜。

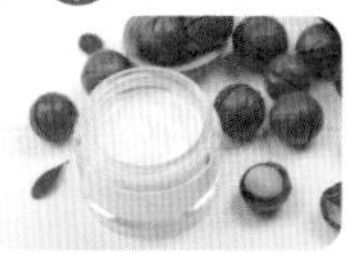

▲能滋潤乾燥的肌膚。

Mustard Oil

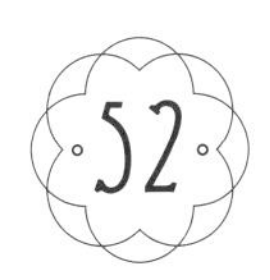

芥子油

辛辣刺激為一大特徵的印度傳統油

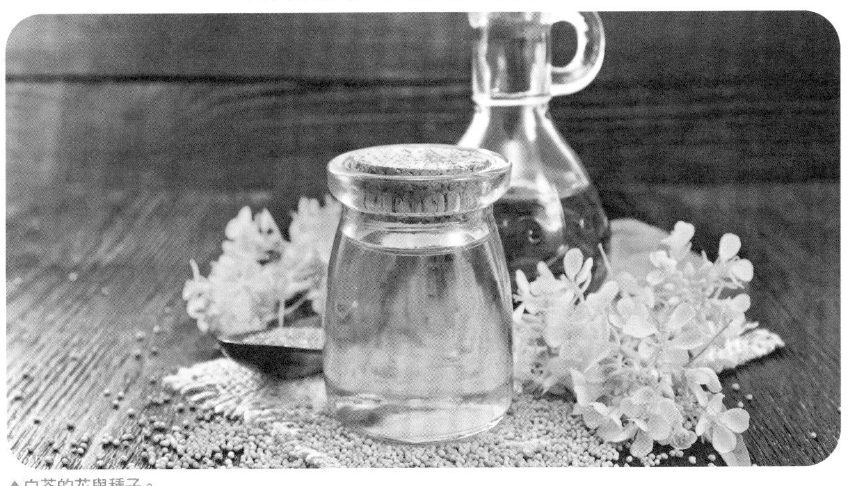

▲白芥的花與種子。

芥菜和白芥是十字花科植物。它們的種子和粉末是芥末的原料，在世界各地有許多添加香藥草或香料所製成的芥末。

芥菜和白芥的種子約含有30％脂肪，壓榨種子而來的油就是芥子油。是印度及尼泊爾、孟加拉等地的傳統油品，自古以來就將它獨特的刺激風味活用於家庭料理中。

除此之外，印度的傳統醫學「阿育吠陀」也將它用來按摩，以鎮靜身心。不過由於芥酸的含有率高，在歐美並不作為食用。

特徵

具有芥末獨特的辣味與風味，顏色為黃色～棕色。雖然不容易氧化，但因芥酸的濃度高達42%，在歐美是作為按摩油使用。

使用方法

以芥子油按摩頭皮，不僅可促進毛髮生長，還有助於預防白髮及掉髮。

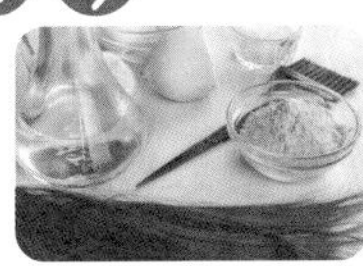

▲維持秀髮與頭皮健康。

DATA

名稱　芥子油、芥末油

使用部位　種子

提取方法　低溫壓榨法

香氣　獨特的刺激氣味

顏色　黃色～棕色

使用方法　食用、美容、藥用

期望功效　抗氧化、抗菌、抗發炎、治療傷口、止痛、止癢、養髮、促進消化、改善血液循環、保濕、預防牙齦炎及牙周病、改善鼻炎

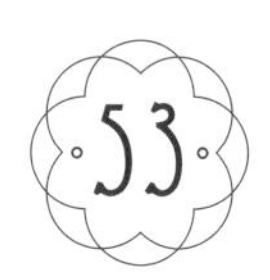

Mango Butter
芒果脂

潤膚效果優異、使用方便的油脂

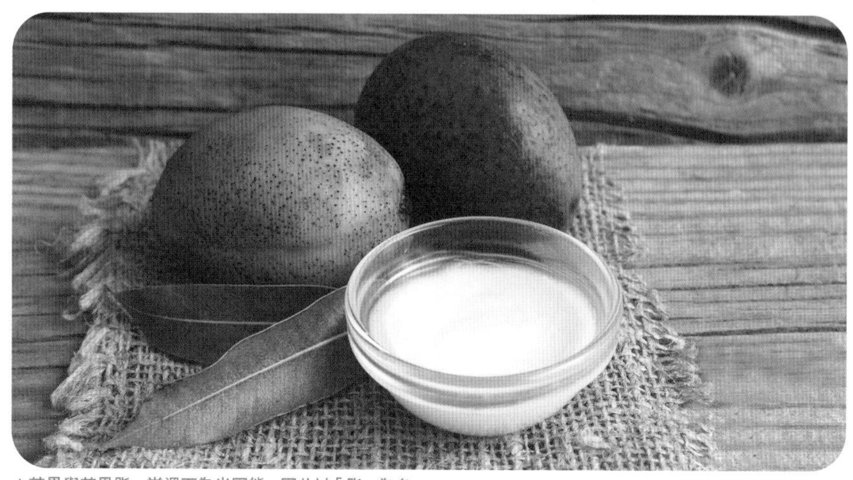

▲芒果與芒果脂。常溫下為半固態，因此以「脂」為名。

芒果是代表性的熱帶水果，屬於漆樹科常綠喬木，約4000年以前起就栽種於緬甸與印度的邊界地區。佛教中視之為「神聖的樹木」，印度教則視之為支配萬物的神「生主（Prajapati）」的化身。在中國，會將芒果的果實曬乾後作為藥材，稱為「檬果」，用於止咳、胃弱及利尿作用等。

芒果脂是以低溫壓榨法從芒果種子提取的油脂，熔點約為31℃，接觸肌膚就會自然熔解，迅速被吸收並滲透至肌膚。和乳油木果油非常類似，但特徵是比乳油木果油稍硬，且摸起來有顆粒感。油酸和硬脂酸含量豐富，軟化肌膚的潤膚作用及保濕力優異，因此最適合用來保養硬化的角質。此外，芒果脂含有名為芒果苷的天然多酚，具抗發炎和抗氧化作用，也有助於抗老保養。

溫和低刺激，肌膚敏感的人也能使用，但漆樹過敏的人應避免使用。

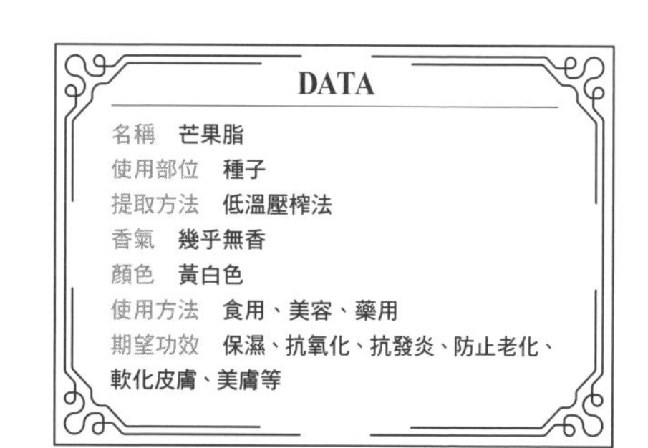

DATA

名稱　芒果脂
使用部位　種子
提取方法　低溫壓榨法
香氣　幾乎無香
顏色　黃白色
使用方法　食用、美容、藥用
期望功效　保濕、抗氧化、抗發炎、防止老化、軟化皮膚、美膚等

特徵

主要成分為油酸、硬脂酸和棕櫚酸的淡黃色油脂，不容易氧化。不黏膩、容易滲透至肌膚，因此使用方便也是它的特徵。此外，肉桂酸化合物能吸收紫外線B，因此防曬效果可期。

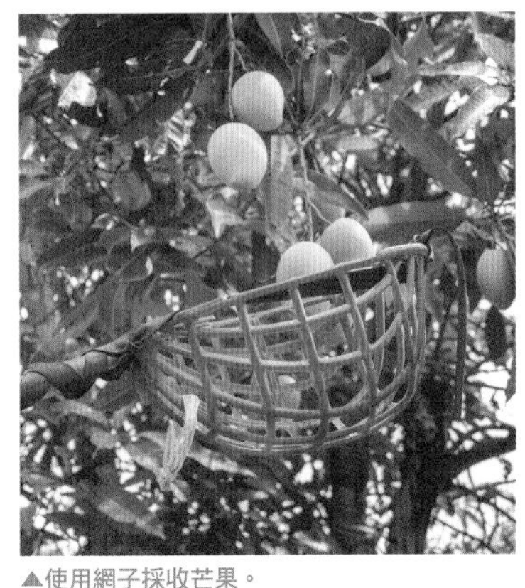

▲使用網子採收芒果。

主要成分

・油酸　・硬脂酸　・棕櫚酸
・維生素A　・維生素C　・維生素E

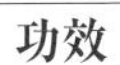

功效

軟化皮膚效果

具有抑制皮膚的水分蒸發、軟化肌膚的效果。

淡化細紋

芒果苷淡化細紋的效果可期。

防止紫外線傷害

能有效防止造成黑斑的紫外線B之傷害。當成防曬霜塗抹，能曬出漂亮的膚色。

▼芒果的剖面。

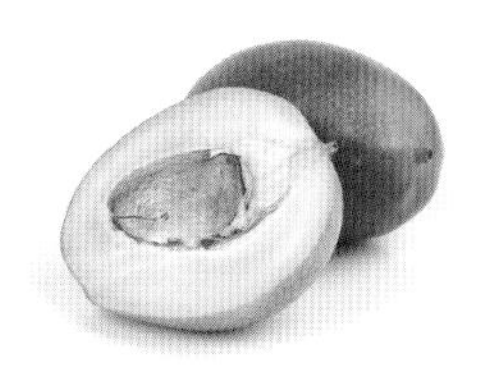

使用方法

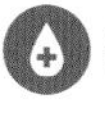

製成砂糖磨砂膏

將芒果油脂和粗砂糖充分混合後就成了磨砂膏。取少量在手上，以畫圓的方式輕輕塗抹於乾燥的皮膚上，再用溫水沖洗乾淨即可。具有去除老化的角質和保濕的效果。由於每天使用磨砂膏會對皮膚造成負擔，建議每週使用1～2次。

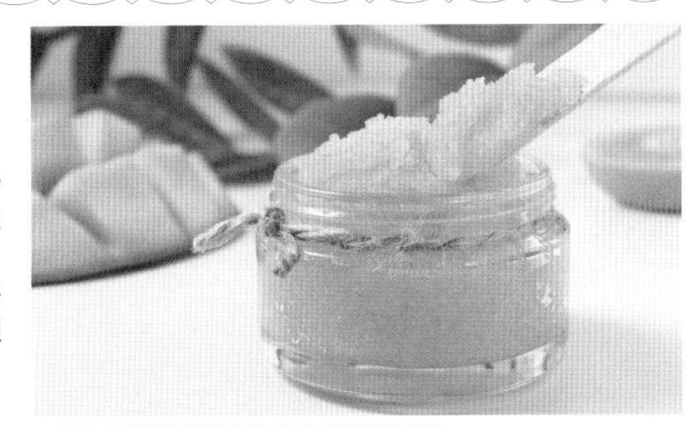

▲混合芒果脂與砂糖製成的手工磨砂膏。

▲添加芒果脂製成的手工皂。

製作手工皂

由於具有優異的保濕效果，使用後肌膚會感覺滋潤且溫和。不僅適合秋冬季節，在因紫外線或空調引起皮膚乾燥的夏季也推薦使用。由於芒果油脂質地柔軟，通常會搭配椰子油、棕櫚油或乳木果油等油製作。可惜芒果油脂本身並沒有芒果的香甜味，因此可以滴入幾滴精油來製成喜歡的香味。

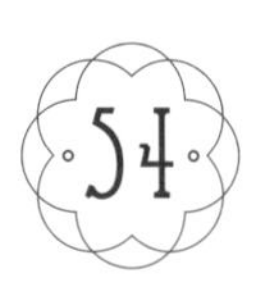

Milk Thistle Oil

水飛薊籽油

作為藥用香草大受歡迎、排毒效果可期的油

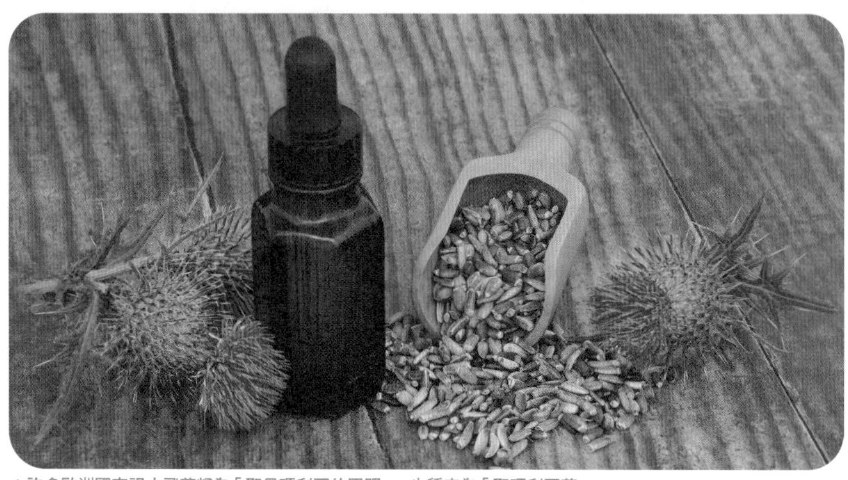

▲許多歐洲國家視水飛薊籽為「聖母瑪利亞的恩賜」，也稱它為「聖瑪利亞薊」。

水飛薊是原產於南歐到亞洲的菊科植物，因葉片上有像潑灑到牛奶的白色斑紋，故英文名為「milk thistle（乳薊）」。嫩葉和去皮的莖可以作為蔬菜食用，果實則可作為藥草茶飲用。

種子裡含有一種名為水飛薊素的成分，具有再生肝細胞的功能，在歐洲，從2000年以前以來，就將它當成民間藥用來治療肝病。此外，被毒蛇咬傷和毒菇中毒時，也用它來解毒。現在作為保護肝功能的營養補充品，受到許多飲酒人士的歡迎。

雖然水飛薊籽油不常於市場上流通，但由於水飛薊素有抗氧化作用，具有增加真皮的膠原蛋白、改善肌膚的皺紋與彈性的功能，因此作為化妝品的添加成分備受矚目。此外，由於具有抗菌和抗發炎作用，尤其推薦給有粉刺、酒糟及濕疹等煩惱的人。塗抹油與營養補充品並用，效果更加值得期待。

DATA

名稱　水飛薊籽油、乳薊籽油
使用部位　種子
提取方法　低溫壓榨法
香氣　淡淡的香氣
顏色　黃色
使用方法　食用、美容、藥用
期望功效　改善肝功能、預防糖尿病、改善消化不良、保濕、抗氧化、抗菌、抗發炎、美膚等

特徵

最大的特徵是含有一種名為水飛薊的類黃酮（多酚的一種）。它能提升肝臟內的穀胱甘肽值，並活化解毒酵素的生成，因此不僅能提升肝功能，美膚效果也值得期待。此外，也有助於改善糖尿病和消化不良。

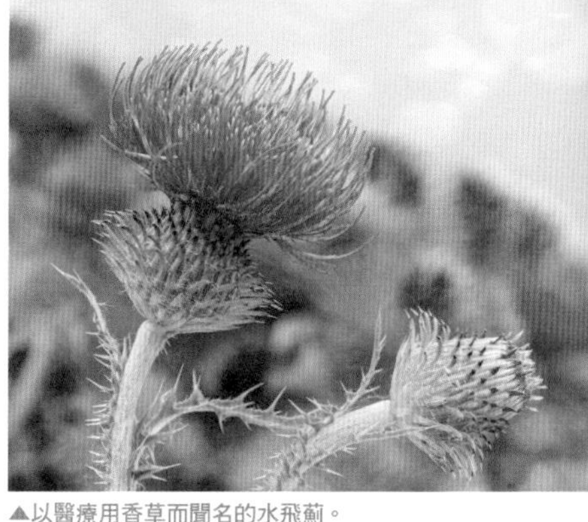

▲以醫療用香草而聞名的水飛薊。

主要成分

・油酸　・棕櫚酸　・維生素E
・亞麻油酸　・維生素C

功效

❖ 肌膚再生效果

有助於燙傷及刀傷、搔癢及濕疹等的皮膚再生。

❖ 美膚效果

由於可促進穀胱甘肽生成，故能有效預防及改善黑斑。

❖ 輔助肝功能

口服能促進肝細胞修復及保護肝細胞，還有助於預防因乙醯胺酚等所引起的藥物性肝炎。

▼能從小小的種子裡榨油。

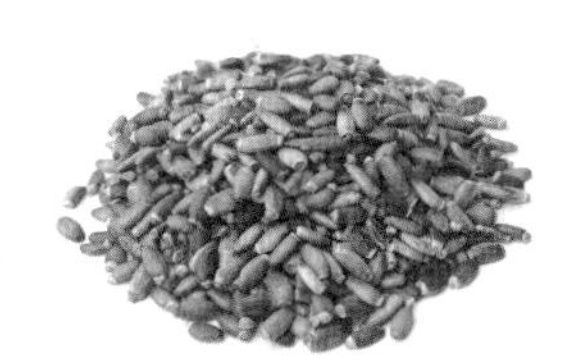

使用方法

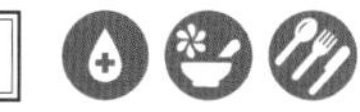

❖ 當成營養補充品

含有水飛薊萃取物的營養補充品，具有提升肝功能、促進膽汁分泌的效果，可望幫助改善酒精性肝臟損傷、肝炎、肝硬化等肝臟疾病。還能促進在體內合成的抗氧化物質：穀胱甘肽的生成，並具有抑制活性氧的作用，因此有助於預防動脈硬化和糖尿病等生活習慣病。

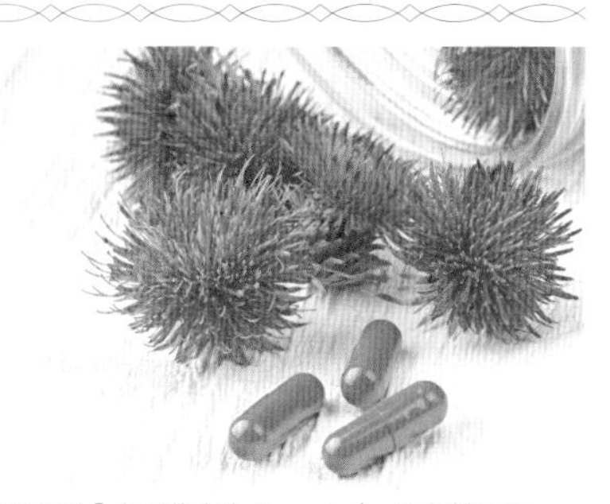

▲也有很多商品是以「水飛薊素（silymarin）」的名稱販售。

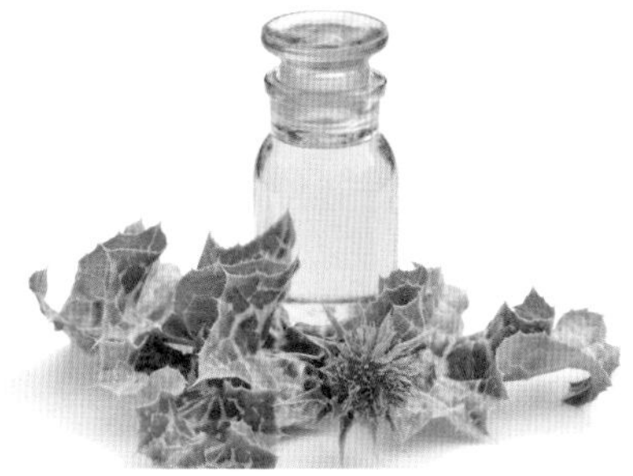

▲和其他基底油的搭配性良好，容易混合。

❖ 保養肌膚

要使用在全臉時，建議混合橄欖油或杏仁油等油品使用。適合用於保濕乳霜、美容液或防曬乳等各種化妝品用途。

❖ 護髮

可保護頭皮和秀髮，阻絕紫外線傷害和環境汙染物。此外，具有改善細胞再生的功能，能有效促進毛髮生長、預防掉髮。

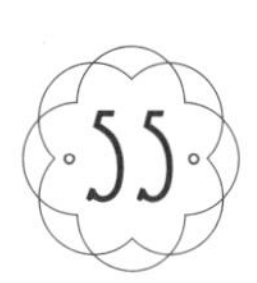

Cottonseed Oil

棉籽油

維生素E含量豐富的高級食用油

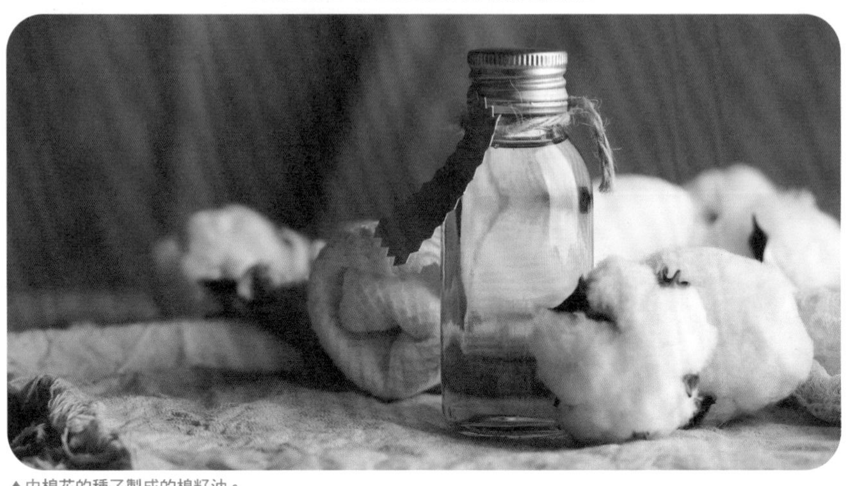

▲由棉花的種子製成的棉籽油。

棉（cotton）原產於世界各地的熱帶及亞熱帶地區，為錦葵科棉花屬的多年生草本植物，種類大約有40種。從被纖維包裹的種子裡，能取得衣物的原料「木綿（cotton）」，在數千年前的印度河文明時代就已經有栽種，是一種歷史悠久的植物。

種子含有約25％的油分，從當中提取的油就是棉籽油。雖然一般家庭中並不是很常見，但由於便宜又沒有特殊風味，以及抗氧化且耐加熱這些優點，除了用於製作肥皂、乳霜等化妝品、潤滑劑及去光水、沙拉油，因加熱後即使冷卻也不容易走味，也於世界各地作為罐頭、冷凍食品、美乃滋、人造奶油加工食品等各種商品的原料使用。此外，風味高雅且味道溫和，飯店或高級餐廳等地方也有使用。

另外，關於棉籽油的提取方法，幾乎所有的產品都是以高溫壓榨法或溶劑萃取法提取油分之後，再進行高度精製，因此建議盡可能仔細確認、選用品質優良的產品。

DATA

名稱　棉籽油
使用部位　種子
提取方法　壓榨法、溶劑萃取法、低溫壓榨法
香氣　幾乎無香
顏色　淡黃色
使用方法　食用、工業用
期望功效　抗氧化、防止老化、調整荷爾蒙平衡、美膚、改善血液循環、預防生活習慣病、消除疲勞等

特徵

特徵是幾乎無香且沒有特殊風味、富含維生素E，因此不容易氧化。發煙點約為230℃，也耐加熱烹調。然而，幾乎所有製品都是以高溫壓榨法或溶劑萃取法提取油分後，再進行高度精製，可能導致營養成分流失或含有有害物質，甚至可能使用基因改造的品種作為原料。此外，棉還含有一種名為棉酚的成分，被認為是造成睪丸毒性及溶血性貧血的原因，而且會增加生活習慣病風險的亞麻油酸含有率也高。不過，適量的話就沒有問題，因此應避免每天攝取或攝取過量，注意適量使用。

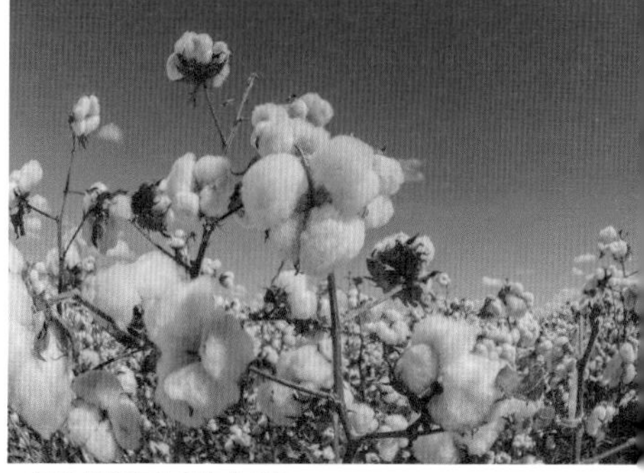

▲棉的果實又被稱為「棉鈴」。

主要成分

・亞麻油酸　・棕櫚酸　・油酸
・維生素E　・維生素K　・膽鹼

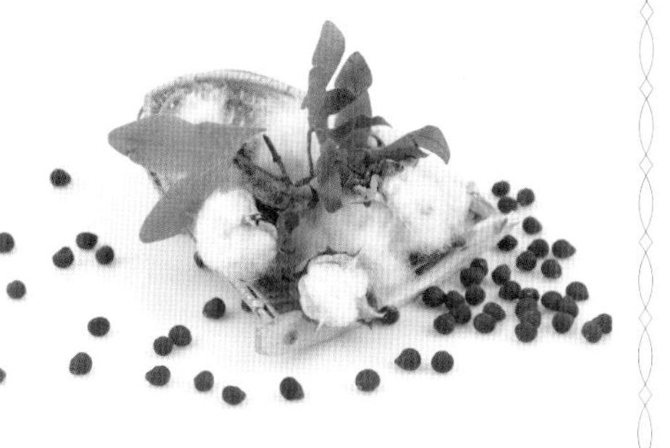

▲被棉絮覆蓋的種子。

功效

❁ 消除疲勞效果

二十八烷醇是一種植物蠟，具有增強運動功能的作用，消除疲勞的效果可期。

❁ 調整荷爾蒙平衡作用

維生素E能調整女性荷爾蒙平衡，可望改善生理痛、生理不順及PMS（經前症候群）。

❁ 改善血液循環

維生素E能使微血管擴張、促進血液循環，有助於緩和手腳冰冷、肩頸痠痛、頭痛等因血液循環不良引起的症狀。

使用方法

❁ 為各種料理提味

相較於其他油清爽且無特殊風味，因此不只生食，從烘焙點心到油炸食品都能使用，用途廣泛。風味高雅而且味道溫和也是它的特徵，用來為日常的料理提味，能使風味更上一層。此外，清爽不油膩，油炸後很酥脆，因此天婦羅專賣店、高級日本料理店、高級餐廳也有使用。亦推薦作為沙拉醬的材料。

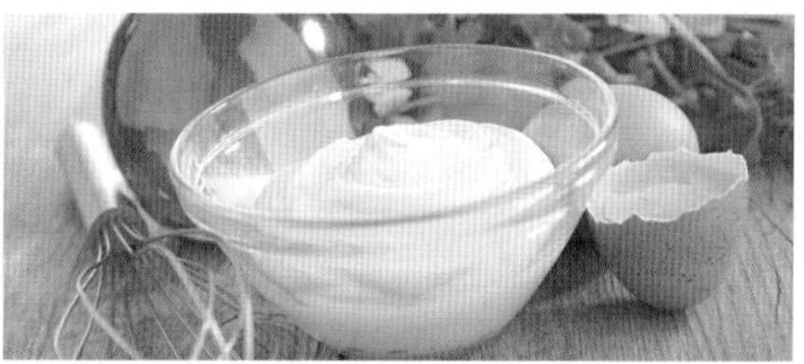

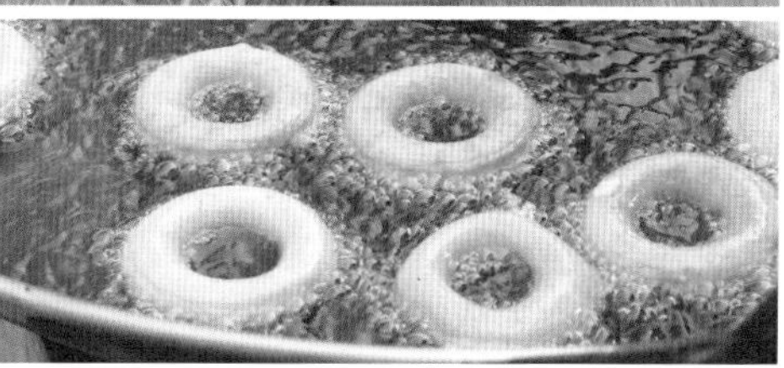

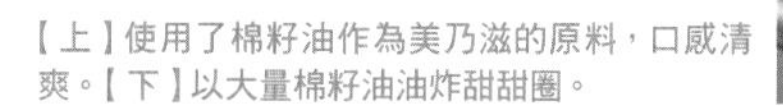

【上】使用了棉籽油作為美乃滋的原料，口感清爽。【下】以大量棉籽油油炸甜甜圈。

Moringa Oil
辣木油

取自超級食物，美膚效果高的高級油

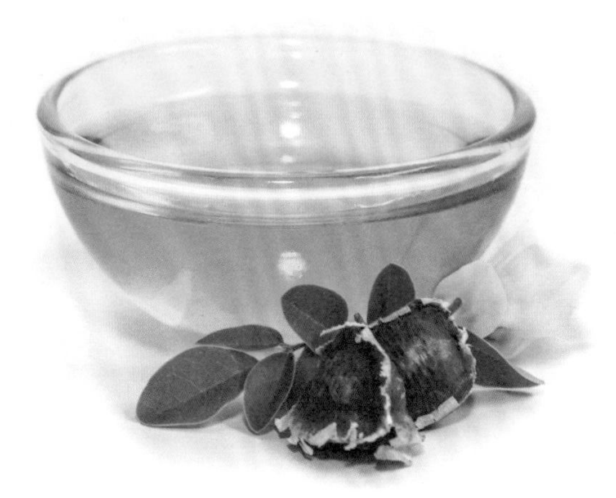

▲具有高營養價值的辣木，甚至被稱為「奇蹟之樹」。

辣木（山葵木）原產於印度西北部的喜馬拉雅山脈，是一種栽種於熱帶和亞熱帶地區的樹木。除了作為蔬菜食用，在印度傳統醫學「阿育吠陀」中，也將它當成具有各種功效的藥草使用。此外，由於富含均衡的營養成分，亦被視為超級食物而受到矚目。

從辣木種子榨的油，古埃及的埃及豔后也愛用，自古以來在原產地及歐洲就作為化妝用的高級油使用。

現在雖然也作為食用和有機燃料使用，不過由於抗氧化作用特別高且美容效果可期，因此多用於高級化妝品及護髮產品。

DATA

名稱　辣木油、辣木籽油
使用部位　種子
提取方法　低溫壓榨法等
香氣　幾乎無香
顏色　淡黃色
使用方法　美容、食用、工業用
期望功效　抗氧化、抗發炎、軟化皮膚、保濕、結痂、抗菌、防止老化、止痛、美髮、美膚等

特徵

幾乎無香且沒有特殊風味，質感輕盈。最大的特徵是含有乳化作用的山崳酸，具有乳化水分和油分、導入肌膚的前導功能。

使用方法

可當成按摩油，用於保濕、抗老保養、緩和粉刺及濕疹，以及改善關節疼痛、腫脹、發炎。

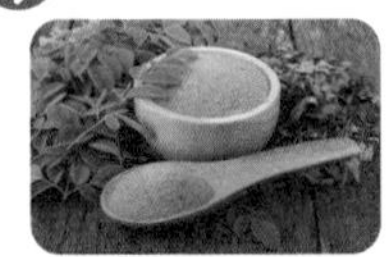

▲葉子磨成的辣木粉。

Raspberry Seed Oil

覆盆莓籽油

防禦紫外線效果優異的天然防曬油

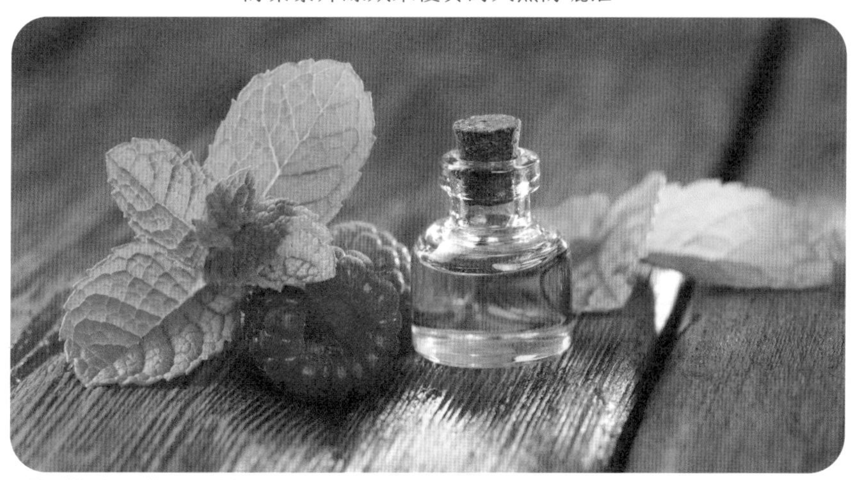

▲覆盆莓籽油並不帶有像果實般的酸甜香氣。

覆盆莓是薔薇科懸鉤子屬灌木，原產自歐洲及北美，現在世界各地有各種不同的栽培品種。果實有絕佳的風味和甜味、酸味，常常使用於果醬、西洋甜點、果汁、酒類等。

覆盆莓籽油是提取自覆盆莓種子的油，提取方法有低溫壓榨法以及溶劑萃取法。有抗氧化作用，以及與人體皮膚不可缺的神經醯胺最接近的成分「覆盆莓神經醯胺」，高美容效果受到期待，除了主要利用於美容方面，由於具有高紫外線吸收效果，因此防曬也效果可期。不過，可能造成油灼傷，使用時必須留意。

特徵

黃色、質感濃稠，帶有如土臭味的獨特氣味。特徵是維生素E的含量為植物油中最高等級，且含有28～50的SPF值（PA++）及覆盆莓神經醯胺等成分。

使用方法

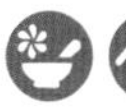

雖然單獨使用也能防曬，但為了防止油灼傷，最好上方再塗一層市售的防曬霜。

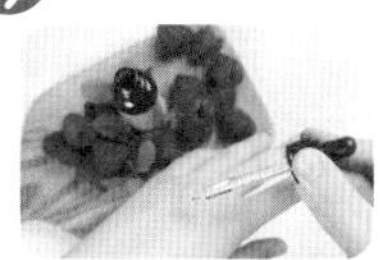

▲對肌膚的負擔小。

DATA

名稱　覆盆莓籽油、覆盆子油
使用部位　種子
提取方法　低溫壓榨法、溶劑萃取法
香氣　獨特的土味及草香
顏色　黃色
使用方法　美容、食用
期望功效　防禦紫外線、抗氧化、防止老化、美膚、保濕、抗發炎等

Rapeseed Oil
菜籽油

和天婦羅是絕配！熟悉的食用油

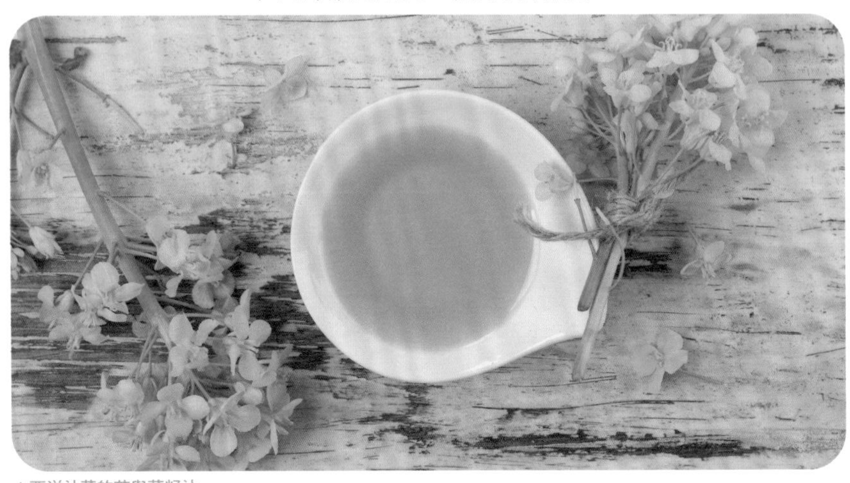

▲西洋油菜的花與菜籽油。

西洋油菜是十字花科植物，原產於北歐到西伯利亞的海岸地帶。由於種子含有約35～40%油脂，自古以來就栽種作為油脂用植物。

目前是僅次於棕櫚油、大豆油，產量位居世界第三的植物油。尤其在日本是產量最多、非常熟悉的油。除了在歷史上，於江戶時代曾用來作為燈火的燃料以外，使用於天婦羅會產生獨特的風味，在日本及東亞地區自古以來就作為食用。

然而，由於含有對人體有害的芥酸及芥子油苷等理由，美國曾經禁止食用。後來經過品種改良，從不含這些有害成分的「canola品種」提取的芥花油（canola oil）就此誕生。

此外，現在的產品多使用溶劑萃取法，並經過高度精製，還可能使用基因改造的原料，因此建議選用以傳統的低溫壓榨法提取、未經過精製的產品。

DATA

名稱　菜籽油、油菜籽油
使用部位　種子
提取方法　低溫壓榨法、溶劑萃取法
香氣　獨特的香氣（未精製）、無香（精製）
顏色　黃色
使用方法　食用
期望功效　降低膽固醇、預防健忘、抗氧化、抗血栓、預防骨質疏鬆症、預防動脈硬化、防止老化等

特徵

除了風味清爽、耐熱不易氧化，也沒有油特有的氣味，因此能廣泛使用於各種料理。不過，有些種類芥酸含量多，可能致癌，或是以溶劑萃取法萃取的高度精製產品，營養成分已流失，還有許多種類是以基因改造的原料製成。最好選用以不含芥酸的品種榨油的產品，或是以傳統低溫壓榨法提取、未經精製的高品質油。

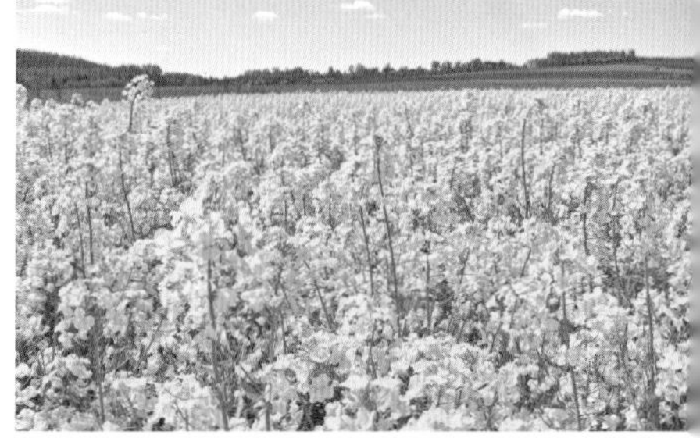

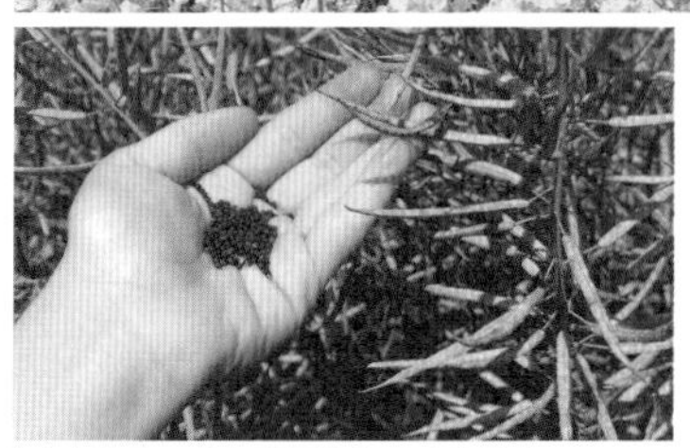

【上】法國西北部諾曼第地區的油菜花田。
【下】可以採收到黑色的種子。

主要成分

·亞麻油酸 ·油酸 ·α-次亞麻油酸
·棕櫚酸 ·芥酸 ·維生素E ·維生素K

功效

降低血膽固醇

高品質的油富含油酸，除了有助於降低血膽固醇、預防血栓，保護心血管、降低心肌炎風險的效果也值得期待。

抗氧化作用

維生素E的抗氧化作用能抑制活性氧的攻擊，預防癌症和生活習慣病的效果值得期待。

強化骨骼

維生素K可幫助鈣質沉積，使骨質強健，進而預防骨折和骨骼疏鬆。

改善血液循環

α-次亞麻油酸可使血液清澈，預防動脈硬化、腦中風、心肌梗塞、高血壓等疾病效果可期。

使用方法

用於多種料理

菜籽油風味清爽，幾乎沒有油特有的氣味，因此即使是怕油膩的人也很容易使用。不僅方便作為沙拉醬，由於加熱也不易氧化，尤其推薦用來炸蔬菜天婦羅等，更能襯托出食材的美味。此外，代替奶油用來製作甜點的話，烤出來的甜點濕潤而美味。

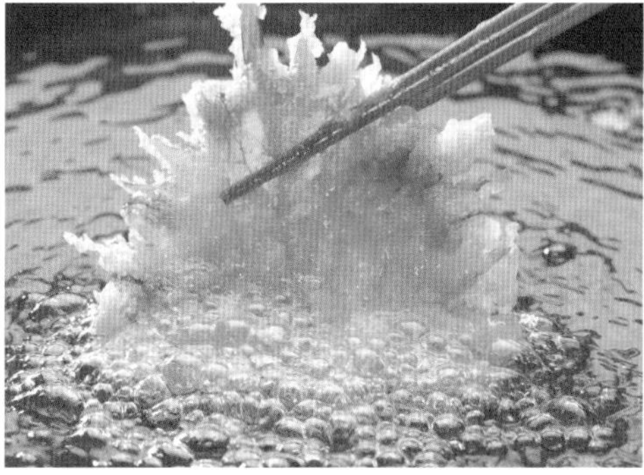

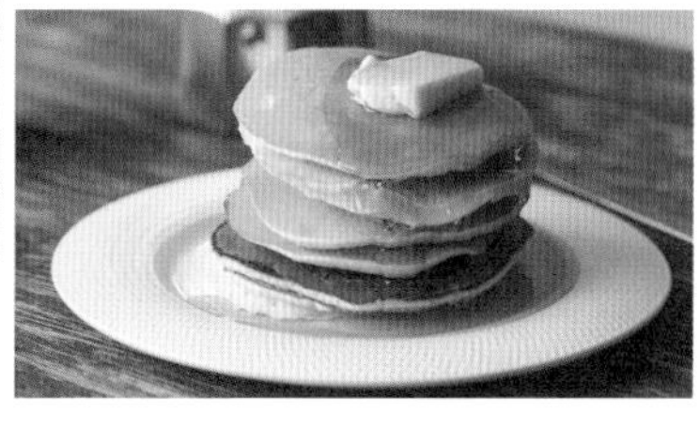

【左】用菜籽油油炸的紫蘇天婦羅。【右】在鬆餅的麵糊裡加入菜籽油烘烤，烤出來的質地會較為濕潤。

Rose Hip Oil
玫瑰果油

維生素C含量豐富，美膚效果可期的油

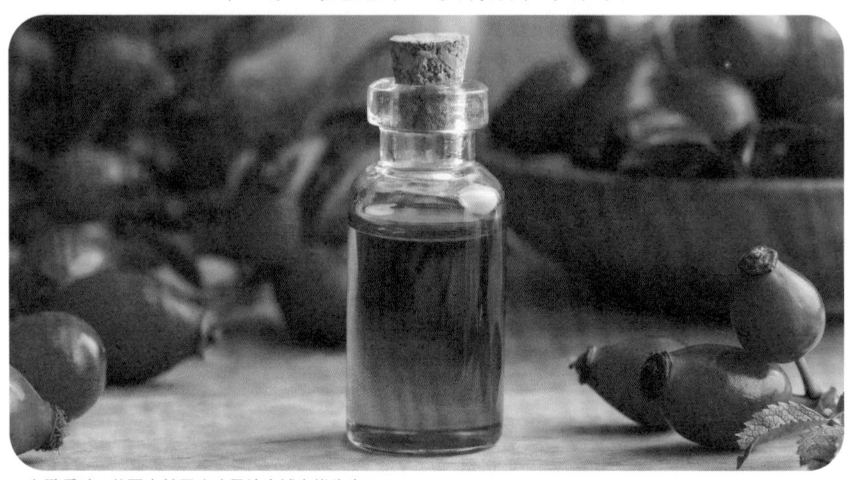

▲在戰爭時，英國也曾用玫瑰果油來補充維生素C。

玫瑰果是指玫瑰花凋謝後所結的果實之總稱，除了富含維生素、礦物質和鈣質等營養素，維生素C含量據說是檸檬的10倍以上，因此也被稱為「維生素C炸彈」。也因此，歐洲自古以來就將它當成藥草使用。此外，雖然玫瑰有很多品種，但生產玫瑰果特別是使用野生在安地斯山脈附近山區的犬薔薇（狗薔薇）。

玫瑰果油是提取自玫瑰果裡被硬殼包裹的種子。除了有將種子烘乾、磨碎後再以低溫壓榨法提取的未精製產品，也有以溶劑萃取法製成的精製產品。兩者之間的成分和特性各異。

和果實一樣含有豐富的營養素，除了在歐洲自古以來就當成治療刀傷、燒燙傷的民間藥使用，也作為食用油使用於果醬等食品。近年來尤其因為它的高美容效果備受期待，也作為面霜的原料等廣泛使用。

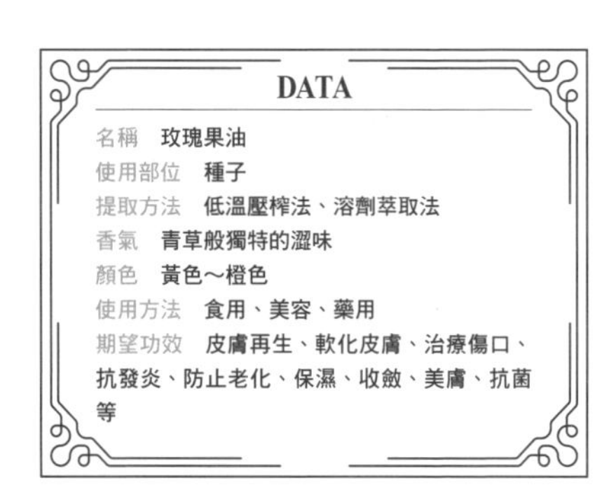

DATA

名稱　玫瑰果油
使用部位　種子
提取方法　低溫壓榨法、溶劑萃取法
香氣　青草般獨特的澀味
顏色　黃色～橙色
使用方法　食用、美容、藥用
期望功效　皮膚再生、軟化皮膚、治療傷口、抗發炎、防止老化、保濕、收斂、美膚、抗菌等

特徵

帶有類似植物澀味的獨特香氣，受到果實中所含有的類胡蘿蔔素影響而呈淡紅色。雖然含有豐富的維生素C等營養成分，但缺點是非常容易氧化。

主要成分

・亞麻油酸　・α-次亞麻油酸　・油酸
・棕櫚酸　・維生素C　・β-胡蘿蔔素（維生素A）

▲犬薔薇為高約2～4公尺的灌木，會開出約5公分的粉紅色花朵。

功效

❁ 美膚效果

維生素C可抑制黑色素形成、預防黑斑，促進膠原蛋白生成的效果值得期待。

❁ 抗老化

β-胡蘿蔔素（維生素A）及維生C的作用可改善皺紋，防止肌膚老化的效果可期。

❁ 皮膚再生、治療傷口

亞麻油酸等必需脂肪酸可促進皮膚再生，有助於治癒傷口的疤痕。此外，加速肌膚再生、鎮靜粉刺等發炎的效果可期，有助於維持健康的肌膚。

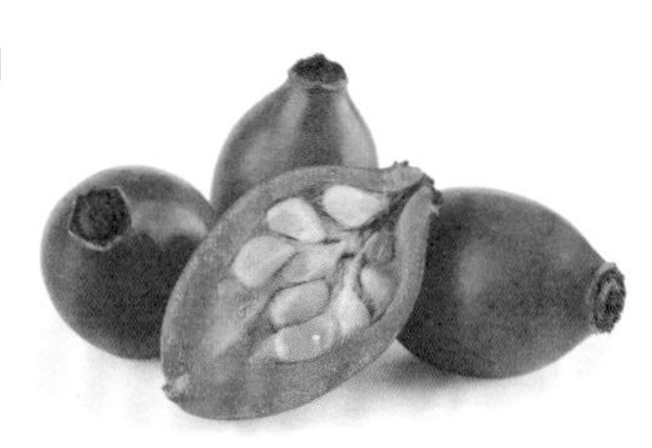

▲玫瑰果略帶酸味，但可以直接生吃。

使用方法

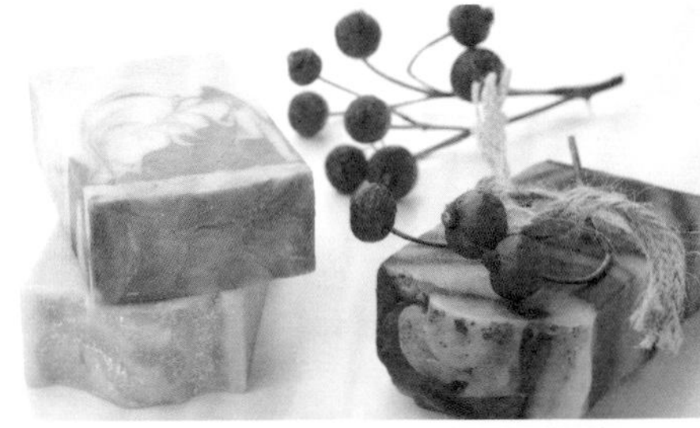

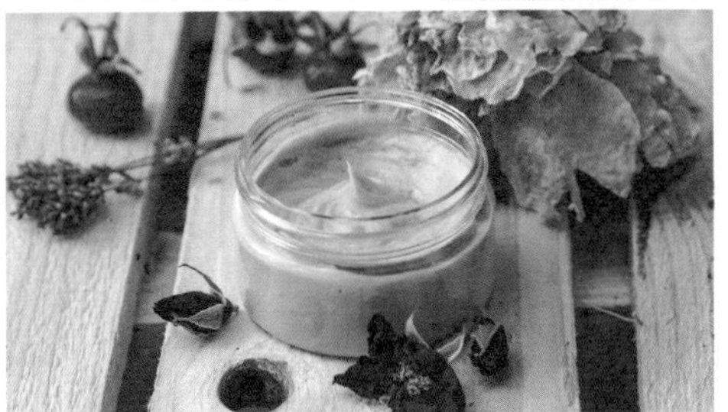

❁ 製作手工皂

用來當成手工皂的材料，能做出富含維生素C的美膚皂。也推薦加入玫瑰礦泥粉或乾燥玫瑰果，將手工皂染成粉紅色。

❁ 臉部按摩

將2、3滴油以指尖溫熱後再按摩臉部，促進肌膚再生，改善粉刺等問題的效果可期。

❁ 作為美容油

也能當成美容油，於臉部保養的最後，滴幾滴在手上，塗抹於有皺紋或乾燥的部位。

【上】外觀也很漂亮的粉紅色手工皂。
【下】添加玫瑰果油與薰衣草製成的身體乳霜。

Laurus Oil
月桂油

也含有精油成分的芳香高級油

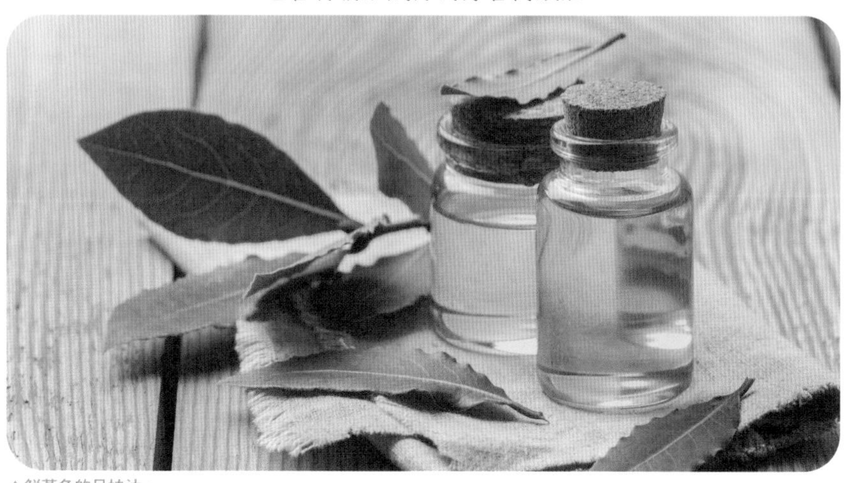

▲鮮黃色的月桂油。

月桂（月桂樹）是原產自地中海沿岸的樟科常綠喬木。氣味芳香的葉子含有桉葉油醇等精油成分，抗菌效果可期，自古以來不僅作為藥草使用，在古希臘還將用嫩枝編成的「月桂冠」，視為勝利和榮耀的象徵。

經乾燥後的葉子稱為「月桂葉（bay leaves）」，除了作為香料使用於料理，從葉子中提取的精油也用於芳香療法等。而黑色的果實中含有30～40％脂肪和約1％精油成分，月桂油就是壓榨果實而來。由於這些精油成分，而帶有辛辣的強烈芳香也是它的特徵。

月桂油主要生產於地中海沿岸及土耳其、敘利亞，但由於只撿拾野生在山林中的月桂樹掉落的果實來榨油，因此收穫量少，被視為寶貴而價格高昂的油。在產地自古以來除了用於藥用以及芳香劑，也當成按摩油、頭皮保養油使用，不過大部分用來作為肥皂的原料。

DATA

名稱　月桂油、月桂果油
使用部位　果實
提取方法　低溫壓榨法
香氣　辛辣的木質香
顏色　深綠色～深黃色
使用方法　美容、藥用
期望功效　抗菌、抗病毒、防腐、美膚、除臭、強身、止痛、預防頭皮屑、保濕、降低膽固醇、抗發炎、提高免疫力、抗氧化、鎮靜等

特徵

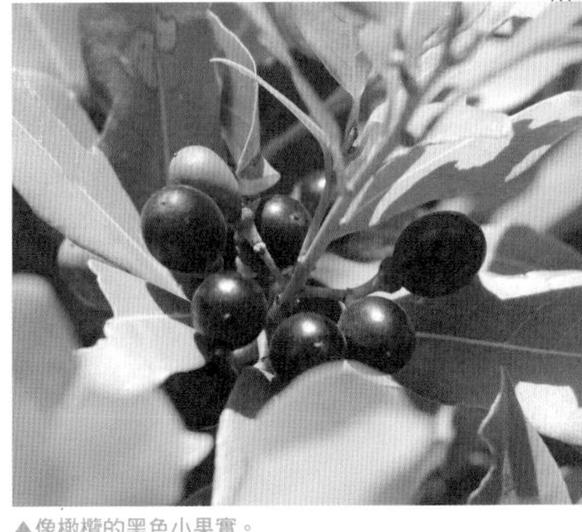
▲像橄欖的黑色小果實。

特徵是呈棕綠色～黃色，帶有來自於β-羅勒烯、桉葉油醇、α-蒎烯等精油成分的辛辣芳香。由於母乳中也含有的月桂酸和精油成分的作用，抗菌效果尤其值得期待。

主要成分

・油酸　・月桂酸　・亞麻油酸
・棕櫚酸　・β-羅勒烯　・桉葉油醇
・α-蒎烯

功效

抗菌、抗病毒效果

月桂酸和精油成分的抗菌、抗病毒作用，消滅入侵體內的細菌和病菌的效果可期。

預防頭皮屑、養髮效果

油酸的保濕效果能預防頭皮乾燥，月桂酸及精油成分對於預防頭皮屑並促進毛髮生長效果可期。

降低膽固醇作用

油酸和亞麻油酸可望預防動脈硬化及心臟疾病。

提升免疫力

月桂酸可望提升免疫力，調節細胞功能。

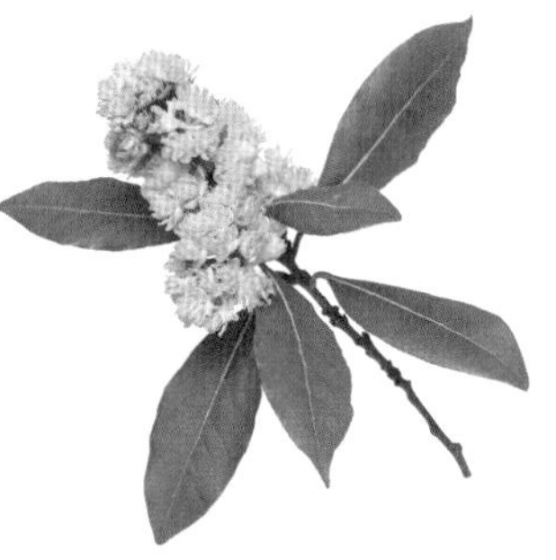
▲月桂樹在春天會開出黃色的花朵。

使用方法

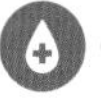

製作萬用手工皂

在橄欖油中添加月桂油製成手工皂，做出來的肥皂香氣濃郁且堅硬。不僅能使用於身體和臉部，也能用來洗頭，有助於防止搔癢和頭皮屑，養成健康的頭皮。此外，當成碗盤用清潔皂使用，可以輕鬆洗去油汙並預防手部乾燥粗糙，也推薦放置於衣櫥裡，防蟲和抗菌效果可期。

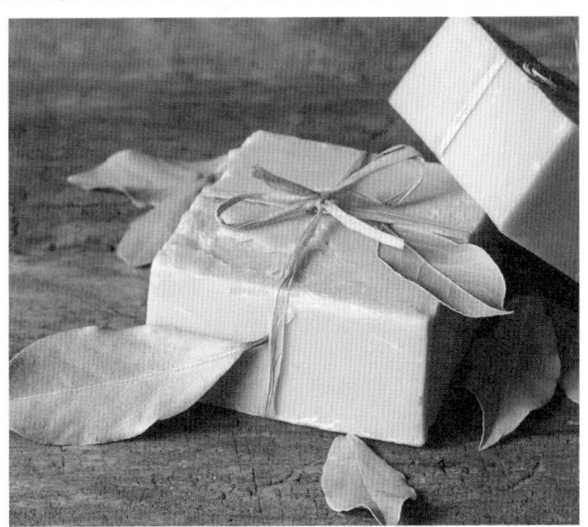
▲以月桂油和橄欖油製成的香皂。月桂油的比例越高，使用起來感覺越清爽。

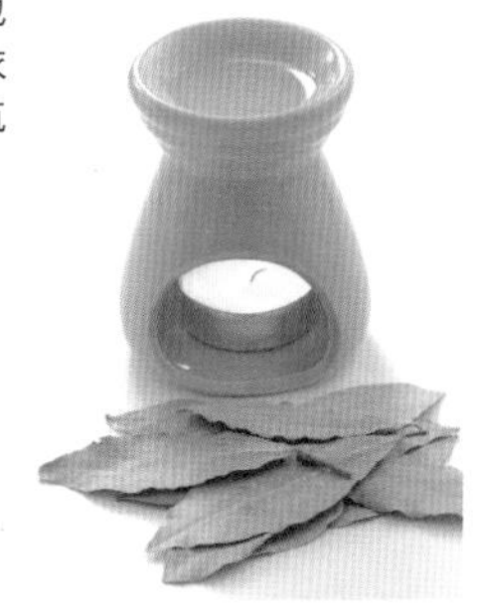
◀月桂油用於香氛也十分受到喜愛。

Column

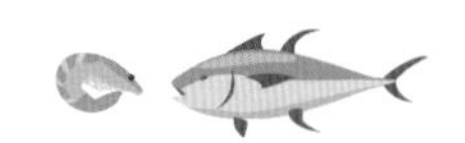

動物性油脂

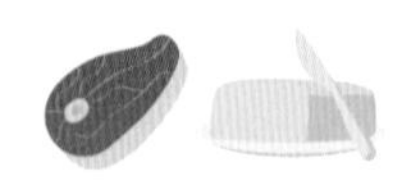

Animal Oil and Fat

魚油

所謂的魚油，是將原料的沙丁魚或秋刀魚等魚類加以熬煮後，從湯汁中分離出來的油。由於含有豐富的不飽和脂肪酸，因此熔點低，在常溫下呈現液態。富含Omega-3脂肪酸的EPA和DHA，作為預防動脈硬化及糖尿病等生活習慣病的營養補充品相當受歡迎。

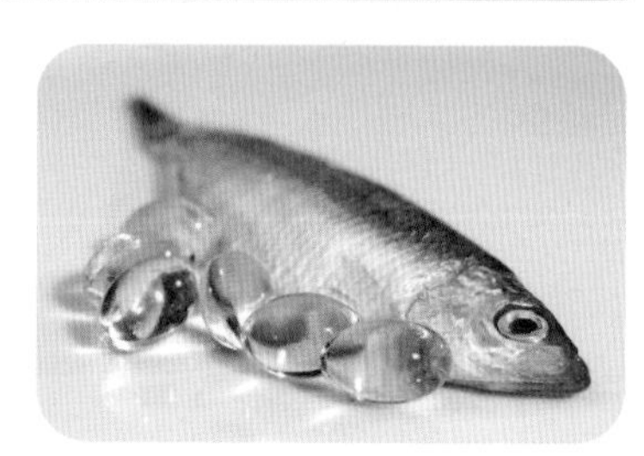

▲沙丁魚與魚油的營養補充品。

DATA

名稱　魚油
原料　沙丁魚、秋刀魚、鯖魚等
顏色　黃色
主要用途　人造奶油和起酥油的原料、營養補充品等
期望功效　生活習慣病用、抗壓力、抗發炎、抗過敏、預防健忘等

主要成分

・棕櫚酸　・硬脂酸
・二十碳五烯酸（EPA）
・二十二碳六烯酸（DHA）

使用方法

用於烹調時，單獨使用魚油的話會有魚腥味，最好使用以檸檬調味過的產品。尤其適合搭配異國風料理。

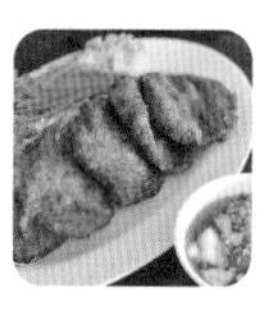

磷蝦油

從一種類似蝦子的甲殼類浮游生物，南極磷蝦中提取的油。南極磷蝦是生活在南極海洋的鯨魚和海豹等生物的能量來源，富含Omega-3脂肪酸和抗氧化成分蝦紅素。與魚油不同，具有容易溶於水的特性，因此人體吸收率很高是其特徵。

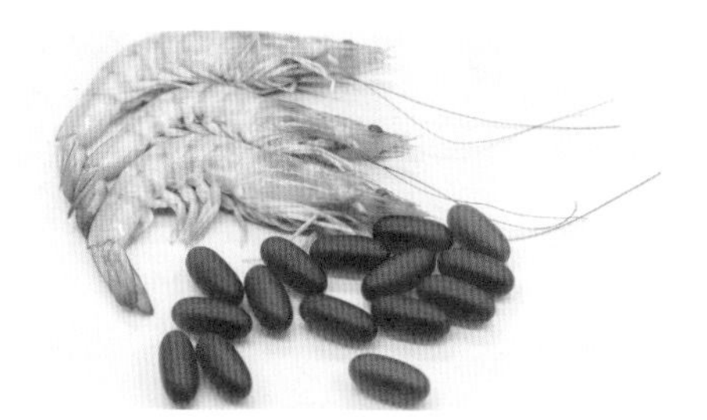

▲富含一種名為蝦紅素的紅色天然色素。

DATA

名稱　磷蝦油
原料　南極磷蝦
顏色　紅色
主要用途　營養補充品
期望功效　生活習慣病用、抗壓力、抗發炎、抗過敏、預防健忘、改善PMS（經前症候群）等

角鯊烷油

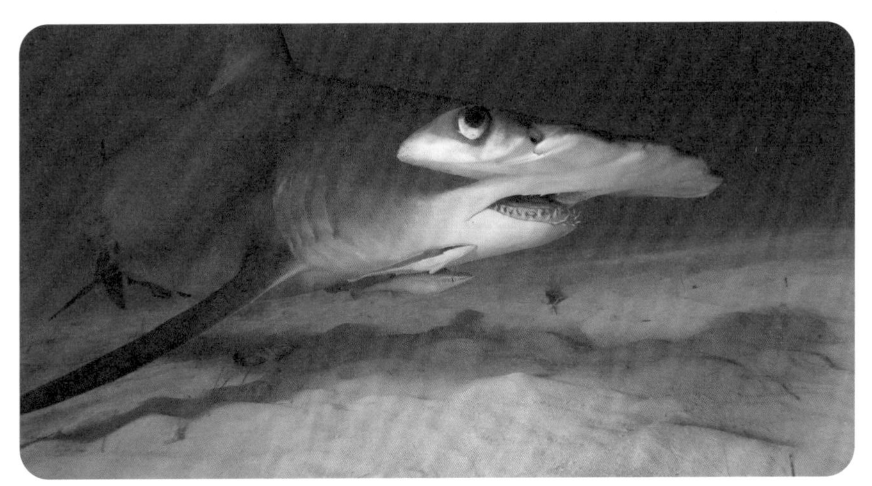

▲鎚頭鯊的特徵是頭部呈鎚子狀。角鯊烯是從各種深海鯊魚的肝臟中取得。

深海鯊魚沒有魚鰾，而是依靠充滿油的大肝臟來保持浮力。肝油裡含量豐富的角鯊烯，是一種不飽和脂肪酸，具有增強免疫反應和促進新陳代謝的效果，故被用來作為疫苗的成分和保健食品。此外，人體的皮脂中也含有角鯊烯，有維持皮膚水分和軟化肌膚的功能。角鯊烷油是將角鯊烯進行氫化作用、使其不易氧化而製成，由於保濕力和皮膚滲透力高、潤膚效果優異，是很受歡迎的美容油。

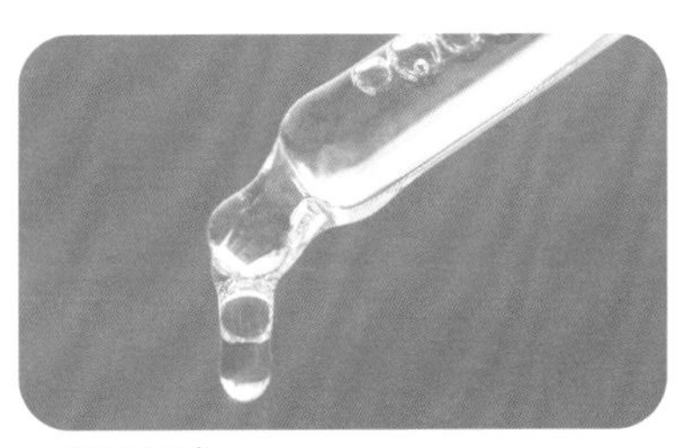

▲清爽不黏膩。

特徵

容易被皮膚吸收，溫和低刺激。也有橄欖油或酪梨油等植物來源的角鯊烷油。

使用方法

以化妝水滋潤全臉後，滴幾滴在手心，輕輕塗抹至全臉。各種膚質都能使用。

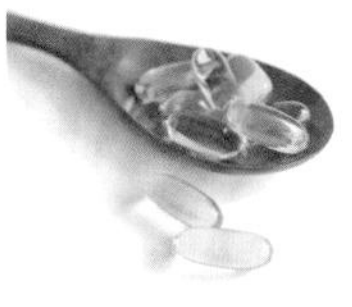

▲角鯊烷油的營養補充品。

DATA

名稱　角鯊烷油
原料　深海鯊魚的肝臟
顏色　透明無色
主要用途　疫苗、營養補充品、化妝品等
期望功效　促進新陳代謝、提升免疫力、改善肝功能、抗氧化、保濕、軟化皮膚、美膚、防止老化等

印度酥油

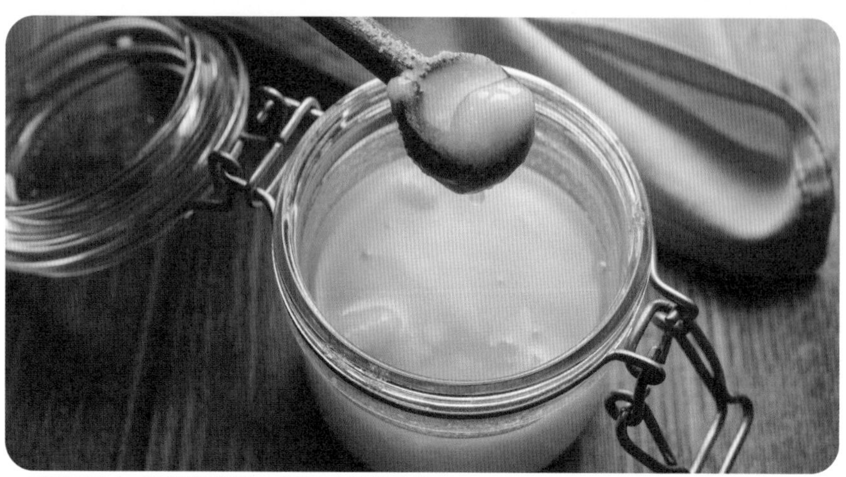

▲在阿育吠陀中，印度酥油被視為各種油裡「最純淨的油」。

印度酥油是一種起源於印度的奶油，是將稱為「Makhan」的發酵無鹽奶油煮融，再去除沉澱物而製成，自古以來就使用於阿育吠陀及宗教儀式。特徵是具有獨特的香氣，不易腐敗，可以常溫保存。相較於奶油，Omega-6亞麻油酸的含量少，而含有較多不容易轉換成脂肪的中鏈脂肪酸。此外，由於富含乳製品特有的成分酪酸，因此增加雙歧桿菌等益生菌和免疫細胞的效果可期。脂溶性維生素也含量豐富，是一種健康且萬用的油。

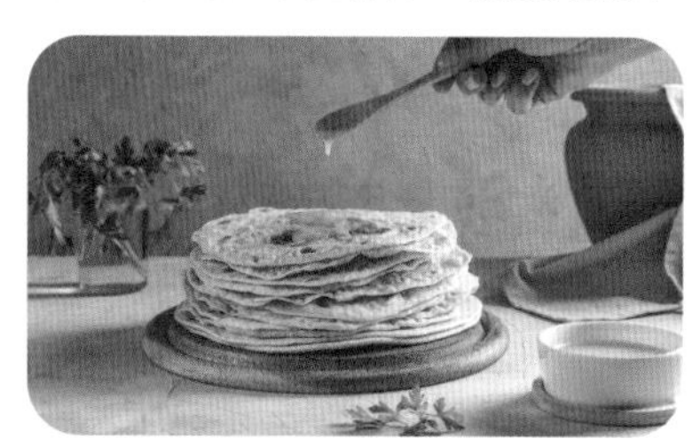

▲在薄餅上塗抹酥油。

特徵

帶有獨特的香氣。由於經過加熱處理，去除了酪蛋白和乳糖，因此乳糖不耐症的人也可以食用。

使用方法

除了作為烹調用油，也可以當成美容油或按摩油。具有抗發炎作用，因此也可以作為外用藥使用。

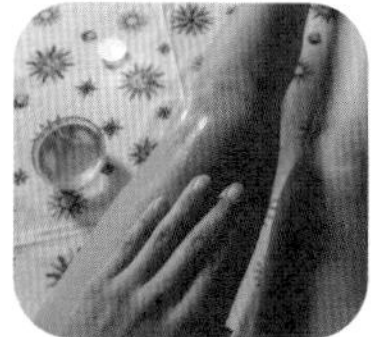

▲輕輕地塗抹於疼痛的部位。

DATA

名稱　印度酥油
原料　奶油
顏色　黃色
主要用途　烹調用油、外用藥、化妝品等
期望功效　瘦身、提升免疫力、改善消化功能、改善眼睛疲勞、消除便祕、抗氧化、抗發炎、滋補養身、保濕、治療傷口、美膚等

馬油

是以馬的皮下脂肪為原料的動物性油。起源並沒有定論，但在5～6世紀左右的中國醫學書籍《名醫別錄》中，記載了馬油的使用方法，由此可知，自古以來就將它當成皮膚疾病的外用藥使用。主要成分為油酸，也含有豐富的亞麻油酸及α-次亞麻油酸，皮膚滲透性和潤膚效果可期。

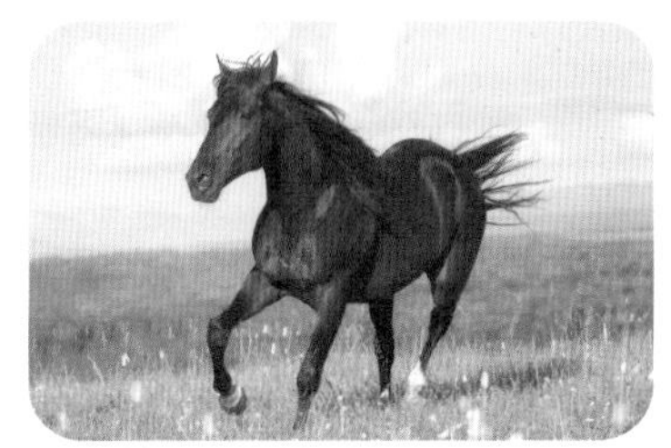
▲可由鬃毛取得優質的脂肪。

DATA

名稱　馬油
原料　馬的脂肪
顏色　白色～淡黃色
主要用途　化妝品等
期望功效　抗氧化、抗菌、抗發炎、保濕、軟化皮膚、治癒傷口、美膚、美髮等

主要成分

・油酸　・棕櫚酸
・亞麻油酸　・α-次亞麻油酸
・棕櫚油酸

使用方法

溫和低刺激，因此從嬰兒到大人都能廣泛使用。開封後需冷藏保存，並盡早使用完畢。能去除淡妝和皮脂汙垢，因此也可以當成潔顏油使用。

豬油

是取自豬的腹部等脂肪較多的部位的半固體油，除了用來油炸和熱炒，也常常用於製作點心。由於飽和脂肪酸含量高，烹調加熱時產生的油煙少，可獲得獨特的芳醇與風味。此外，由於豬油和人體皮脂的脂肪酸構成相似，因此非常親膚，也可以當成保濕霜使用。

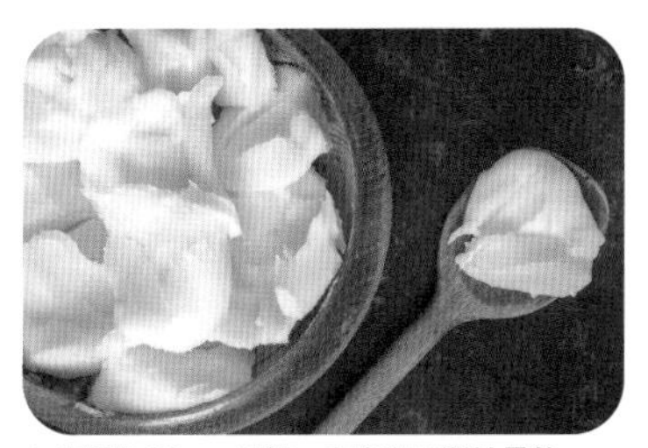
▲熔點為28～48℃，在室溫下質地柔軟。

DATA

名稱　豬油
原料　豬的脂肪
顏色　白色
主要用途　人造奶油和起酥油的原料、烹調用油、切削油等
期望功效　改善消化功能、消除便祕、軟化皮膚、美膚、保濕等

主要成分

・油酸　・棕櫚酸
・硬脂酸　・亞麻油酸
・維生素D

使用方法

在台灣或香港，可以吃到在白飯上淋了豬油和醬油的「豬油拌飯」。是從前在農田工作的空檔吃的平民美食。

▼豬油拌飯
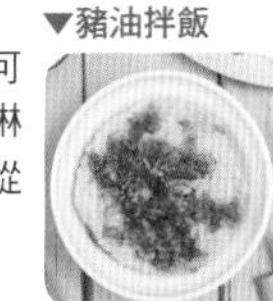

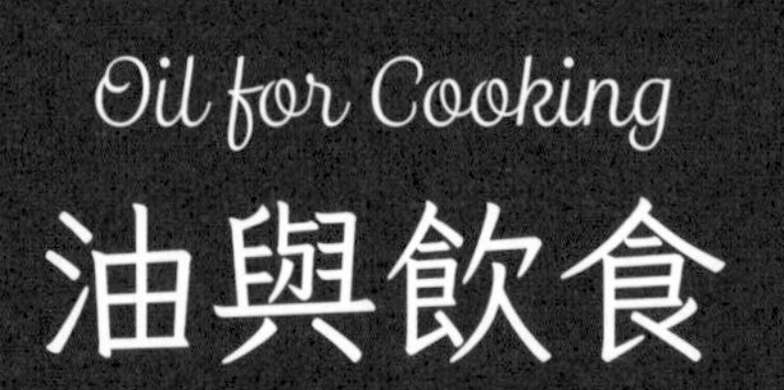

Oil for Cooking
油與飲食

油有助於身體健康。了解油的基本之後，馬上來試試用油製作料理吧。

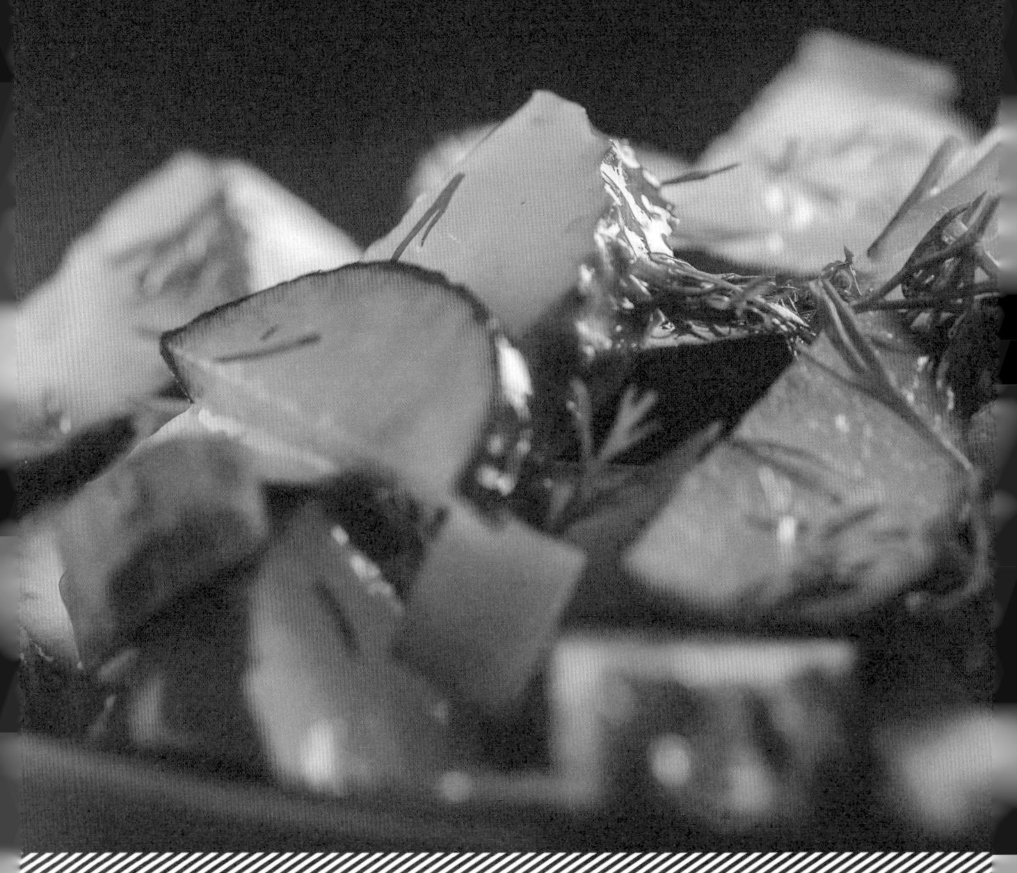

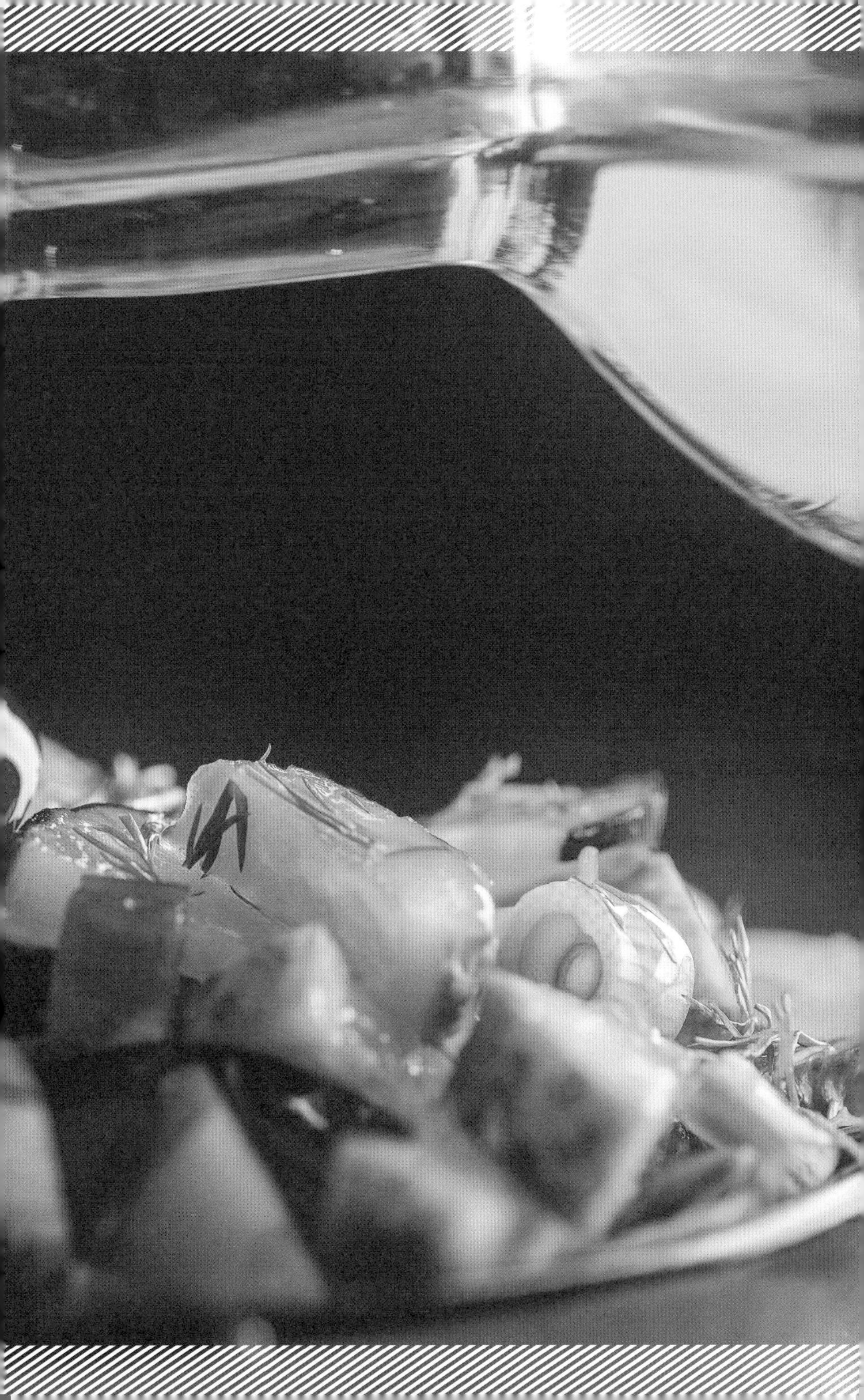

番茄義式烤麵包【亞麻仁油（亞麻籽油）】

作法

1. 將小番茄切成1cm的塊狀，與亞麻仁油、鹽、黑胡椒混合，再放入冰箱冷藏。如果小番茄水分較多，需先以網篩瀝乾。
2. 在長棍麵包上塗抹薄薄一層奶油，以烤箱烤至金黃色。烤好後，用大蒜的切口在上面磨一磨。
3. 將1放到2的長棍麵包上。
4. 撒上羅勒和起司粉就完成了。如果沒有羅勒，也可以用洋香菜。

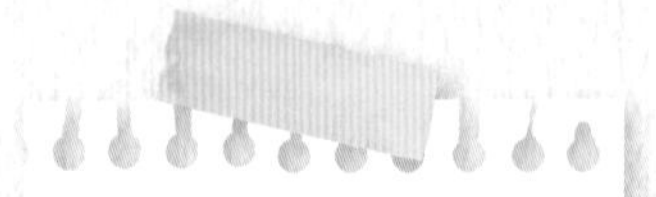

材料

- 小番茄…1/4杯
- 亞麻仁油…1/4杯
- 鹽…適量
- 黑胡椒…適量
- 大蒜…1瓣
- 奶油…適量
- 羅勒…適量
- 起司粉…少許
- 長棍麵包…適量

NOTE

要使用新鮮的生羅勒和生大蒜。

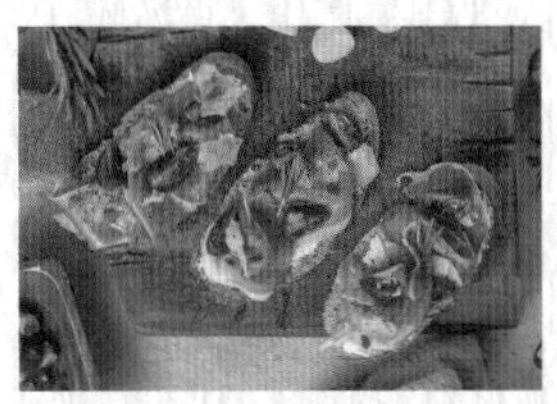

◀加了生火腿的義式烤麵包。可以放上如水果或水煮蛋、酪梨、蝦子等喜歡的食材，享受變化的樂趣。視覺上也非常美味，很適合當成前菜或小菜。

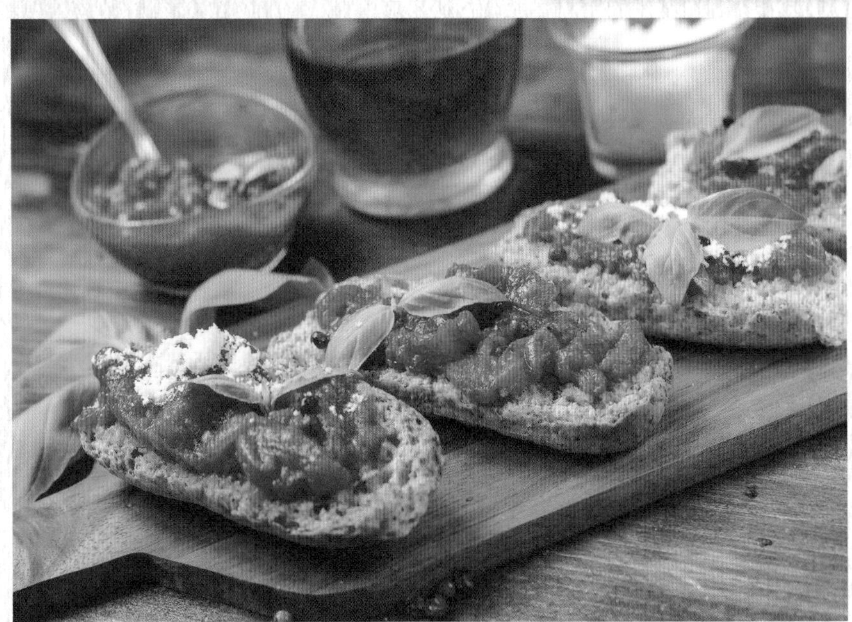

▲亞麻仁油容易氧化，一旦加熱會產生獨特的氣味，因此烤長棍麵包時要使用奶油。起司粉建議使用帕瑪森等硬質乳酪。

檸檬酪梨油沙拉醬【酪梨油】

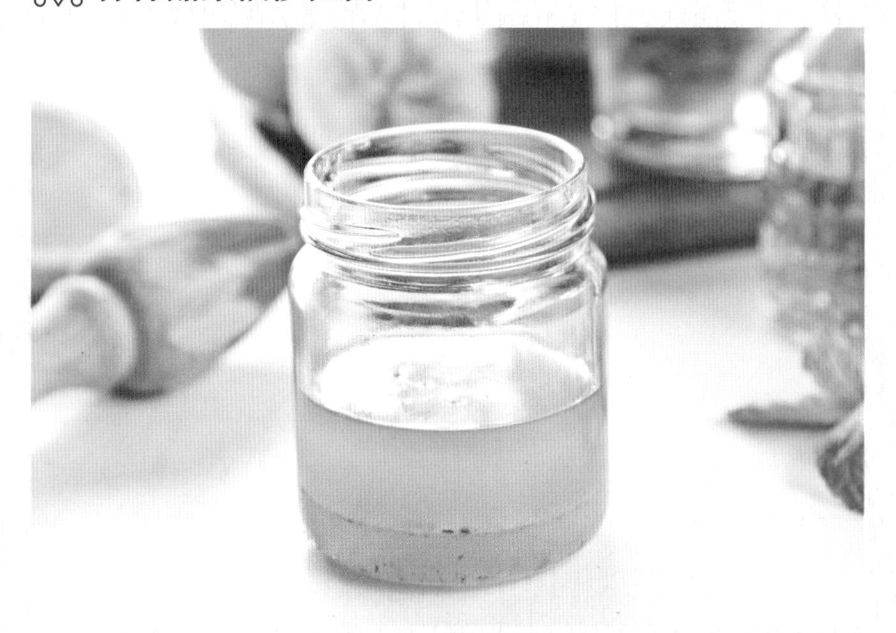

▲風味溫和的酪梨油適合作為檸檬沙拉醬的基底。和新鮮沙拉或義大利麵沙拉很對味，是非常好用的沙拉醬。

作法

1. 將榨好的檸檬汁裝進瓶子裡，加入檸檬皮和一半分量的大蒜末。
2. 在1裡加入酪梨油和顆粒芥末醬、鹽、黑胡椒、奧勒岡葉後，蓋緊瓶蓋，用力搖晃使之乳化。
3. 嚐一下味道、加入剩餘的蒜末。覺得太酸的話，可以加砂糖或蜂蜜調整。調整至喜歡的味道就完成了。剩餘的沙拉醬可以放在冰箱冷藏保存一星期左右。

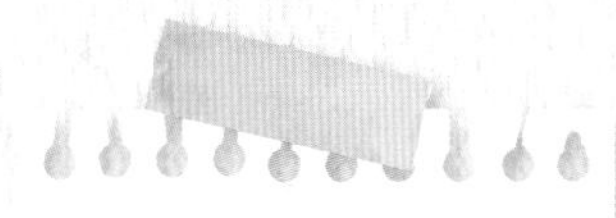

材料

- 酪梨油…1/4杯
- 檸檬汁…1/2個
- 檸檬皮…1/4小匙
- 大蒜…2瓣
- 顆粒芥末醬…2大匙
- 鹽…適量
- 黑胡椒…適量
- 乾燥的奧勒岡葉…1/4小匙

NOTE

要使用新鮮的檸檬汁和大蒜。使用現磨黑胡椒。

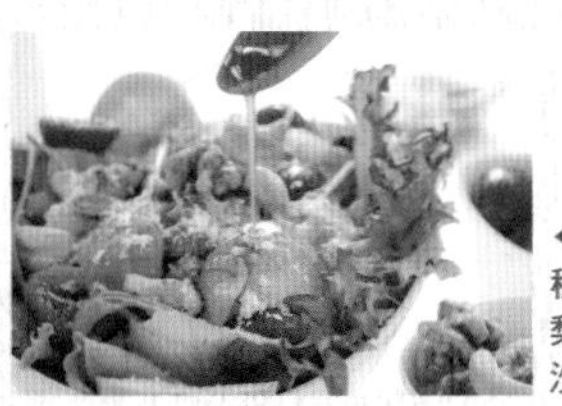

◀酪梨、堅果、小番茄和幾種葉菜的新鮮沙拉。檸檬酪梨油沙拉醬的清爽酸味，讓沙拉更加美味。

橄欖油蒜味蝦【橄欖油】

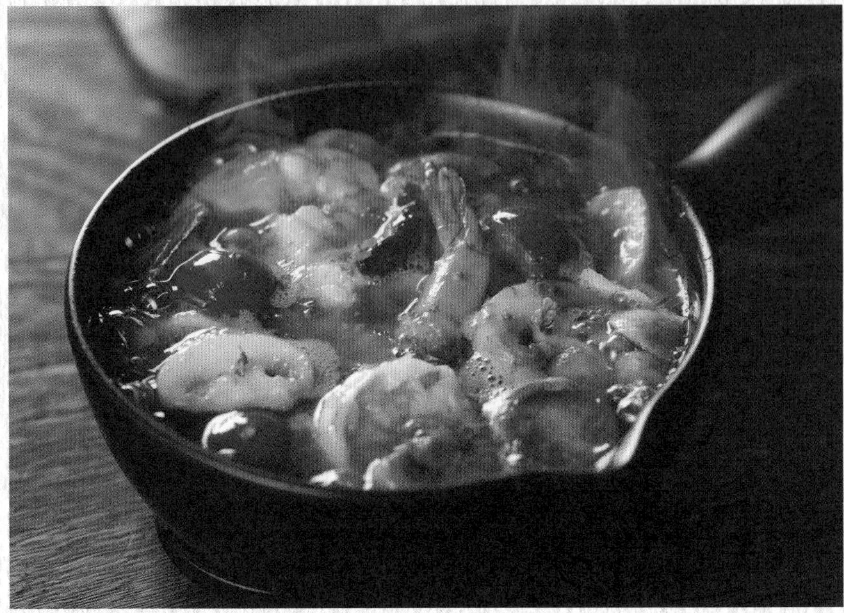

▲將橄欖油和大蒜一起燉煮，是來自西班牙南部的傳統小菜。若沒有稱為cazuela的橄欖油蒜味蝦用鍋，可以用牛奶鍋、陶鍋、章魚燒烤盤等來代替使用。

。作法。

1. 先將洋菇和小番茄對半切好備用。將大蒜、辣椒、洋香菜切成碎末。
2. 在鍋裡放入橄欖油、奶油、1的大蒜、辣椒、鹽，以小火加熱。
3. 散發出大蒜的香氣後，加入白酒，以中大火加熱至白酒剩下一半左右。
4. 加入蝦仁、1的洋菇和小番茄，以中火熬煮。
5. 食材煮熟後，撒上洋香菜就完成了。可依喜好淋上檸檬汁（分量外）。

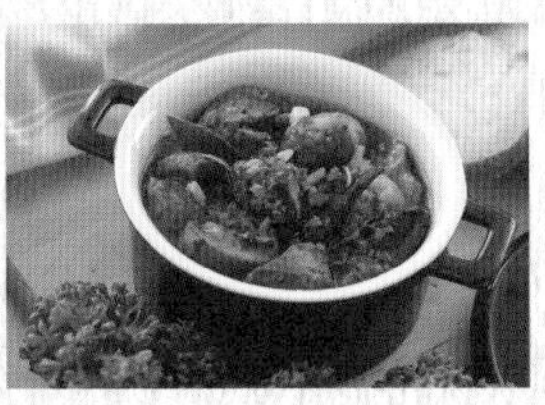

◀橄欖油蒜味雞胗馬鈴薯。雞胗有嚼勁的口感和鬆軟的馬鈴薯令人無法抗拒。可以用長棍麵包沾著油享用。

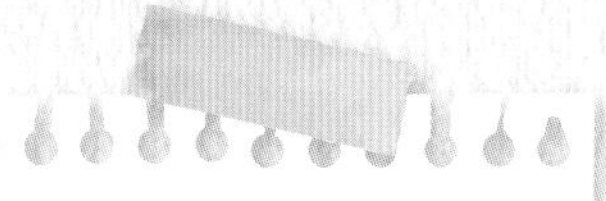

材料

- 蝦仁…8尾
- 洋菇…8朵
- 小番茄…2個
- 橄欖油…150ml
- 白酒…150ml
- 奶油…10g
- 大蒜…1～2瓣
- 辣椒…1個
- 鹽…少許
- 洋香菜…適量

NOTE

也可以用牡蠣、雞肉、青花菜等喜歡的食材來做變化。

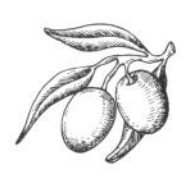

橄欖油的種類

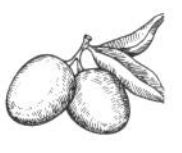

橄欖油可大致分成特級初榨橄欖油、初榨橄欖油、橄欖油等3種。再從中分類的話，可分成8種類別。

分類	品質（等級）	酸度	備註
初榨橄欖油（直接榨取果實而來）	特級初榨橄欖油（Extra Virgin Olive Oil）	0.8%以下	味道與香氣飽滿，沒有缺點。帶有果香和酸味
	優質初榨橄欖油（Fine Virgin Olive Oil）	2%以下	容許少許缺點
	普通級初榨橄欖油（Ordinary Virgin Olive Oil）	3.3%以下	容許多個缺點
	燈油級初榨橄欖油（Lampante Virgin Olive Oil）	3.3%以上	不適合食用，必須經過精製
精製橄欖油（提取自燈油級或油渣再加以精製而成）	精製橄欖油（Refined Olive Oil）	0.3%以下	精製燈油級而來
	精製橄欖粕油（Refined Olive Pomace Oil）	0.3%以下	使用溶劑萃取出的油
橄欖油（由精製橄欖油和初榨橄欖油調合而成）	純橄欖油（Pure Olive Oil）	1.0%以下	由精製橄欖油和初榨橄欖油調合而成
	橄欖粕油（Olive Pomace Oil）	1.0%以下	由橄欖粕油和初榨橄欖油調合而成

市面上有許多特級初榨橄欖油和純橄欖油，一般多依不同用途分開使用；特級初榨橄欖油用於生食、純橄欖油則用於加熱烹調。

特級初榨橄欖油

- 未經過化學處理提取出的第一道橄欖油
- 具有橄欖油特有的濃郁香氣和味道是其特徵
- 作為沙拉醬或醃醬、沾麵包等，適合生食

純橄欖油

- 精製橄欖油添加初榨橄欖油調合而成
- 味道和香氣溫和，風味易於烹調
- 烘烤、熱炒、油炸等，適合用於加熱烹調

酥炸雞柳【澳洲胡桃油】

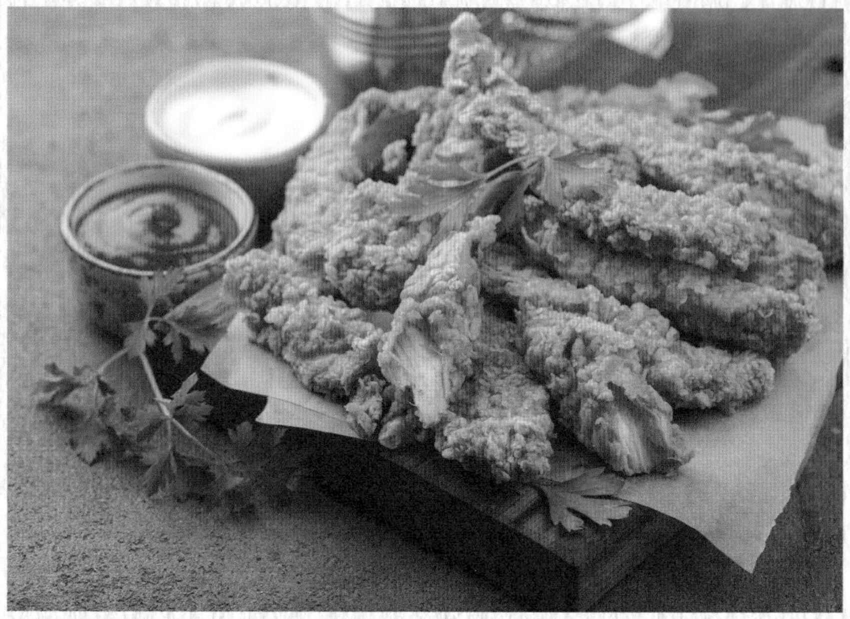

▲澳洲胡桃油很耐熱，因此適合油炸料理。堅果風味香氣四溢的酥炸雞柳，從小孩到大人都喜歡。

作法

1. 將麵包粉與洋香菜、帕瑪森起司混合好備用。
2. 將雞胸肉切成條狀，撒上鹽、胡椒、辣椒粉醃30分鐘。
3. 將2的雞胸肉撒上麵粉，再依序裹上蛋液、1的麵包粉。
4. 將澳洲胡桃油預熱至170℃後，放入3油炸至酥脆。
5. 將油瀝乾、裝到盤子裡就完成了。可依照喜好添加檸檬或洋香菜、沾番茄醬或芥末醬享用。

材料

- 雞胸肉…500g
- 洋香菜…1大匙
- 帕瑪森起司…1大匙
- 麵包粉…40g
- 蛋液…1個份
- 麵粉…適量
- 辣椒粉…1/4～1/2小匙
- 鹽…1/4小匙
- 胡椒…少許
- 澳洲胡桃油…適量

NOTE

在麵包粉裡混合壓碎的玉米片，會更加酥脆。

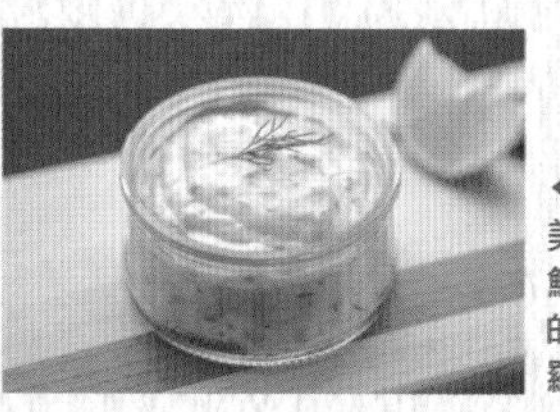

◀和酥炸雞柳很對味的香草美乃滋。只要有美乃滋和新鮮香草就能簡單製作。推薦的香草有：香葉芹、蒔蘿、羅勒等。也可添加檸檬汁。

中式青椒炒豬肉【花生油】

作法

1. 將豬肉切成一口大小，青椒、紅椒、黃椒、洋蔥切成2cm的方形片狀。
2. 將1的豬肉撒上太白粉（分量外）。
3. 將花生油倒入平底鍋，以大火加熱，再放入1的青椒、紅椒、黃椒、洋蔥翻炒。整體裹上油後先取出備用。
4. 再次熱鍋，放入2的豬肉翻炒。豬肉炒熟後，將3放回鍋裡，加入蠔油和雞湯粉稍微混合。
5. 以鹽和黑胡椒調味後就完成了。

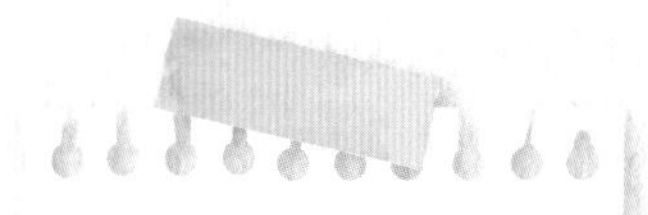

材料

- 豬肉…200g
- 青椒…2個
- 紅椒…1/2個
- 黃椒…1/2個
- 洋蔥…1/2個
- 花生油…1大匙
- 蠔油…1小匙
- 雞湯粉…1又1/2小匙
- 鹽…少許
- 黑胡椒…少許

NOTE

將豬肉撒上太白粉，豬肉會變得較濕潤而柔軟。

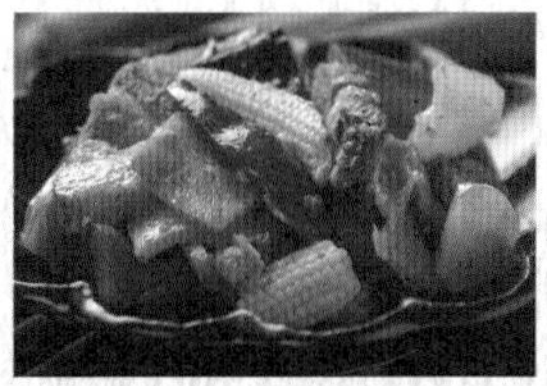

◀用家裡有的食材即可。加入紅蘿蔔或玉米筍、青花菜等也很美味。肉和蔬菜分開炒，可保留蔬菜的口感。

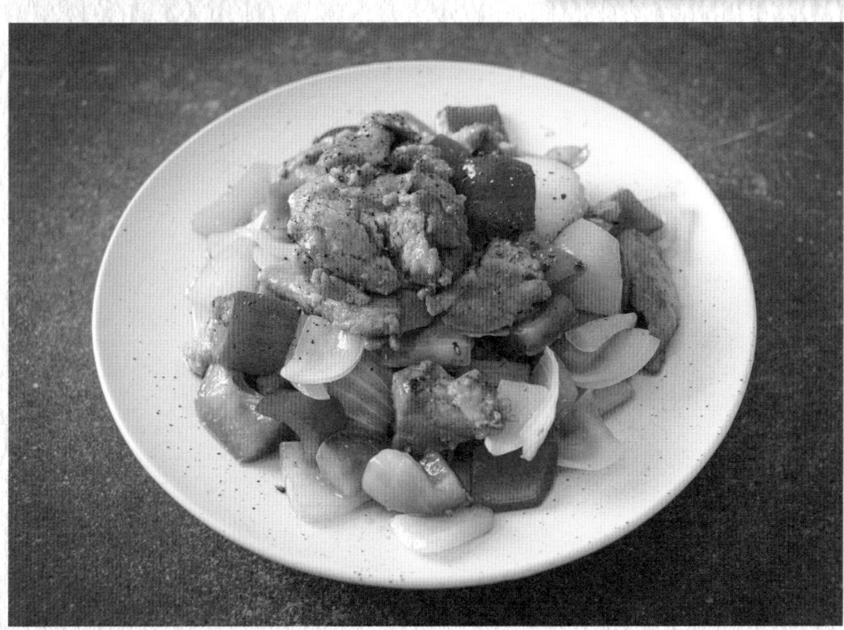

▲花生油的香氣可以襯托料理的味道。由於耐熱且不易氧化，因此最適合熱炒或油炸料理。是正宗的中式料理不可欠缺的油品。

孜然炒馬鈴薯（Aljira）【芥子油】

作法

1. 將馬鈴薯去皮、切成2cm的塊狀，水煮至變軟。
2. 在平底鍋內放入芥子油和小茴香籽加熱。小茴香籽變成棕色後，加入切成碎末的薑和青辣椒，稍微拌炒。
3. 將火轉小後，再加入薑黃、辣椒粉、孜然粉、芫荽粉、鹽、水。
4. 加入1稍微拌炒後，蓋上鍋蓋以小火燜蒸2分鐘左右。
5. 淋上檸檬汁、撒上香菜葉，再裝到盤子裡就完成了。

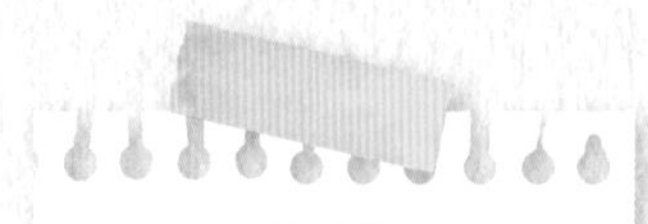

材料

- 馬鈴薯…400g
- 芥子油…2大匙
- 薑…1片
- 青辣椒…1根
- 檸檬汁…1/4小匙
- 鹽…1/4小匙
- 香菜…適量
- 水…3大匙
- 小茴香籽（孜然）…1又1/2小匙
- 薑黃…1/4小匙
- 辣椒粉…1小匙
- 孜然粉…3/4小匙
- 芫荽粉…1又1/4小匙

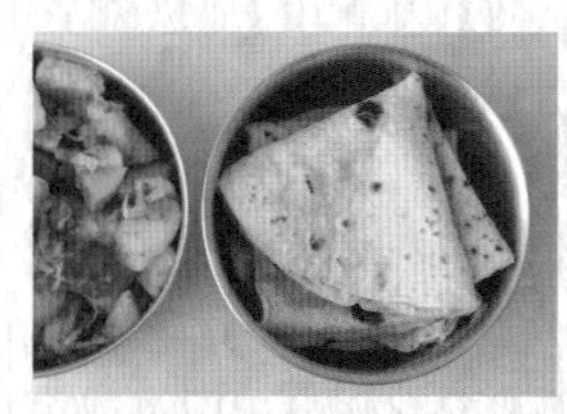

◀正宗的印度吃法是將孜然炒馬鈴薯包在薄餅裡，像捲餅一樣享用。在印度，薄餅（chapati）比烤餅（naan）更受歡迎。

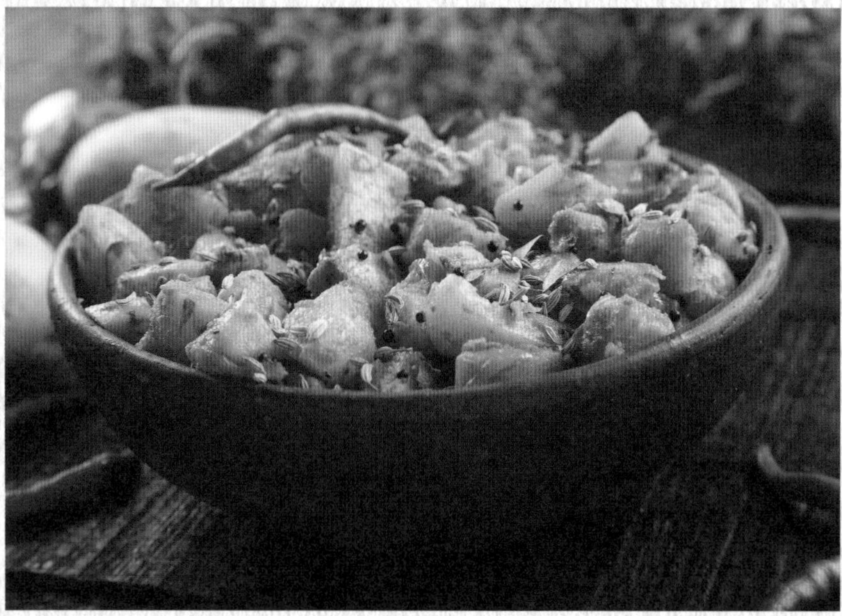

▲在印度語中，「al」是馬鈴薯、「jira」是孜然的意思。由於作法相對簡單且不費時，是印度的經典菜餚，但配方和口味因家庭而異。

泰式椰奶雞湯（Tom Kha Gai）【椰子油】

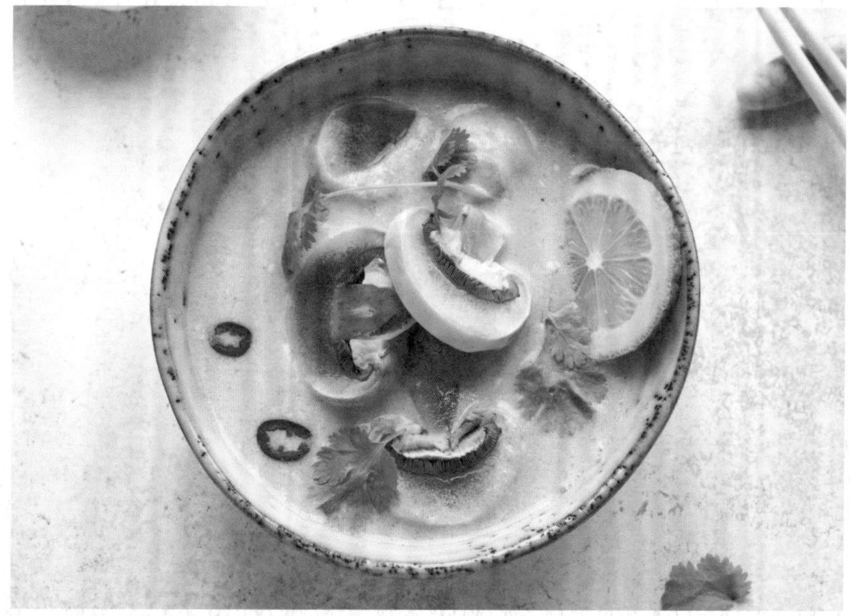

▲椰奶的溫潤口感和酸味讓人上癮。「Tom」是煮，「Kha」是泰國的薑，「Gai」的意思是雞肉。加入紅椒或番茄也很美味。

。作法。

1. 將雞腿肉切成一口大小，撒上胡椒鹽備用。白蘑菇切成兩半，洋蔥切成薄片。辣椒和香菜切成小片。
2. 將椰子油放入鍋中加熱，並加入1的雞腿肉和洋蔥稍微拌炒。整體裹上油以後，加水熬煮5分鐘左右。
3. 雞腿肉煮熟後，加入1的白蘑菇、椰奶、材料A，再熬煮5分鐘左右。
4. 將3裝到碗裡，放上1的香菜、辣椒和萊姆就完成了。

材料

- 雞腿肉…150g
- 白蘑菇…6朵
- 洋蔥…1/2個
- 椰奶…250ml
- 椰子油…1～2小匙
- 水…200ml
- 辣椒…1～2根
- 香菜…30g
- 萊姆…適量
- 胡椒鹽…適量

A
- 魚露…1.5大匙
- 檸檬汁或萊姆汁…1大匙
- 砂糖…2小匙
- 薑…1片

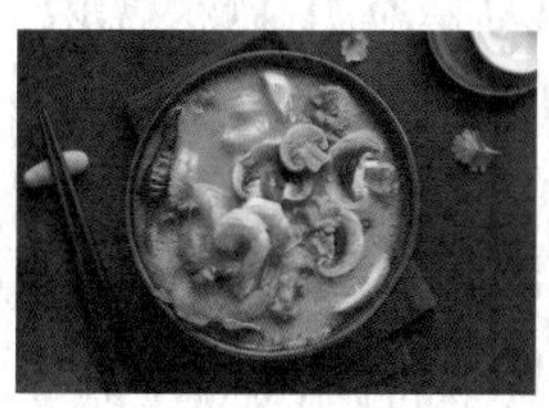

◀酸辣蝦湯（Tom Yum Kung）和椰奶雞湯（Tom Kha Gai）被稱為泰國的兩大湯品。拌炒材料時使用椰子油，更添風味。

荏胡麻油蕎麥麵【荏胡麻油】

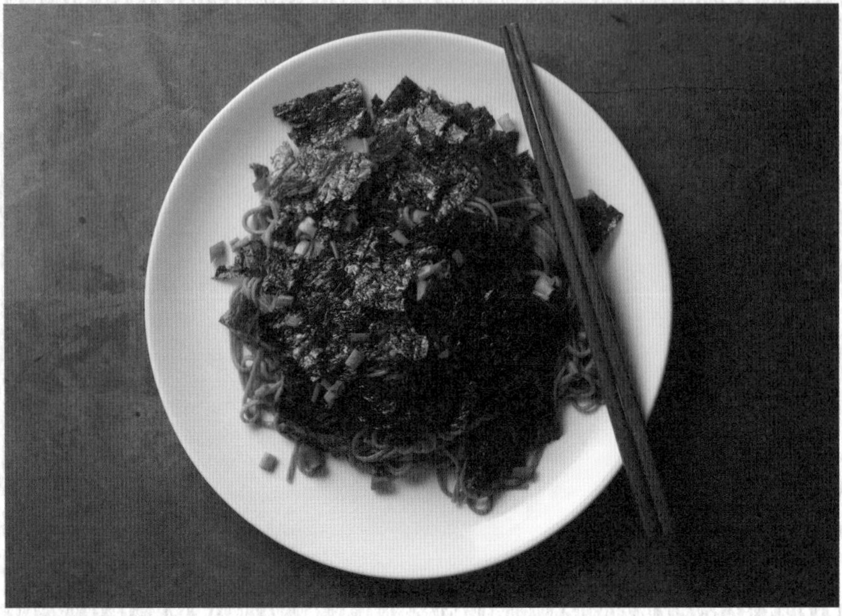

▲是韓國夏天必備的料理。韓文稱為「deul-gi-reum mak-guk-su」，「mak-guk-su」是指蕎麥粉做的冷麵。油而不膩，獨特的風味讓人食指大動。製作起來既簡單又快速也令人激賞。

作法

1. 將材料A混合均勻。
2. 在鍋裡裝入大量的水煮沸，將蕎麥麵煮軟。
3. 將煮好的蕎麥麵以流動的水沖洗，再瀝乾水分。
4. 將3的蕎麥麵裝進碗裡，撒上撕碎的韓式調味海苔和蔥花，再淋上1就完成了。可依喜好搭配芝麻粉、黃瓜絲、番茄等。享用前需攪拌均勻。

材料（1人份）

- 蕎麥麵…1束
- 蔥花…適量
- 韓式調味海苔…適量

A

- 荏胡麻油…2大匙
- 鰹魚露（3倍濃縮）…2大匙
- 砂糖…1小匙

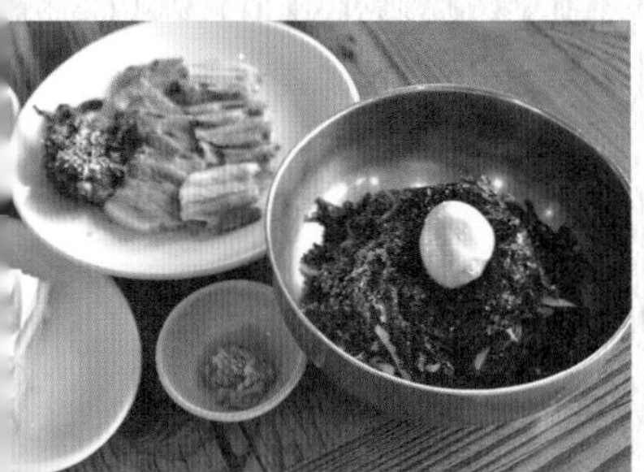

◀韓式白切肉和荏胡麻油蕎麥麵。韓式白切肉是韓國的傳統料理，是將豬肉水煮後切成薄片。有時也會加在冷麵裡作為配料。

NOTE

蕎麥麵要選用細麵。使用韓式蕎麥麵「mo-mil」的話，更接近正宗的口味。

米粉馬芬【葡萄籽油】

作法

1. 在烤模裡鋪好馬芬用的烘焙紙杯。將烤箱預熱至180℃。
2. 將蛋、砂糖、葡萄籽油放入缽盆內混合均勻，再加入牛奶和優格。
3. 將米粉、低筋麵粉、泡打粉一起過篩後，加進2裡混合均勻。
4. 將麵糊倒入馬芬模，以預熱至180℃的烤箱烤20～25分鐘。
5. 出爐後，稍微放涼就完成了。冷卻後，需以保鮮膜包起來以避免乾燥。

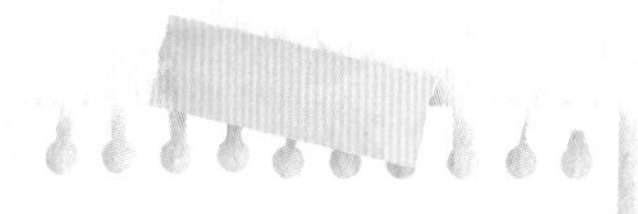

材料

- 米粉…70g
- 低筋麵粉…40g
- 泡打粉…1小匙
- 蛋…1個
- 葡萄籽油…50ml
- 砂糖…40g
- 牛奶…25ml
- 優格…25g

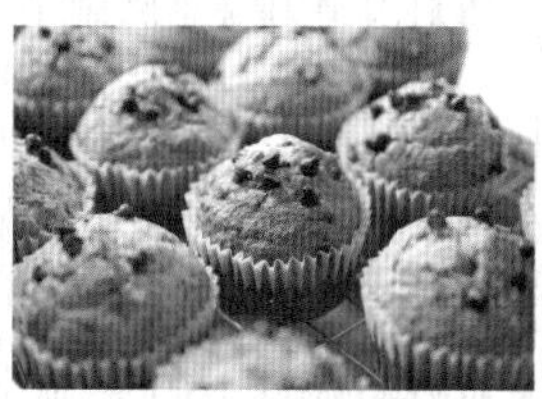

◀如果要製作巧克力豆馬芬的話，在步驟3之後加入約30～50g巧克力豆，稍微攪拌。建議調整砂糖的量。

NOTE

攪拌麵糊時若攪拌過度會產生黏性，需留意。

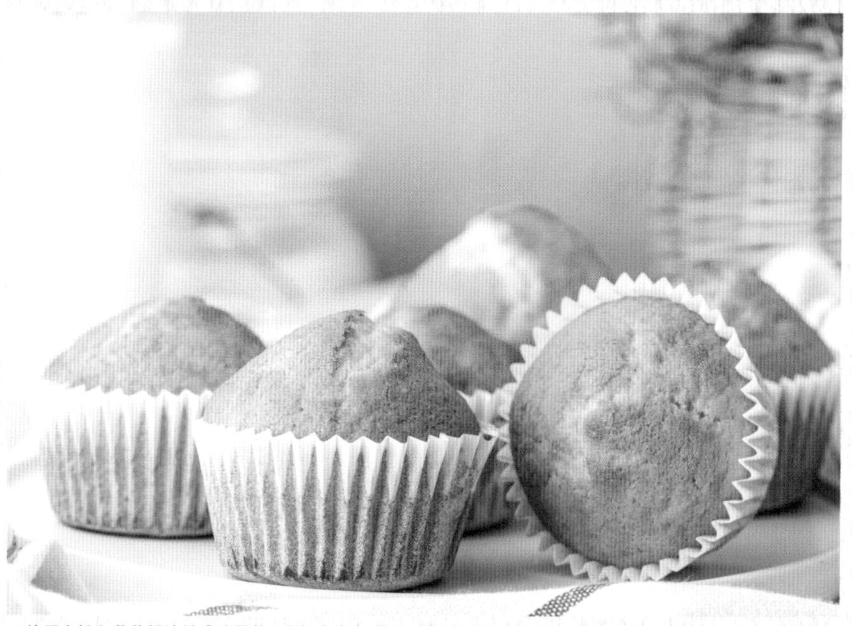

▲使用米粉和葡萄籽油做成的馬芬。米粉本身有甜味，所以砂糖可以減量。剛出爐時口感酥脆，冷卻後則是濕潤而美味。

巧克力片【可可脂】

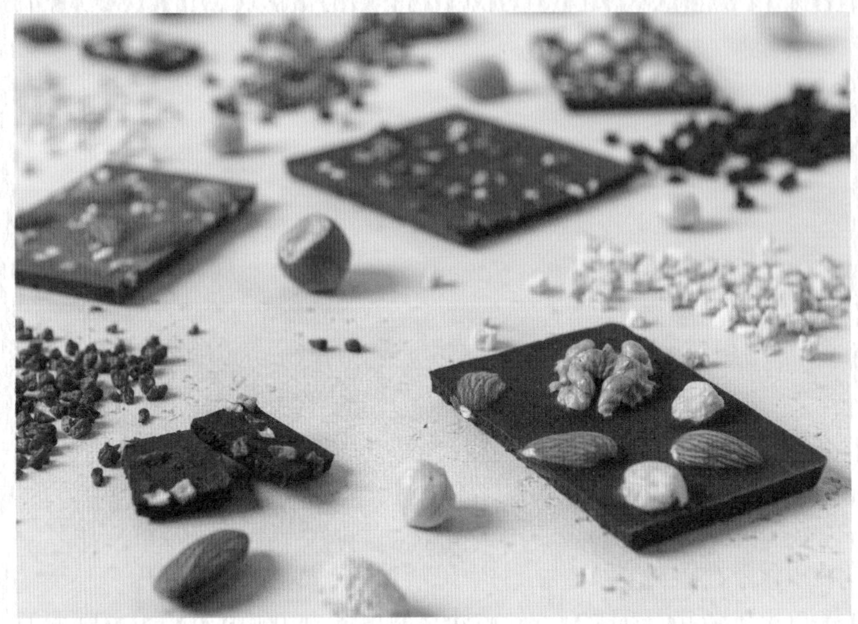

▲外觀也很可口的巧克力片相當適合送禮。除了堅果和果乾，也推薦添加餅乾、甜餅、燕麥片等。

作法

1. 將可可脂放入缽盆內，以裝有50～55℃熱水的缽盆隔水加熱。
2. 可可脂熔解後，加入可可粉、奶粉、砂糖，充分攪拌至完全溶解。
3. 將2倒進巧克力模，再加入喜歡的果乾或堅果，靜置一段時間。
4. 稍微凝固後，蓋上保鮮膜，移到冰箱冷藏。
5. 大約1小時就會凝固，凝固後脫模就完成了。

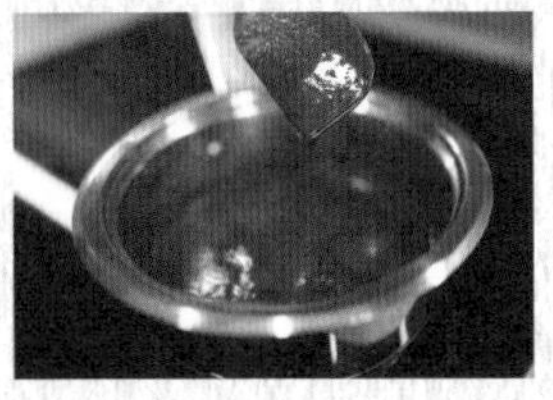

◀隔水加熱時，小心熱水不要滴到缽盆裡。此外，如果使用沸騰的水，風味會流失，因此一定要使用50～55℃的熱水。

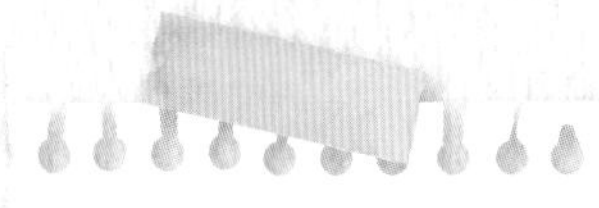

材料

- 可可脂…100g
- 可可粉…50g
- 奶粉…2大匙
- 砂糖…2大匙
- 果乾…適量
- 堅果類…適量

NOTE

可以選用喜歡的果乾和堅果。推薦柳橙皮、冷凍乾燥草莓、澳洲胡桃（夏威夷豆）、杏仁果、榛果等。

Column

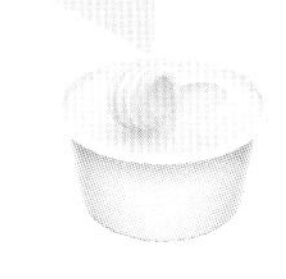

食用加工油脂

Edible Fat and Oil Processing

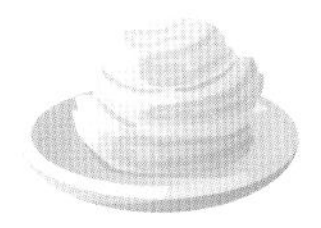

人造奶油

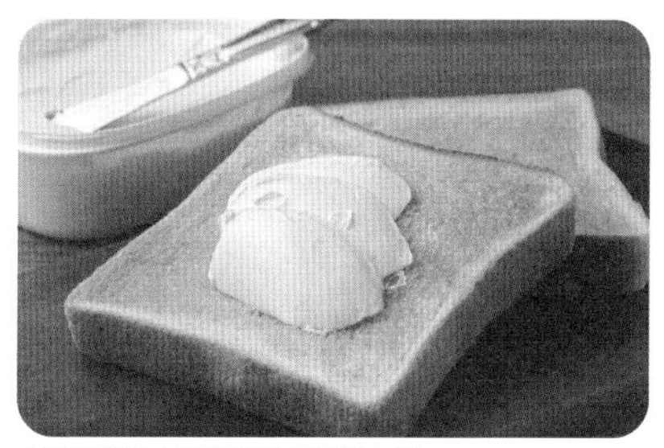

▲柔軟型的人造奶油塗土司很方便。

人造奶油和奶油非常相似，有別於以乳脂肪為原料的奶油，人造奶油是以玉米油或大豆油等植物油為原料製成，風味和成分因使用的植物油而異。1869年誕生於法國的人造奶油，開發當時是使用牛油製成，為動物性。其後人造奶油傳到世界各地，完全植物性的人造奶油於1901年誕生，並於1940年代迅速普及。雖然人造奶油作為奶油的代替品廣受歡迎，但由於含有反式脂肪酸（請參考P.10），有些國家有進行管制。然而，近年來由於加工技術經過改良，反式脂肪酸的含量減少，如果不攝取過量的話並不會有問題。

起酥油

所謂的起酥油，是將人造奶油去除水分和添加物，製成高純度油脂的食用油脂，原先是開發用來作為豬油的代替品。自古以來豬油就被使用於製作點心，但缺點是品質不穩定，容易結晶，起酥油就是為了彌補這個缺點而誕生。無味無臭，因此可以發揮素材的風味，用於麵包的話，成品口感鬆軟，用於餅乾等烘焙點心，則口感酥脆。此外，用於油炸料理時，能炸得很鬆脆，即使冷卻也能維持酥酥脆脆的口感。起酥油和人造奶油一樣含有反式脂肪酸，不過同樣的，反式脂肪酸的含量亦在逐年減少。此外，也有販售不含反式脂肪酸的起酥油。

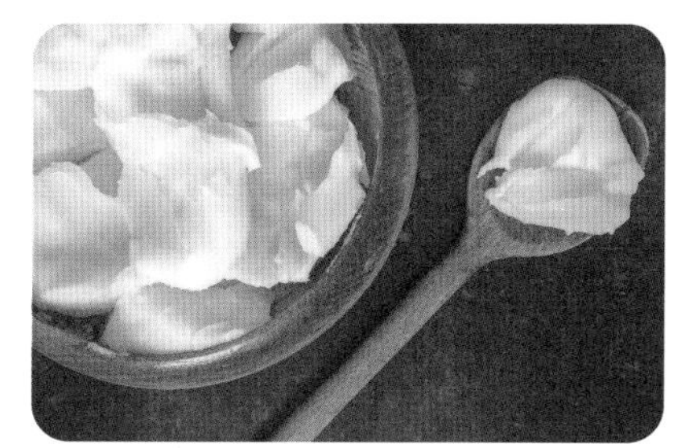

▲由於價格便宜，許多加工食品都有使用。

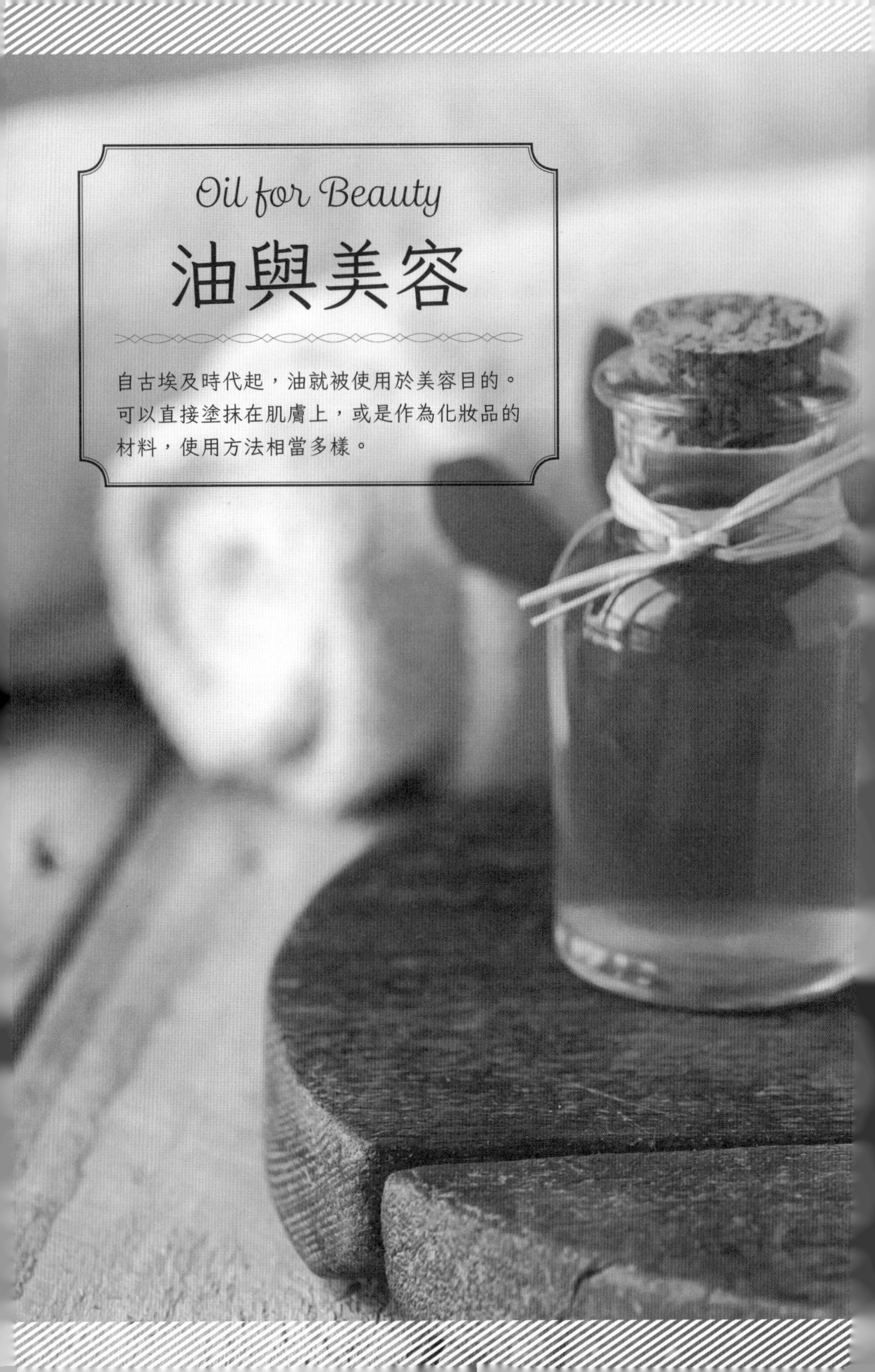

Oil for Beauty

油與美容

自古埃及時代起，油就被使用於美容目的。可以直接塗抹在肌膚上，或是作為化妝品的材料，使用方法相當多樣。

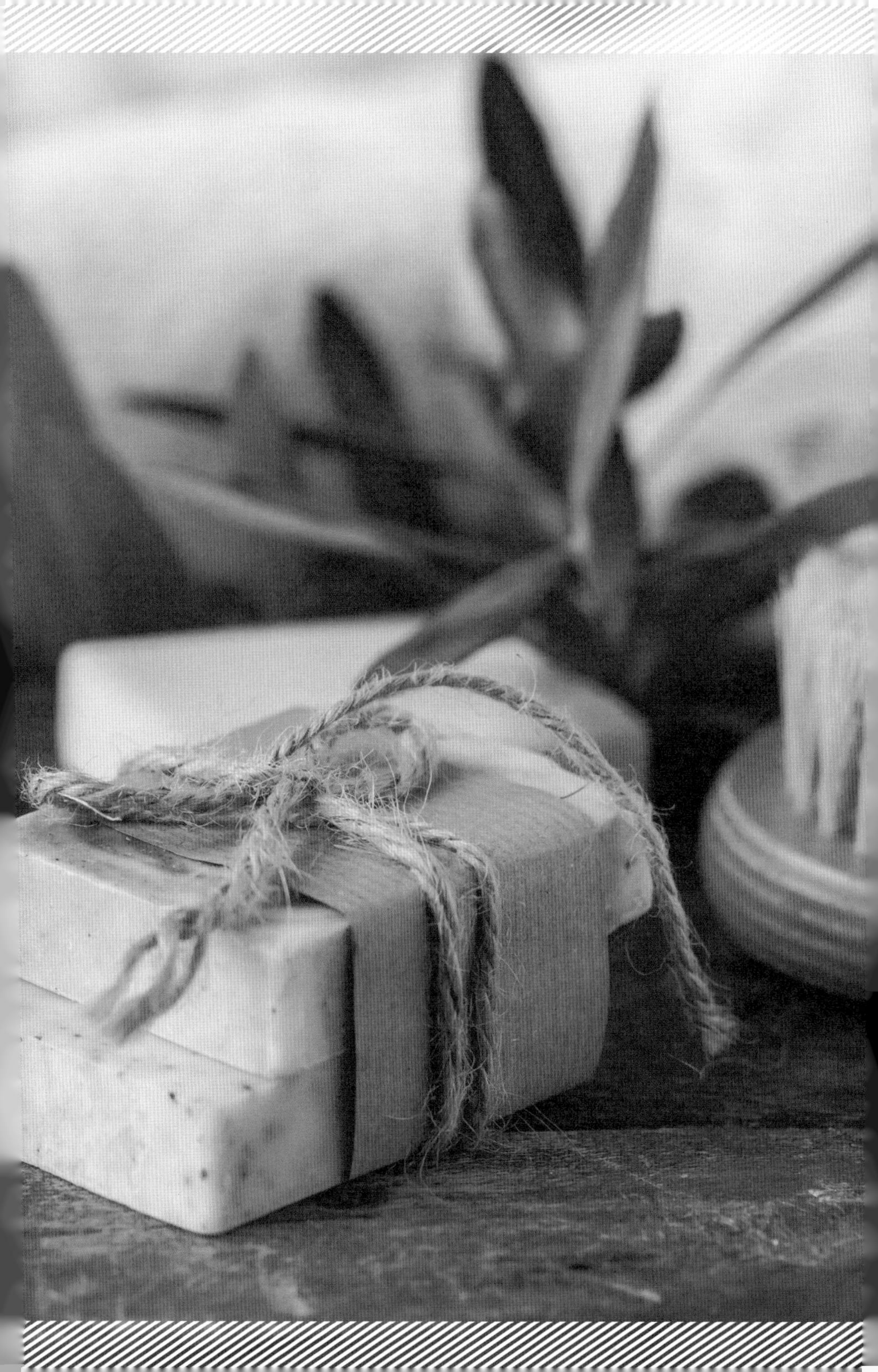

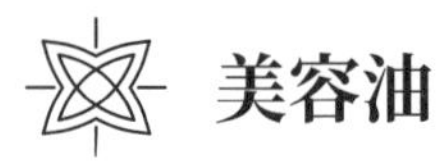

美容油

美容油可以軟化肌膚、賦予肌膚滋潤。不妨掌握有效的使用方法和注意事項，試著納入日常的肌膚保養。

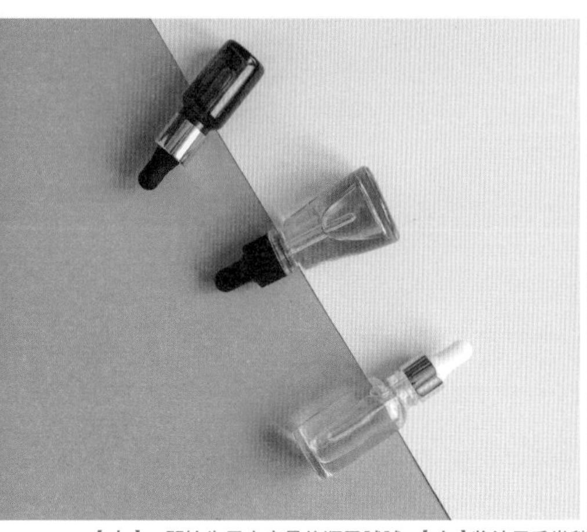

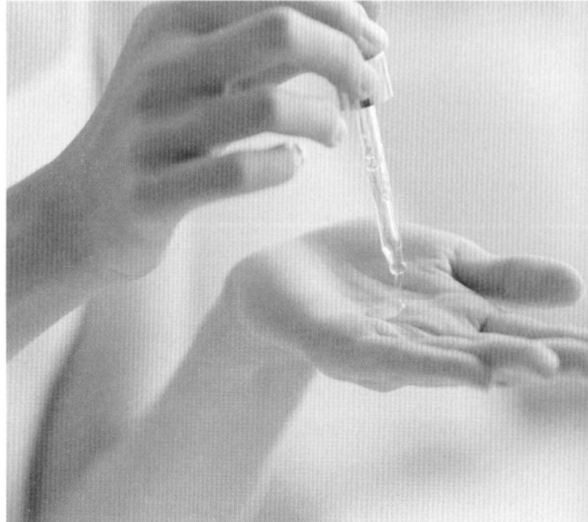

【左】一開始先用小容量的瓶子試試。【右】將油用手掌稍微加溫，會比較容易滲透至肌膚。

美容油的使用方法及順序

是否對美容油的使用方法和順序感到困惑呢？美容油的使用方法大致分為4種，建議依據目的選擇使用方法。

1. 作為前導

當成前導使用，可以提高接下來使用化妝水時的滲透度。使用方法為：洗臉後，在肌膚還留有少許水分的狀態，滴1～2滴油在手掌上推開，再按壓全臉使之吸收。建議使用質地輕盈的油。

2. 用於化妝水之後

也推薦代替乳液或乳霜，使用於化妝水之後。只塗化妝水的話，油水不平衡，肌膚容易變得乾燥。滴2～3滴油在手上、輕輕塗抹於肌膚，就能打造不乾燥而均衡的肌膚。

3. 用於肌膚保養的最後

在肌膚保養的最後使用，能在肌膚表面形成油的薄膜，具有防止滲透至肌膚底層的化妝水或乳液蒸發的效果。

4. 混合化妝水或乳霜

推薦給單獨使用油會感覺黏膩的人。添加1～2滴左右在化妝水或保濕霜裡，以手掌混合均勻後塗抹於肌膚。

針對各種肌膚問題的推薦油品

保濕力高的、溫和低刺激的、有效抗老的……等，效果和性質因油的種類而各不相同。不妨選擇適合自己肌膚的油品使用看看。

乾燥肌膚

建議選用保濕力高、質地黏稠的油。尤其推薦來自堅果類的油。

- 杏仁油
- 腰果油
- 葡萄籽油
- 可可脂
- 椰子油
- 乳油木果油
- 山茶花油
- 澳洲胡桃油

粉刺

建議選用油酸含量少、抗發炎作用和抗菌作用優異的油。

- 蘆薈油
- 腰果油
- 椰子油
- 苦楝油
- 木瓜籽油
- 荷荷芭油
- 琉璃苣油
- 辣木油

美膚

透過維生素C含量豐富的油，保養皺紋及暗沉。

- 印度醋栗油
- 蘆薈油
- 橄欖油
- 芒果脂
- 李仁油
- 石榴籽油
- 水飛薊籽油
- 玫瑰果油

皺紋、鬆弛

富含具抗氧化作用的維生素E，及可有效改善黑斑、皺紋的維生素A。

- 杏桃核仁油
- 酪梨油
- 小麥胚芽油
- 金盞花油
- 芒果脂
- 開心果油
- 李仁油

Point 發揮油品效果的注意點

單獨使用時用量要充足

單獨使用時，如果油量太少的話，塗抹時可能會因摩擦而傷害肌膚，或是保濕不足。

在臉部殘留有水分的狀態下使用

油和水混合後會乳化，容易滲透至肌膚。塗抹油的時候，千萬不要摩擦，要用手輕柔地按壓。

選用適合自己的油

由於膚質關係到和油的合適與否，建議先少量試用看看，並於隔天確認肌膚的狀態。若感覺肌膚有異狀，應停止使用。

留意保存的地方

有些種類的油遇低溫便會凝固。此外，放置在浴室這類高溫多濕的地方恐怕會劣化，需留意。

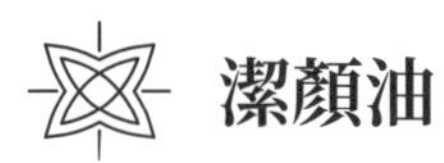

潔顏油

潔顏油洗後溫和潤澤，不需要再洗臉。由於只需混合油和界面活性劑，居家亦能簡單製作。應選用不容易氧化的油。

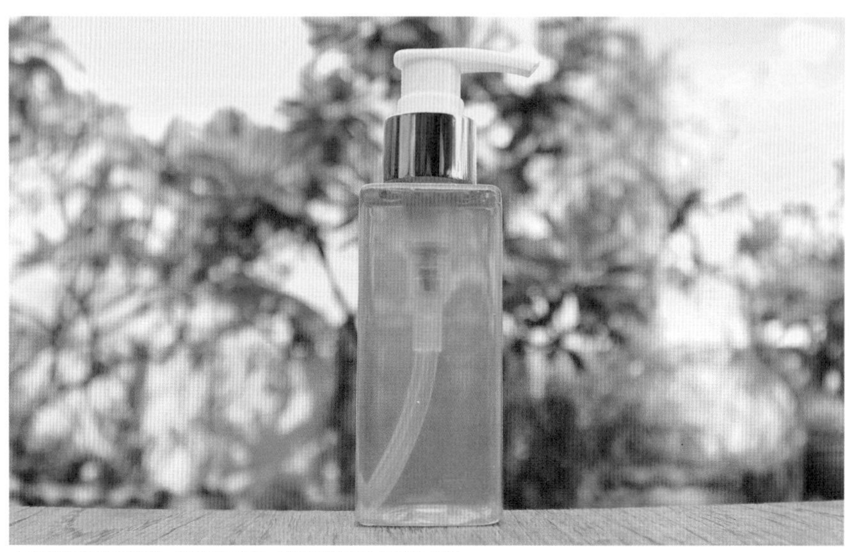

▲容器建議使用壓瓶。不含防腐劑，因此建議於２星期內用完。

作法

1. 將油和聚山梨醇酯80裝入燒杯中，混合均勻。
2. 將1倒入瓶子裡就完成了。

聚山梨醇酯80是什麼？
是一種界面活性劑、能讓不溶於水的油乳化的液體乳化劑。

【材料】
基底油……50ml
聚山梨醇酯80……5～10ml

使用方法

1. 取充分的油在乾燥的手上。
2. 在乾燥的臉上輕輕按摩使之吸收。
3. 油吸收後，取少量的水在手上，以輕撫臉部的方式使之乳化。
4. 仔細沖洗乾淨，避免殘留。

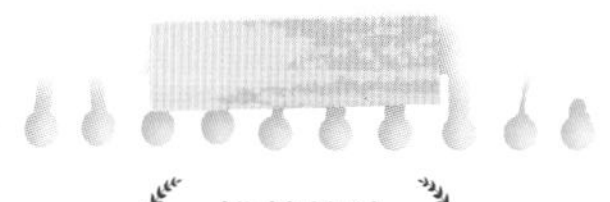

推薦的油

沒有特殊氣味、容易滲透至肌膚的油比較好用。也可以調合不同的油或添加精油。

- 杏仁油
- 橄欖油
- 葡萄籽油
- 椰子油
- 澳洲胡桃油
- 荷荷芭油

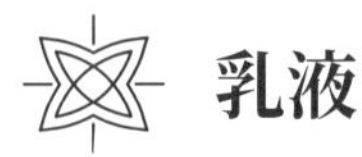

乳液

乳液有保護肌膚表面、防止水分蒸發的功能。看似很難，但其實用簡易的材料就能輕鬆製作。

【材料】 基底油……8g（10ml）
乳化蠟……2g　純水……40ml
精油……2滴

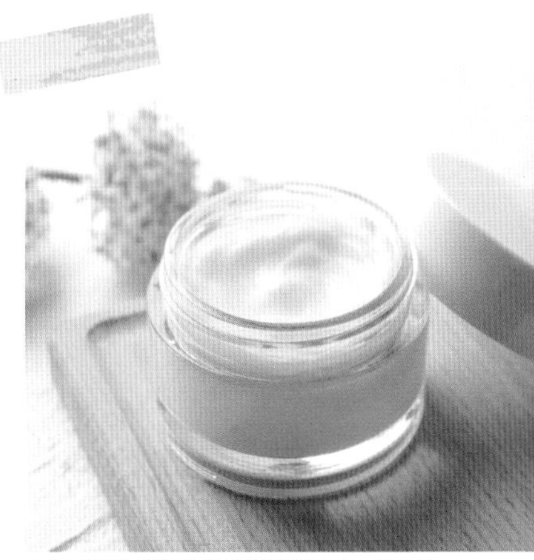

▲完成的乳液需放進冰箱冷藏保存，並於2星期內用完。

作法

1. 將油、精油、乳化蠟裝進燒杯，以70～80℃的熱水隔水加熱。純水也放入另外的容器裡隔水加熱。
2. 將純水倒入燒杯，充分攪拌至濃稠的乳霜狀。

\+α/

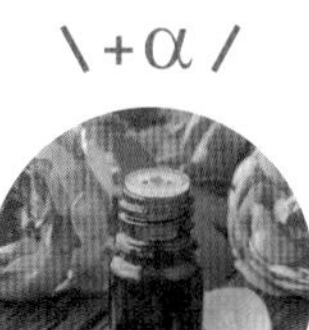

▲廣受喜愛的玫瑰精油。加進材料裡，可以讓乳液變得高雅。

面膜

充分吸附了油的保濕成分和美容成分的面膜。不含多餘的添加物，因此可以使用於每日的保養。

【材料】 基底油……5ml
純水或花水……45ml
面膜紙

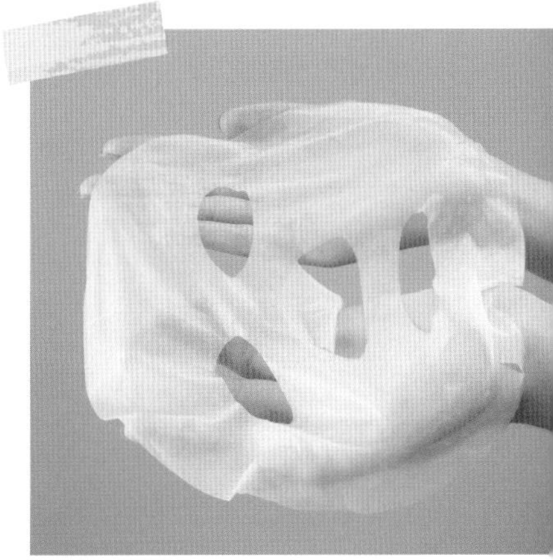

▲敷面膜的時間約5～10分鐘。敷太久的話可能造成外油內乾，需留意。

作法

1. 有添加精油的話，和油混合均勻。
2. 將純水或花水倒入1，再次攪拌均勻。
3. 將面膜紙以2浸濕就完成了。

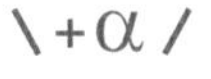

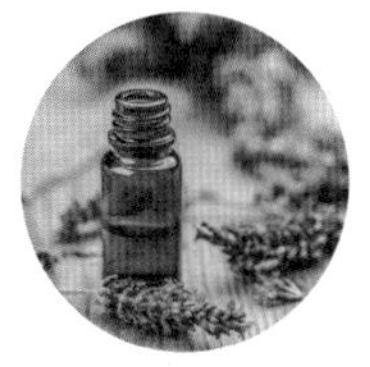

▲薰衣草精油的放鬆效果可期。

萬用乳霜

基本配方為油：乳油木果油＝1：1。若增加油的量，乳霜會變得較柔軟，可以依喜好的質地調整看看。

【材料】 基底油……15g（18ml）
乳油木果油……15g

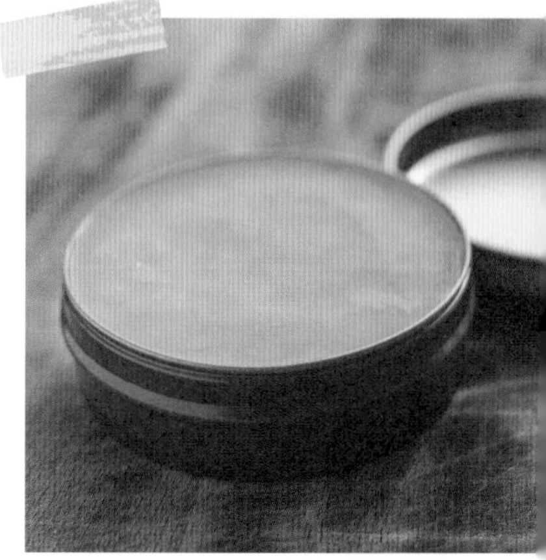

▲可當成護膚、護手霜，或用來保養唇部。

作法

1 以70～80℃的熱水將乳油木果油隔水加熱。

2 乳油木果油熔解後，加入喜歡的油，攪拌均勻。

3 將2倒入容器裡，放進冰箱冷藏，待凝固後就完成了。

\ +α /

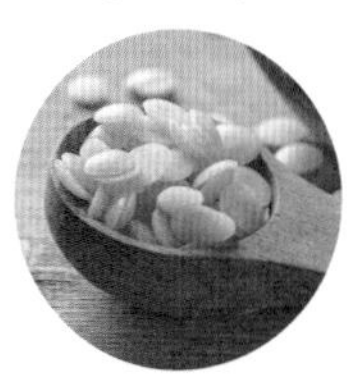

▲取自蜂巢的蜜蠟。添加2g可以提高保濕力。

護髮噴霧

護髮噴霧能滋潤秀髮，讓頭髮柔順更易梳理。除了用於造型，在吹乾頭髮之前使用，可望保護頭髮免受高溫傷害。

【材料】 基底油……5ml
純水……50ml
精油……2～4滴

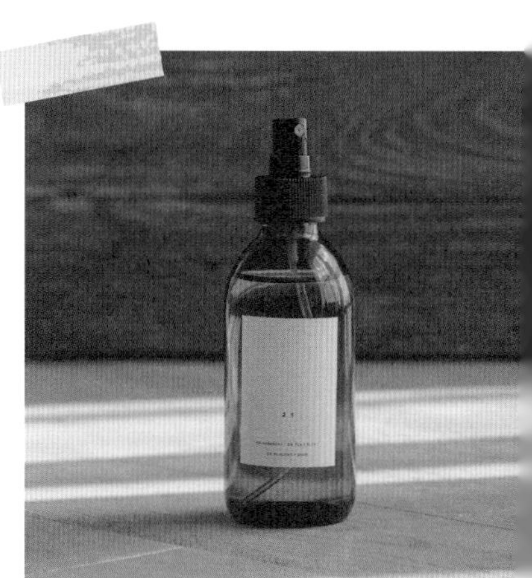

▲ 每次使用前，需充分搖晃瓶身後再使用。

作法

1 將油和精油倒入燒杯，混合均勻。

2 在1中加入純水，再次攪拌均勻。

3 將2裝進噴霧罐裡就完成了。

\ +α /

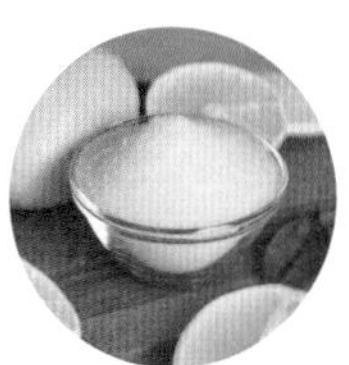

▲添加1/2小匙檸檬酸，可以防止頭髮毛燥粗糙。

身體磨砂膏

磨砂膏可去除老舊角質，消除造成肌膚粗糙、不平整的原因。建議每週1～2次定期使用，以養成光滑的肌膚。

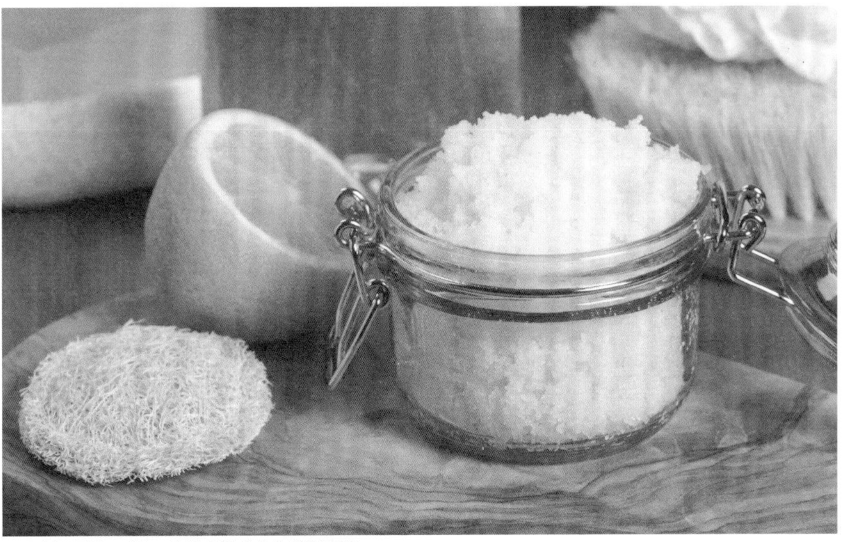

▲混合椰子油、砂糖、檸檬皮製成的身體磨砂膏。

作法

1 將油、砂糖或鹽倒入缽盆裡，攪拌均勻。

2 將1裝進瓶子裡就完成了。

使用方法

1 洗淨身體後，取少量磨砂膏塗在潮濕的身體上。

2 以畫圓的方式輕輕按摩，一邊將磨砂膏推開。

3 沖洗乾淨後，用身體乳液或身體乳霜保濕。

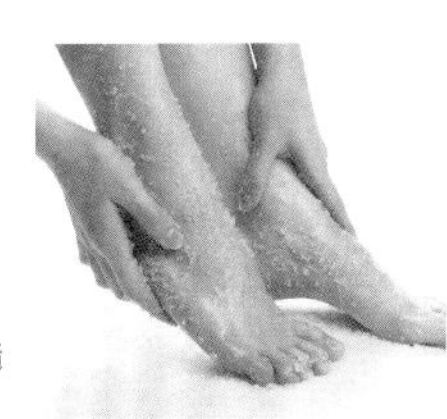

▶手肘或膝蓋、腳跟等感覺粗糙或角質厚的部位可以仔細按摩。

【材料】

基底油……1/2杯

砂糖或鹽……1杯

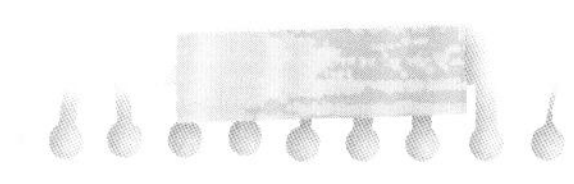

推薦的組合

使用砂糖的砂糖磨砂膏有保濕作用且低刺激。另一方面，海鹽磨砂膏則具有不錯的緊緻效果。

●保濕

椰子油＋砂糖＋檸檬皮

酪梨油＋砂糖＋精油（洋甘菊）

●緊緻

橄欖油＋鹽

金盞花油＋鹽

基本款肥皂

採用與誕生自法國的馬賽皂相同配方製作，富含橄欖油的基本款肥皂。是對肌膚溫和，清潔力優異的肥皂。

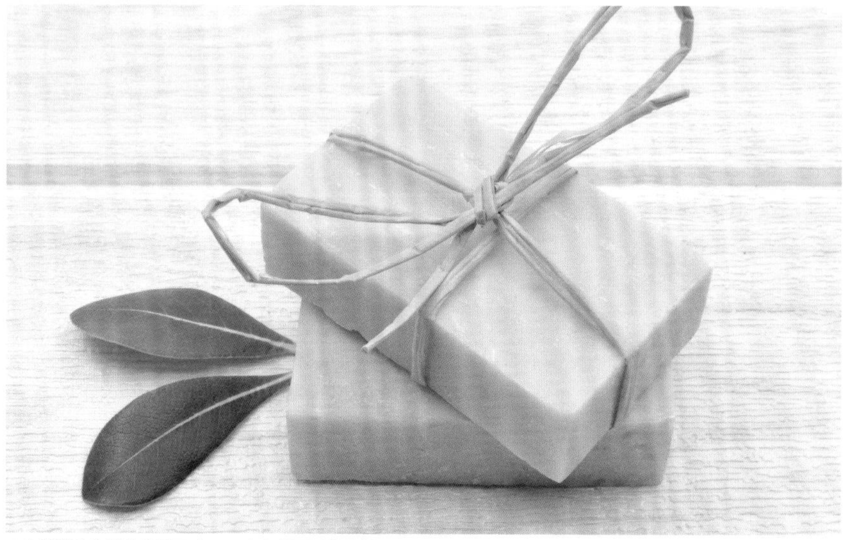

▲也推薦作為禮物的手工皂。一次大約可以做8個。

作法

1 將所有油類倒入缽盆裡，隔水加熱。

2 讓房間保持通風，在戴著橡膠手套、護目鏡、口罩的狀態下，將氫氧化鈉倒入燒杯。慢慢倒入純水後，攪拌至氫氧化鈉完全溶解。

3 將1的油和2的氫氧化鈉溶液各自調整到溫度38～40℃。到達同樣溫度後，分數次將氫氧化鈉溶液倒入裝有油的缽盆裡。

4 最開始的20分鐘用打蛋器不停攪拌。變成濃稠的乳霜狀後，利用橡膠刮刀將皂液倒入牛奶盒皂模。

5 放在能保溫的地方1天，等肥皂凝固後從皂模裡取出，切成喜歡的大小。

6 放置於日曬不到、通風良好的地方1個月，待乾燥後就完成了。

【必要的工具】

・電子秤
・橡膠刮刀
・燒杯
・缽盆
・溫度計2支
・打蛋器
・牛奶盒皂模
・橡膠手套
・護目鏡
・口罩

【材料】

橄欖油……440g
椰子油……110g
棕櫚油……60g
純水……220g
氫氧化鈉……78g

【注意】
氫氧化鈉可以在化工行等購買到。由於是有毒物質，使用時務必要非常小心。

杏仁油皂

柔細的泡沫令人愉悅，是保濕力優異的潤澤皂。不只身體，也推薦用來洗臉。

【材料】 杏仁油……480g
椰子油……65g
乳油木果油……65g　純水……220g
氫氧化鈉……78g　（精油……122滴）

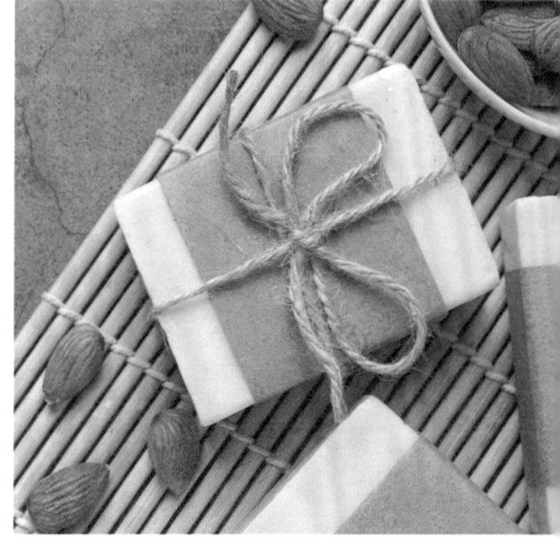

▲奢侈的使用了78%的杏仁油。由於非常柔軟、容易溶化，要留意保管的地方。

作法

1. 將乳油木果油倒入缽盆裡隔水加熱，熔解後加入剩餘的油類。
2. 之後請參考基本款肥皂（左頁）的作法。要添加精油的話，需在倒入皂模前加入。

\+α/

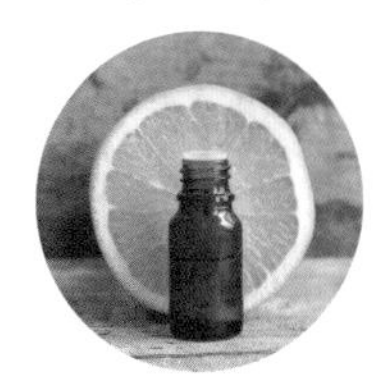

▲另外添加柑橘類的精油也不錯。

酪梨油皂

富含維生素和礦物質的酪梨油皂。可以舒緩因壓力造成的肌膚乾燥或敏感肌膚，調理膚質的效果也值得期待。

【材料】 酪梨油……175g
橄欖油……210g
椰子油……125g
棕櫚油……100g
純水……220g　氫氧化鈉……80g
（精油……122滴）

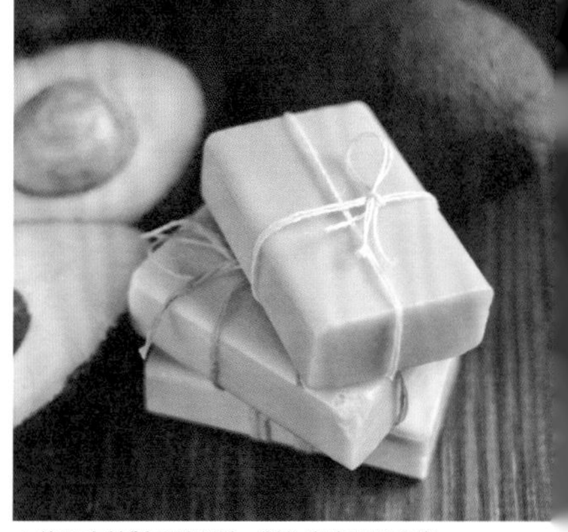

▲使用未精製的酪梨油，製作出來的肥皂為綠色。

作法

1. 參考基本款肥皂（左頁）的作法。要添加精油的話，需在倒入皂模前加入。

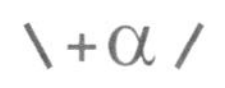

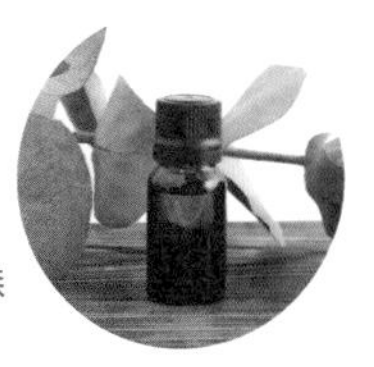

▶添加由加利精油，肥皂會帶有森林般清爽香氣。

Column

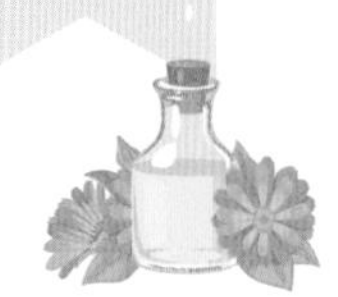

浸泡油

Infused Oil

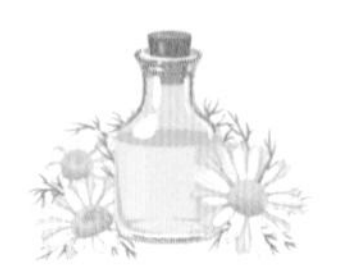

何謂浸泡油

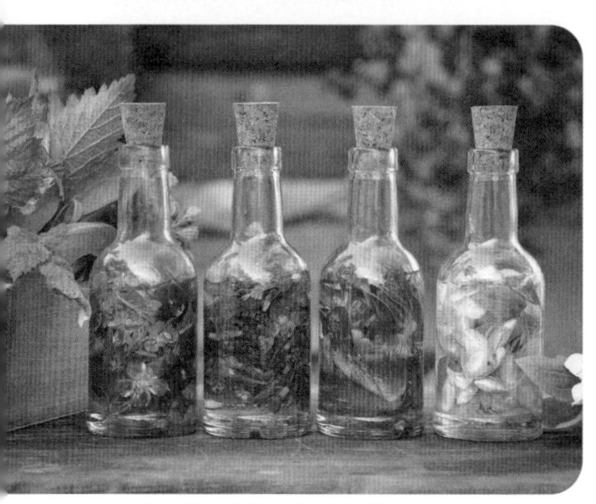

▲浸泡在油裡，可以萃取出油溶性成分。

將乾燥的香藥草浸泡在基底油中，萃取出香藥草成分。與濃縮的精油不同，可以直接塗抹於皮膚上，特徵是兼具了作為基底的基底油，以及浸泡在油裡的香藥草兩者的功效。在本書中，蘆薈油（P.28）、金盞花油（P.42）、胡蘿蔔油（P.46）和聖約翰草油（P.66）都歸類為浸泡油。

浸泡油的作法

在家自製基底油比較困難，但浸泡油的話簡單就能製作。作法分為在常溫下長時間浸泡的冷萃法，以及加熱短時間浸泡的熱萃法。不過若是萃取花瓣或葉子，或是使用不耐熱的油，則適合使用冷萃法。基底油建議選用荷荷芭油等不容易氧化的油。

冷萃法

【材料】 基底油……100ml
乾燥香藥草……10～15g

1 將基底油和香藥草裝進密閉容器裡

2 放置於日照充足之處，浸泡2～3星期。每天搖晃瓶身1次

3 取出香藥草後，移到保存用的容器

熱萃法

【材料】 基底油……100ml
乾燥香藥草……10～15g

1 將基底油和香藥草放入耐熱缽盆裡，以小火隔水加熱

2 攪拌30分鐘以上

3 取出香藥草後，移到保存用的容器

製作浸泡油推薦的香藥草

薰衣草

薰衣草在歐洲自古以來就是常見的藥草，非常受到喜愛。品種有超過100種，推薦的是香氣濃郁的英國薰衣草。除了臉部護膚或身體保養，以食用的基底油萃取的浸泡油，也可以使用於醃醬或烘焙點心等料理。

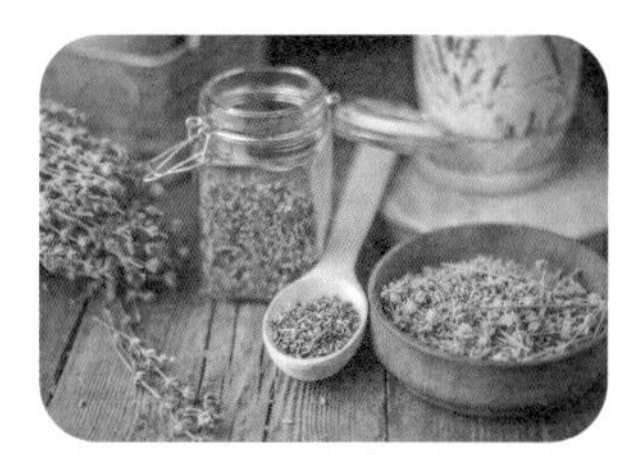

▲使用開花早期所採收的花，香味更加濃郁。

■功效　鎮靜、安眠、防蟲、抗發炎、抗菌、抗黴菌、抗氧化

德國洋甘菊

德國洋甘菊也以感冒、止瀉及腸胃炎的民間藥而聞名，白色的可愛花朵帶有強烈的香氣。具有優異的抗發炎作用，保濕效果也高，因此很適合用於入浴劑或肌膚保養。含有具抗氧化、抗糖化作用的成分，亦有助於抗老保養。

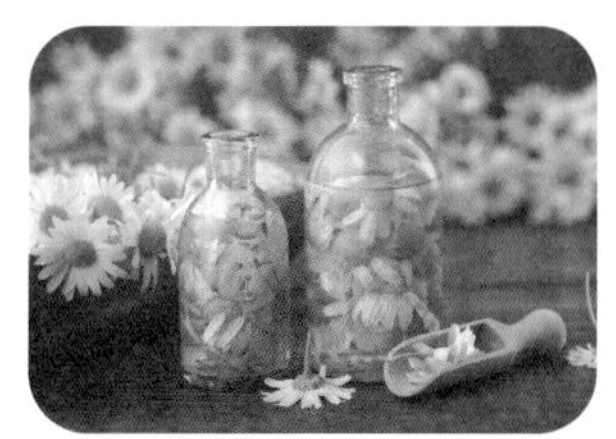

▲若對菊科植物過敏，應避免使用。

■功效　鎮靜、止痛、健胃、保濕、抗發炎、抗菌、抗氧化

胡椒薄荷

帶有清涼感的香氣、非常受歡迎的薄荷，是唇形科薄荷屬的植物。從古希臘時代以來，就使用於料理及藥用。主要成分薄荷醇具有止痛效果和冷卻效果，當成按摩油使用，有助於緩和肌肉疼痛。也可以用於護唇膏及空間噴霧。

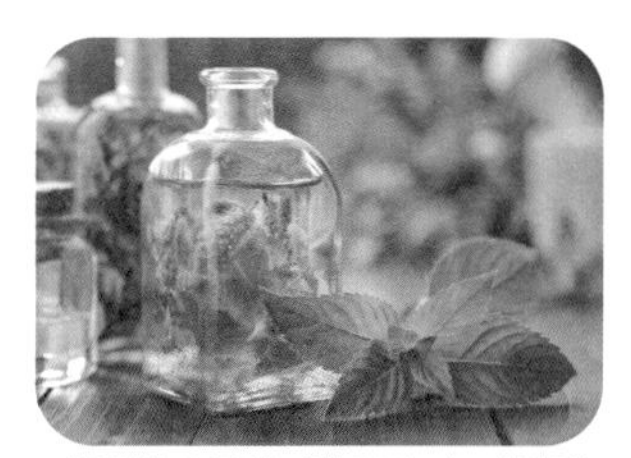

▲想製作有清涼感的肥皂時，推薦使用胡椒薄荷油。

■功效　鎮靜、止痛、健胃、抗發炎、抗菌、抗過敏、冷卻

蠟菊

以代表永生的「immortelle」之名而聞名的蠟菊，是大量野生於科西嘉島的菊科植物。特徵是具有獨特的甜辣香氣，常作為香水和化妝品的香料。具有優異的抗發炎作用和皮膚再生作用，對乾癬、濕疹、皮膚炎等各種皮膚問題很有效。

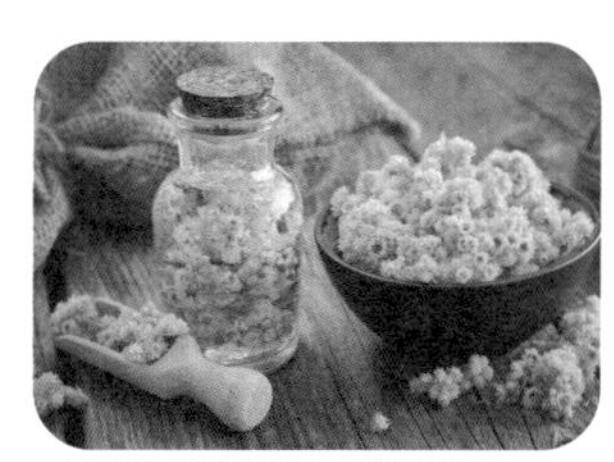

▲製成乾燥花仍保有鮮豔的黃色。

■功效　鎮靜、止痛、抗發炎、抗菌、抗病毒、抗過敏、抗氧化

監修　小林弘幸

1960年出生。順天堂大學研究所醫學研究科（小兒外科）博士課程結業。曾就職於倫敦大學附屬英國王立兒童醫院外科、三一大學附屬醫學研究中心、愛爾蘭國立醫院外科，之後接連擔任順天堂大學醫學部小兒外科講師、副教授。現任順天堂大學醫學部及研究所醫學研究科教授。
專攻小兒外科學、肝膽疾病、便祕、先天性巨結腸、泌尿生殖系統疾病、外科免疫學。著作有《自律神經最終會解決一切》（ASCOM，書名暫譯），《自律神經超圖解》（台灣東販）、《重整習慣》（楓葉社文化）等多本書籍。

天然精粹植物油事典

美容×養生×提升免疫力……60種養護身心的應用提案！

2025年1月1日初版第一刷發行

監　　修　小林弘幸
譯　　者　王盈潔
特約編輯　曾羽辰
美術設計　黃瀞瑢
發 行 人　若森稔雄
發 行 所　台灣東販股份有限公司
　　　　　<地址>台北市南京東路4段130號2F-1
　　　　　<電話>(02)2577-8878
　　　　　<傳真>(02)2577-8896
　　　　　<網址>https://www.tohan.com.tw
郵撥帳號　1405049-4
法律顧問　蕭雄淋律師
總 經 銷　聯合發行股份有限公司
　　　　　<電話>(02)2917-8022

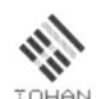

國家圖書館出版品預行編目（CIP）資料

天然精粹植物油事典：美容x養生x提升免疫力......60種養護身心的應用提案!/小林弘幸監修；王盈潔譯. -- 初版. -- 臺北市：臺灣東販股份有限公司, 2025.01
152面；14.8×21公分
ISBN 978-626-379-722-2（平裝）

1.CST: 芳香療法 2.CST: 香精油

418.995　　113018327

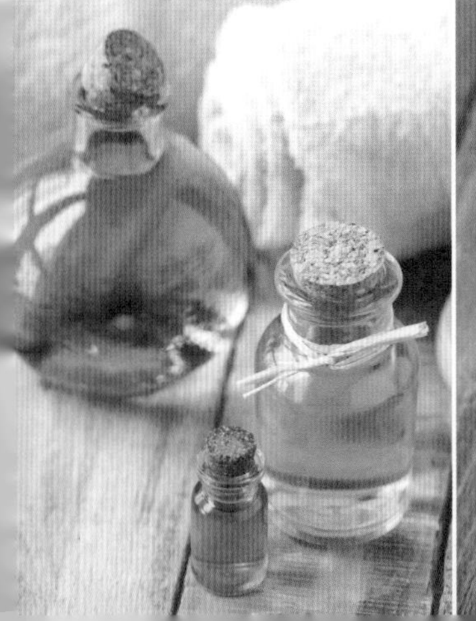
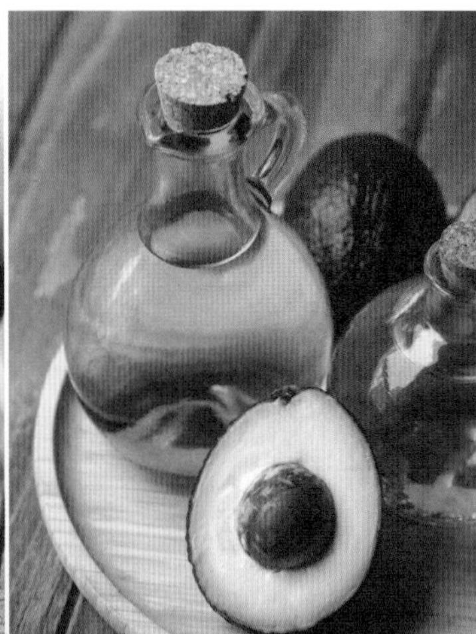
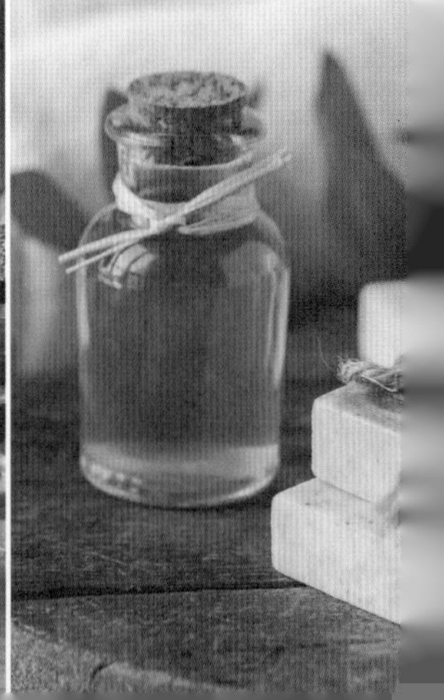